高职高专"十二五"规划教材

生物技术系列

生物药物检测技术

张立飞　主编

U0391998

化学工业出版社

·北京·

内 容 提 要

本书打破原有按照生物药物分类的章节结构，以任务引领、突出技能的设计思路，将生物药物检测内容分为基本准备、单项检验和综合检验三个模块，共设为生物药物检验药品标准、基本准备、鉴别、检查、含量测定以及目前常见的八大生物药物的综合质量检验等共十三个项目。本书在每个项目中设计相对应的技能和理论知识，力求反映生物药物检测技术领域的新技术和新进展，并穿插部分知识链接和知识拓展内容，以适应读者深入学习的需求。

本书适合作为高职高专生物制药、生物技术及相关专业师生的教材，也适合作为制药企业生产、检测、研发人员的参考用书及相关职业培训用书。

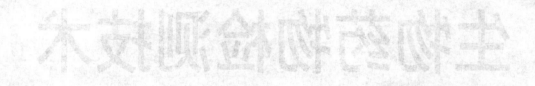

图书在版编目（CIP）数据

生物药物检测技术/张立飞主编. —北京：化学工业出版社，2014.8（2022.1重印）
高职高专"十二五"规划教材　生物技术系列
ISBN 978-7-122-20448-6

Ⅰ.①生…　Ⅱ.①张…　Ⅲ.①生物制品-检测-高等职业教育-教材　Ⅳ.①R927.1

中国版本图书馆 CIP 数据核字（2014）第 138618 号

责任编辑：梁静丽　　　　　　　　　　文字编辑：周　偶
责任校对：王素芹　　　　　　　　　　装帧设计：关　飞

出版发行：化学工业出版社（北京市东城区青年湖南街 13 号　邮政编码 100011）
印　　装：北京建宏印刷有限公司
787mm×1092mm　1/16　印张 15¼　字数 404 千字　　2022 年 1 月北京第 1 版第 4 次印刷

购书咨询：010-64518888　　　　　　　售后服务：010-64518899
网　　址：http://www.cip.com.cn
凡购买本书，如有缺损质量问题，本社销售中心负责调换。

定　　价：45.00 元

《生物药物检测技术》编写人员名单

主　编　张立飞

副主编　李艳萍

编　者　（按照姓名笔画排列）

李艳萍（江苏盐城卫生职业技术学院）

杨军衡（湖南环境卫生职业技术学院）

张立飞（浙江医药高等专科学校）

陈阳建（浙江医药高等专科学校）

郑玲辉（浙江海正药业有限公司）

董悦涵（浙江经贸职业技术学院）

前　言

　　生物药物检测技术是高职高专生物制药专业的一门专业课程。为了满足目前高等职业教育课程及教材改革的需求，更好地进行课程教学模式和课程结构的优化改革，结合高职教育的特点，我们组织多年来在教学第一线的双师型骨干教师以及企业技术人员等，共同编写这本旨在为生物制药专业学生提供更有利于培养职业素养、职业能力的教材。

　　本书的特色是任务引领理论，技能与知识并重的课程体系设计。在经过充分的企业调研的基础上，联系企业实际岗位工作任务的技能需求，遵循知识由浅入深，技能由简单到复杂的学习的基本规律设计技能突出的课程体系。

　　本书一共设计安排三个模块，分别是基本准备、单项检验和综合检验。每个模块由若干个项目组成，基本准备模块包括生物药物检验药品标准和基本准备两个项目；单项检验模块包括鉴别、检查和含量测定三个项目；综合检验部分则包括了目前常见的八大生物药物的综合质量检验八个项目。全书总共十三个项目，在每个项目中设计相对应的技能和理论知识，充分体现任务引领、技能突出的设计理念，完全区别于原有的按生物药物分类划分章节的知识型课程体系。

　　本书在内容选择上，以实用、够用、适用为原则，力求反映生物药物检测技术领域的新技术和新进展；语言表达上力求简明通顺、表述合理；书中穿插部分知识链接和知识拓展为适应部分学生深入学习的需求。

　　由于编者水平有限，教材内容有所疏漏与不足之处，敬请广大师生及读者批评指正。

编者

2014 年 7 月

目 录

模块三 生物药物质量综合检验 /118

绪 论

一、生物药物

生物药物是指综合利用物理学、化学、生物化学、现代生物技术及药学等学科的原理和方法，从动物、植物及微生物中提取、分离、纯化或用现代的制得的具有生物活性的一类能用于临床预防、治疗和诊断的药物。这类药物能帮助人类控制感染等疾病，补充生命要素，调节和恢复机体功能，并具有针对性强、毒副作用低、易被人体吸收等特点，受到越来越多的医生和患者的接受和欢迎，并日益受到各国医药界的关注。

随着生物技术的发展，生物药物的品种愈来愈多，主要有生化药物、生物技术药物及生物制品三大类，例如微生物发酵生产的品种如抗生素，生物原料加工的产品包括氨基酸、蛋白质、多肽、酶、核酸及其降解产物、多糖、脂类、血液制品等，生物制品类药物如疫苗等。

二、生物药物的性质和特点

生物药物大多取自生物体内，与化学药物在来源上有很大的区别。主要体现在下面几个方面。

1. 药理活性高，治疗的针对性强

由于生物药物大多是生物体内的有效成分，因此在治疗中，具有更高的生化机制合理性和特异治疗有效性，能有针对性地改善由有效成分缺乏导致的各种疾病。例如细胞色素 c 用于治疗组织缺氧所引起的一系列疾病，由于细胞色素 c 是细胞线粒体中呼吸链的重要组成成分，因此它用来治疗组织缺氧针对性特别强。再如，胰岛素对于糖尿病的针对性治疗效果也极强。

2. 毒副作用小、营养价值高

蛋白质、核酸、糖类、脂类等生物药物本身就直接取自生物体内，在化学构成上，生物药物十分接近于人体内的正常生理物质，进入人体后也更易为机体所吸收利用和参与人体的正常代谢与调节。但是，生理副作用却时有发生，生物体之间的种属差异或同种生物体之间的个体差异都很大，所以用药时会发生免疫反应和过敏反应。

3. 稳定性差，易腐败失活

生物药物多为大分子物质，相对分子质量较大，如酶类药物的相对分子质量介于 1 万～50 万，抗体蛋白的相对分子质量为 5 万～95 万，它们对于酸、碱、重金属等理化因素的变化敏感，从而影响其生理活性结构，同时，由于生物药物生产工艺中含有大量的营养成分，利于微生物生长，故也易发生腐败现象。

4. 成分复杂、结构不明确

与结构明确、成分单一的化药相比，生物药物由于其来源、生产与制备的特殊性，生物

药物大多成分复杂，甚至很多生物药物没有明确的化学结构，如抗生素类药物多为多组分药物；疫苗类等生物制品类多没有明确的化学结构，且成分较多。

三、生物药物的质量检验

药品的质量直接关系到人的生命健康，为了保障药品的质量，保障用药的安全和有效，必须对药品进行严格的检验，对其质量进行把关，保证其检验结果可靠是确保公众用药安全、有效的最有效的手段。

1. 生物药物的质量特性

生物药物的质量控制首先必须从药品的质量特性下手，药品的质量特性是指药品与满足预防、治疗、诊断人的疾病，有目的地调节人的生理功能的要求有关的固有特性，包括有效性、安全性、稳定性及均一性等方面。

（1）有效性　指药品的活性成分的药效，在规定的适应证、用法和用量的条件下，能满足预防、治疗和诊断人的疾病，有目的地调节人的生理功能的要求。

（2）安全性　指按规定的适应证和用法、用量使用药品后，人体产生毒副反应的程度，要保证药品的安全性，除保证其毒副作用小外，还要保证生产过程中的污染降至最低限度。

（3）稳定性　是指在规定的条件下保持其有效性和安全性的能力。所谓规定条件一般是指规定的有效期内以及生产、贮存、运输和使用的要求。假如某药品虽然具有防治、诊断疾病的有效性和安全性，但是极易变质，不稳定，则至少不能作为商品药，也无法进入流动渠道。

（4）均一性　是指药物制剂的每一单位产品都符合有效性、安全性的规定要求。药物制剂的单位产品，如一片药、一支注射剂、一包冲剂等，由于人们用药剂量一般与药品的单位产品有密切关系，特别是有效成分在单位产品中含量很少的药品，若不均一，则可能等于未用药，或用药量过大而中毒，甚至致死。均一性是制药过程中形成的药物制剂的固有特性。同一批药，在性状、理化性状、纯度、含量等方面均应在规定限度内保持均一性，符合标准要求。特别要防止规定检验项目以外的杂质和混药、污染、差错造成的不均一性。

2. 生物药物的质量检验现状及方法

随着我国生活水平的提高以及医疗水平的提高，疫苗等生物制品的使用越来越普及，生物药物从生产开始既有严格的制备工艺和质量控制程序，以保证生物药物的质量安全；在原料药及制剂阶段同样受各级药品标准的质量控制。尽管如此，近些年来，还是发生了一些生物药物质量事件，如：

2006年5月，齐齐哈尔第二制药亮菌甲素注射液事件；

2006年7月，安徽华源药业欣弗事件；

2007年1月，广东佰易药业有限公司毒蛋白事件；

2009年12月，江苏延申与河北福尔问题人用狂犬疫苗事件；

2010年3月，山西贴牌疫苗事件；

2013年6月，江西博雅球蛋白事件；

……

在如今生物制品使用数量及范围越来越大的情况下，生物药物的质量控制及检验是保证人民安全使用生物药物的重要屏障。由于生物药物的产品质量的特殊性质，以及生产过程的复杂性、易变性，必须全面控制生物药物质量，及时在生物药物的生产、保管、供应、调配及临床应用过程中，对每种产品（原料药和制剂）都应该进行严格的检验。

在生物药物质量检验过程中，需采用各种方法，如物理学、化学、物理化学、微生物学、生物学、免疫学等方法，用来分析鉴定生物药物的化学成分、化学结构及理化性质、相关物质和降解产物含量等，从而判定检测生物药物的真伪、纯度及药物的有效含量，在生物药物生产、流通、管理及使用等各个环节上控制和研究产品的质量。

四、生物药物质量检验从业人员基本要求

药品质量直接关系到公众的身体健康与生命安危，为了达到这一目的，药检人员必须能够达到如下基本要求。

1. 公正性

这是对药检人员最基本的要求，也是药检人员必须具备的职业道德。药检人员必须严格执行药品质量法规和技术标准，严格执行检验制度，实事求是地判定检验的结果。要做到检验的公正性，首先取决于检验人员的思想素质，要求检验人员有实事求是的工作态度，要站在客观公平的立场来评价和处理问题，坚持原则，不受各种因素的干扰。药检人员要严格执行质量标准、抽样方法、检验规程、检验方法和各种管理制度，严格执行检验工作程序和质量责任制，坚持以数据说话的科学态度。

2. 准确性

药检人员必须确保提供的检验数据准确可靠，即在同一条件下能重复，在一定条件下能再现。药检工作的准确性取决于药检人员的高度责任心、严谨的科学态度和对检验业务的精益求精。要通过科学适当的检验方法、先进的检测设备和娴熟的检测技术水平，保证检验结果的正确性。工作要严谨，操作要规范，计算要准确，结论要可靠，反馈要及时。

模块一

生物药物质量检验基础

项目一
生物药物检验药品标准

■【知识目标】
　◆ 掌握药典的组成及主要内容；
　◆ 熟悉药品质量标准的种类；
　◆ 了解 GMP、GLP、GSP、GMP 等相关质量标准。
■【能力目标】
　◆ 能独立查阅药品质量有关的标准。

药品质量的优劣直接影响到药品的安全性和有效性，关系到用药者的健康与生命安危。由于药品生产各厂家的生产工艺不同，技术水平及设备条件的差异，贮运与保存情况各异，都将影响到药品的质量，为了加强对药品质量的控制与行政管理，必须有统一的药品质量标准。

药品质量标准是根据药品的来源、制药工艺等生产及贮运过程中的各个环节所制定的，用于检验药品质量是否达到用药要求并衡量其质量是否稳定均一的技术规定。药品质量标准是评定药品质量的依据，是检验药品是否合格的尺度。法定的药品质量标准具有法律效力，中华人民共和国《药品管理法》明确规定"药品必须符合国家药品标准"。生产、销售、使用不符合药品质量标准的药品是违法行为。

药品质量标准是药品现代化生产和质量管理的重要组成部分，是药品生产、经营、使用和行政、技术监督管理各部门应共同遵循的法定技术依据，也是药品生产和临床用药水平的重要标志。对保证药品质量，保障人民用药的安全、有效和维护人民身体健康起着极其重要的作用。

药品质量标准按其发布的机构及其地位可分为法定标准和企业标准，国家药品标准是国家对药品的质量和检验方法所做的技术规定，是药品生产、销售、使用和检验单位共同遵守的法定依据，它们是药品质量管理的依据，具有法律意义。但各国均不排除生产企业可以采用非药典方法进行质量检验，但遇有产品含量处于合格边缘，或需要仲裁时，只有法定标准特别是国家药典具有权威性。

现有药品质量标准体系由国家标准、企业标准、国外药典等共同组成。

一、药品标准分类

1. 国家药品标准

我国国家药品标准分为《中华人民共和国药典》（下文简称《中国药典》）和国家食品药品监督管理总局颁布的药品标准（简称局颁标准），二者均属于国家药品质量标准，具有等同的法律效力，是国家监督管理药品质量的法定技术标准。生产药品必须符合国家药品质量标准，否则不准出厂、不准销售、不准使用。已出厂销售的药品，如发现不符合质量标准时，应立即停止使用，收回处理。

（1）《中国药典》 药典是一个国家关于药品标准的法典，是国家管理药品生产与质量的依据。所以，它和其他法令一样具有约束力。凡属药典收载的药品，其质量不符合规定标准的均不得出厂、不得销售、不得使用。制造与供应不合药典规定药品的是违法行为。

《中国药典》由国家食品药品监督管理总局药典委员会编纂，经国务院批准后，国家食品药品监督管理总局颁布执行。

（2）局颁标准 国家药品标准除《中国药典》外，还有国家食品药品监督管理总局颁布的局颁标准，包括新药转正标准、地方标准上升国家标准等。1998年以来，该标准由国家药典委员会组织制定。局颁标准的收载范围及原则是：①新药转正后疗效好、在国内广泛应用、准备在今后过渡到药典的品种；②有些品种虽不准备上升到药典，但是因国内有多个厂家生产，有必要执行统一的质量标准，因而也被收入局颁标准；③上一版药典收载，而新版药典未采用的品种；④以往局颁标准收载但需要修订的，疗效肯定，国内继续使用的品种；⑤国外药典收载的品种，可以优先考虑制定其局颁标准，局颁标准不列凡例和附录，均按药典的凡例与附录执行。

（3）地方标准 除上述两种法定标准外，我国还曾在相当长的时期内采用过地方标准，地方标准由各省、自治区、市卫生厅批准、发布，曾经对药品的管理发挥了很大的作用，但由于各地生产水平参差不齐，往往由不同地区制定的同一品种的质量标准存在着差异，而药品出厂以后却是在全国流通，因而地方标准的存在不利于药物质量的管理与提高。自2001年12月1日起施行的《中华人民共和国药品管理法》第三十二条规定，"药品必须符合国家药品标准"，明确取消了地方药品标准。

（4）临床研究用药品质量标准 根据我国药品管理法的规定，已在研制的新药，在进行临床试验或使用之前应先得到药品监督管理局的批准，为了保证临床用药的安全与临床结论的可靠，药品监督管理局需要新药研制单位根据药品临床前的研究结果制定一个临时性的质量标准，该标准一旦获得药品监督管理局的批准，即为临床研究用药品质量标准。临床研究用药品质量标准仅在临床试验期间有效，并且仅供研制单位于临床试验使用。

（5）暂行或试行药品标准 新药经临床试验或使用后，报试生产时所制定的药品质量标准称"暂行药品标准"。该标准执行两年后，如果药品质量稳定，则药品转为正式生产，此时药品标准称为"试行药品标准"。如该标准执行两年后，药品的质量仍很稳定，则"试行药品标准"将经药品监督管理局批准上升为局颁标准。

2. 企业标准

由药品生产企业自己制定并用于控制相应药品质量的标准，称为企业标准或企业内控标准。它是生产企业根据本企业的实际情况，制定的产品质量标准，目的是保证出厂产品的质量、有效性和稳定性。企业标准一般属于以下两种情况之一：它们或是所用检验方法虽不够成熟，但能达到某种程度的质量控制；或是高于法定标准的要求（主要是增加了检验项目或提高了限度要求）。

企业标准仅在本厂或本系统的管理中具有约束力，属于非法定标准。企业为使自己产品永久地占领市场，发挥本企业的产品质量优势，制定内控标准，确保竞争优势，特别是在保护优质产品、严防假冒等方面均起到了十分重要的作用，因此，企业标准一般都是对外保密的。通常一个产品的企业标准通过增加检测项目和提高要求使其质量标准高于法定药品质量标准，具体要由生产企业根据实际情况确定。企业标准充分反映了一个企业产品质量的水平。

3. 国外药典

目前世界上已有数十个国家编订了国家药典，另外尚有区域性药典（北欧药典、欧洲药典和亚洲药典）及世界卫生组织（WHO）编订的《国际药典》。在药物分析工作中可供参考的国外药典主要如下。

（1）《美国药典》（The United States Pharmacopoeia，USP）和《美国国家处方集》（The National Formulary，NF）。美国药典每年出一版，前一年11月发行，次年5月1日生效，现行版为USP（35）-NF（30）。

（2）《英国药典》（British Pharmacopoeia，BP），现行版BP是2012版，于2012年1月1日起生效。

（3）《日本药局方》（Japan Pharmacopoeia，JP），现行版日本药典是16版改正本。

（4）《欧洲药典》（European Pharmacopoeia，EP），1969年版为第1版。在1997年后得到迅猛发展，第7版（EP7.5）于2012年出版。欧盟各成员国必须首先无条件执行《欧洲药典》，其本国药典仅作为《欧洲药典》的补充。

（5）《国际药典》（The International Pharmacopoeia，Ph. Int），目前为第4版，分为5卷，它不具有法律效力。

二、《中国药典》

《中国药典》，其后以括号注明是哪一年版，如最新版药典可以表示为《中国药典》（2010年版）；同时出版了英文版，为Chinese Pharmacopoeia［缩写为Ch. P（2010）］。新中国成立以来，我国已经出版了九版药典（1953年版、1963年版、1977年版、1985年版、1990年版、1995年版、2000年版、2005年版和2010年版）。

《中国药典》2010年版经原国家食品药品监督管理局批准颁布，于2010年1月出版发行，2010年10月1日起正式执行。本版药典分一部、二部和三部。药典一部收载药材及饮片、植物油脂和提取物、成方制剂和单味制剂等；药典二部收载化学药品、抗生素、生化药品、放射性药品以及药用辅料等；药典三部收载生物制品。

《中国药典》各部主要内容由凡例、正文、附录三部分组成。

1. 凡例

"凡例"是正确使用《中国药典》进行药品质量检定的基本原则，是对正文品种、附录及质量检定有关的共性问题的统一规定，避免在全书中重复说明。

"凡例"是药典的重要组成部分，"凡例"中的有关规定具有法定的约束力。其分类项目有：名称及编排，标准规定，生物制品，检验方法和限度，残留溶剂，标准品、对照品，计量，精确度，试药、试液、指示剂，动物试验和包装、标签等，以便于查阅和使用。在此仅列举数项说明之。

（1）检验方法和限度　本版药典收载的原料药及制剂，均应按规定的方法进行检验；如采用其他方法，应将该方法与规定的方法做比较试验，根据试验结果掌握使用，但在仲裁时仍以药典规定的方法为准。

标准中规定的各种纯度和限度数值以及制剂的重（装）量差异，系包括上限和下限两个数值本身及中间数值。规定的这些数值不论是百分数还是绝对数字，其最后一位数字都是有效位。

试验结果在运算过程中，可比规定的有效数字多保留一位数，而后根据有效数字的修约规则进舍至规定有效位。计算所得的最后数值或测定读数值均可按修约规则进舍至规定的有效位，取此数值与标准中规定的限度数值比较，以判断是否符合规定的限度。

（2）标准品、参考品、对照品　国家生物标准品、生物参考品系指用于生物制品效价或含量测定或鉴别、检查其特性的标准物质。其制备与标定应符合"生物制品国家标准物质制备和标定规程"要求，并由国务院药品监督管理部门指定的机构分发。企业标准品或参考品必须经国家标准品或参考品标化后方能使用。

标准品系指用于生物检定、抗生素或生化药品中含量或效价测定的标准物质，按效价单位（或 μg）计，以国际标准品进行标定；对照品系指用于生物制品理化等方面测定的特定物质，对照品须由国家药品鉴定机构审查认可。除另有规定外，均按干燥品（或无水物质）进行计算后使用。

（3）精确度　药典规定取样量的准确度和试验精密度。

试验中供试品与试药等"称重"或"量取"的量，均以阿拉伯数码表示，其精确度可根据数值的有效数位来确定，如称取"0.1g"，系指称取重量可为 0.06～0.14g；称取"2g"，系指称取重量可为 1.5～2.5g；称取"2.0g"，系指称取重量可为 1.95～2.05g；称取 2.00g，系指称取重量可为 1.995～2.005g；依次类推。

"精密称定"系指称取重量应准确至所取重量的千分之一；"称定"系指称取重量应准确至所取重量的百分之一；"精密量取"系指量取体积的准确度应符合国家标准中对该体积移液管的精密度要求；"量取"系指可用量筒或按照量取体积的有效数位选用量具。取用量为"约"若干时，系指取用量不得超过规定量的 ±10%。

2. 正文

正文是其主要内容，收载了不同药品、制剂的质量标准。

一般来说，每一品种下列有药品的中文名称（附汉语拼音与英文名）、有机物的结构式、分子式与分子量、来源或有机药物的化学名称、含量或效价规定、处方、制法、性状、鉴别、检查含量测定或效价测定、类别、规格、贮藏、制剂等。

正文中所设各项规定是针对符合《药品生产质量管理规范》（GMP）的产品而言。任何违反 GMP 或未经批准添加物质所生产的药品，即使符合《中国药典》或按照《中国药典》没有检出其添加物质或相关杂质，也不能认为其符合规定。

与《中国药典》2010 年版二部不同的是，《中国药典》2010 年版三部主要收载生物制品、血液制品等药物，其中包括的药物主要分：①预防类生物制品，以疫苗为主；②治疗类生物制品，以抗毒素、抗蛇毒血清等为主；③诊断类生物制品，以单抗等为主。

由于收载药物为生物制品，其理化特性及生产要求与二部收载药品截然不同，药典三部所收载药品的正文内容与药典二部药品的也有很大差异。

药典三部的正文系根据生物制品自身的理化与生物学特性，按照批准的原材料、生产工艺、贮藏条件等所制定的、用以检测生物制品质量是否达到用药要求并衡量其质量是否稳定均一的技术规定。

正文内容根据品种和剂型的不同，按顺序可分别列有：①品名（包括中文通用名称、汉语拼音与英文名）；②定义、组成及用途；③基本要求；④制造；⑤检定（原液、半成品、成品）；⑥保存、运输及有效期；⑦使用说明（预防类制品）。

【案例 1-1】乙酰半胱氨酸的质量检验标准

乙酰半胱氨酸

Yixian Banguang'ansuan

Acetylcysteine

$C_5H_9NO_3S$ 163.20

本品为 N-乙酰基-L-半胱氨酸。按干燥品计算，含 $C_5H_9NO_3S$ 应为 98.0%～102.0%。

［性状］　本品为白色结晶性粉末；有类似蒜的臭气，味酸；有引湿性。

本品在水或乙醇中易溶。

熔点　本品的熔点（附录Ⅵ C）为 101～107℃。

［鉴别］　① 取本品约 0.1g，加 10%氢氧化钠溶液 2ml 溶解后，加乙酸铅试液 1ml，加热煮沸，溶液渐显黄褐色，继而产生黑色沉淀。

② 取本品约 10mg，加氢氧化钠试液 1ml 溶解后，加亚硝基铁氰化钠试液数滴，摇匀，即显深红色；放置后渐显黄色，上层留有红色环，振摇后又变成红色。

③ 本品的红外光吸收图谱应与对照的图谱（光谱集 7 图）一致。

［检查］　酸度　取本品 1.0g，加水 20ml 溶解后，依法测定（附录❶Ⅵ H），pH 值应为 1.5～2.5。

溶液的澄清度　取本品 1.0g，加水 10ml 溶解后，溶液应澄清。

干燥失重　取本品，置五氧化二磷干燥器内，减压干燥 24h，减失重量不得过 3.0%（附录Ⅷ L）。

炽灼残渣　取本品 1.0g，依法检查（附录Ⅷ N），遗留残渣不得过 0.1%。

重金属　取炽灼残渣项下遗留的残渣，依法检查（附录Ⅷ H 第二法），含重金属不得过百万分之十。

［含量测定］　取本品约 0.3g，精密称定，加水 30ml 溶解后，在 20～25℃用碘滴定液（0.05mol/L）迅速滴定至溶液显微黄色，并在 30s 钟内不褪。每 1ml 碘滴定液（0.05mol/L）相当于 16.32mg 的 $C_5H_9NO_3S$。

［类别］　祛痰药。

［贮藏］　密封，在凉暗处保存。

［制剂］　喷雾用乙酰半胱氨酸

【案例 1-2】破伤风抗毒素质量检验标准

破伤风抗毒素

Poshangfeng Kangdusu

Tetanus Antitoxin

本品系由破伤风类毒素免疫马所得的血浆，经胃酶消化后纯化制成的液体抗毒素球蛋白制剂。用于预防和治疗破伤风梭菌引起的感染。

1　基本要求　生产和检定用设施、原料及辅料、水、器具、动物等应符合"凡例"的有关要求。

2　制造

2.1　抗原与佐剂　应符合"免疫血清生产用马匹检疫和免疫规程"的规定。

2.2　免疫动物及血浆

2.2.1　免疫动物　免疫用马匹必须符合"免疫血清生产用马匹检疫和免疫规程"的规定。

2.2.2　采血及分离血浆

按"免疫血清生产用马匹检疫和免疫规程"的规定进行。免疫血清效价用动物法或其他适宜的方法测定，不低于 1100IU/ml 时，即可采血。分离之血浆可加入适宜防腐剂，并应做无菌检查（附录Ⅻ A）。

2.3　胃酶　进行类 A 血型物质含量测定，应不高于 4μg/ml（附录Ⅸ I）。

2.4　原液

---

❶ 本书"附录"指 2010 年版《中国药典》相关内容。

2.4.1 原料血浆 原料血浆的破伤风抗毒素效价应不低于1000IU/ml（附录ⅪF）。血浆在保存期间，如发现有明显的溶血、染菌及其他异常现象，不得用于制备。

2.4.2 制备

2.4.2.1 消化 将免疫血浆稀释后，加入适量胃酶及甲苯，调整适宜pH值后，在适宜温度下消化一定时间。

2.4.2.2 纯化 采用加温、硫酸铵盐析、明矾吸附等步骤进行纯化。

2.4.2.3 浓缩、澄清及除菌过滤 浓缩可采用超滤或硫酸铵沉淀法进行。澄清及除菌过滤后，制品中可加入适量硫柳汞或间甲酚作为防腐剂。纯化后的抗毒素原液置2～8℃避光保存至少1个月作为稳定期。

2.4.3 原液检定 按3.1项进行。

2.5 半成品

2.5.1 配制 将检定合格的原液，按成品规格以灭菌注射用水稀释，调整效价、蛋白质浓度、pH值及氯化钠含量，除菌过滤。

2.5.2 半成品检定 按3.2项进行。

2.6 成品

2.6.1 分批 应符合"生物制品分批规程"规定。

2.6.2 分装 应符合"生物制品分装和冻干规程"规定。

2.6.3 规格 每瓶0.75ml，含破伤风抗毒素1500IU（预防用）；每瓶2.5ml，含破伤风抗毒素10000IU（治疗用）。

2.6.4 包装 应符合"生物制品包装规程"规定。

3 检定

3.1 原液检定

3.1.1 抗体效价 依法测定（附录ⅪF）。

3.1.2 无菌检查 依法检查（附录ⅫA），应符合规定。

3.1.3 热原检查 依法检查（附录ⅫD），应符合规定。注射剂量按家兔体重每1千克注射3.0ml。

3.2 半成品检定

无菌检查 依法检查（附录ⅫA），应符合规定。

3.3 成品检定

3.3.1 鉴别试验 每批成品至少抽取1瓶做以下鉴别试验。

3.3.1.1 动物中和试验或特异沉淀反应

按附录ⅪF进行，供试品应能中和破伤风毒素；或采用免疫双扩散法（附录ⅧC），供试品应与破伤风类毒素产生特异沉淀线。

3.3.1.2 免疫双扩散试验或酶联免疫吸附试验

采用免疫双扩散法（附录ⅧC）进行，供试品仅与抗马的血清产生沉淀线；或采用酶联免疫吸附试验（附录ⅨM），供试品应与马IgG反应呈阳性。

3.3.2 物理检查

3.3.2.1 外观 应为无色或淡黄色的澄明液体，无异物，久置有微量可摇散的沉淀。

3.3.2.2 装量 按附录ⅠA中装量项进行检查，应不低于标示量。

3.3.3 化学检定

3.3.3.1 pH值 应为6.0～7.0（附录ⅤA）。

3.3.3.2 蛋白质含量 应不高于170g/L（附录ⅥB第一法）。

3.3.3.3 氯化钠含量 应为7.5～9.5g/L（附录ⅦG）。

3.3.3.4 硫酸铵含量 应不高于 1.0g/L（附录Ⅶ C）。

3.3.3.5 防腐剂含量 如加硫柳汞，含量应不高于 0.1g/L（附录Ⅶ B）；如加间甲酚，含量应不高于 2.5g/L（附录Ⅵ N）

3.3.4 纯度

3.3.4.1 白蛋白检查 将供试品稀释至 2% 的蛋白浓度，进行琼脂糖凝胶电泳分析（附录Ⅳ B），应不含或仅含痕量白蛋白迁移率的蛋白质成分。

3.3.4.2 F(ab′)$_2$ 含量 采用 SDS-聚丙烯酰胺凝胶电泳法测定（附录Ⅳ C），上样量 25μg，F(ab′)$_2$ 含量预防用的应不低于 50%，治疗用的应不低于 60%；IgG 含量应不高于 10%。

3.3.5 抗体效价 预防用的效价应不低于 2000IU/ml，比活性为每 1 克蛋白质应不低于 35000IU；治疗用的效价应不低于 3000IU/ml，比活性为每 1 克蛋白质应不低于 45000IU（附录Ⅺ F）。每瓶破伤风抗毒素装量应不低于标示量。

3.3.6 无菌检查 依法检查（附录Ⅻ A），应符合规定。

3.3.7 热原检查 依法检查（附录Ⅻ D），应符合规定。注射剂量按家兔体重每 1 千克注射 3.0ml。

3.3.8 异常毒性检查 依法检查（附录Ⅻ F），应符合规定。

4 保存、运输及有效期 于 2～8℃避光保存和运输。自生产之日起有效期为 3 年。

5 使用说明 应符合"生物制品包装规程"规定和批准的内容。

3. 附录

附录包括制剂通则、通用检测方法、指导原则等内容构成。

综上可见，药典中凡例、正文、附录三部分的内容是紧密相扣、缺一不可的。

除此之外，药典的内容还包括药典沿革；新增及删除药品名单；新增、修订及删除的附录名单；药品名称更改对照；品名目次以及中英文索引等部分。

药典三部内容还包含通则，是药典三部的重要内容之一。

三、药品质量标准的查阅

1. 查阅药品质量标准

药品检验任务的完成起始于质量检验标准的获得，如何查阅药品质量标准，是检验工作者所必须掌握的第一步，药典所收录的药品品种都可以在品名目次里找到，并对应正文中相对应的页码，品名目次以笔画的多少来排序。与二部不同的是，药典三部的品名目次是分为预防类、治疗类及诊断类三个类别排列的。

以乙酰半胱氨酸为例，要查阅该药物的药品标准，必须按以下步骤：

第一步：查找"品名目次"；

第二步：数出药品名称第一个字的笔画，乙酰半胱氨酸的"乙"的笔画为一画；

第三步：根据一画的目次下，查找乙酰半胱氨酸的质量检验标准，正文第 3 页。

2. 熟悉药品质量标准

检验任务的操作必须严格按照检验标准来执行，因此，读通并读懂检验标准是检验工作者必须掌握的第二步。对于初次接触药典的学习者来说，对于药典内容的语言组织及表达的熟悉是非常必要的。

从乙酰半胱氨酸所示检验标准中，包含了三种检验所必需的信息。

（1）检验试剂 当检验人员看到每个药品的检验标准时，必须通读检验标准，从而罗列出完成检验所必需的所有试剂，以免有漏。

（2）检验方法　药品的具体检验方法必须严格按照药典规定的检验方法进行，当其他检验标准的检验方法与药典的检验方法有出入时，以药典的检验方法为准。

（3）检验标准结果　每一个检验项目都有一个相对具体的检验结果作为参考标准。

> **课堂互动**　比较《中国药典》二部与《中国药典》三部中凡例与附录具体内容的差异。

>>>>> **知识拓展** >>

为了确保药品的质量能符合药品质量标准的要求，对药物存在的各个环节加强管理是必不可少的，许多国家都根据本国的实际情况制定了一个科学管理规范和条例。尽管这些内容有的已经超出了药物分析的范围，但是为了使学生能够明确全面控制药品质量以及质量管理的意义，并有比较完整的认识与理解，扼要地论述一下药品质量控制的全过程的科学管理仍然是十分必要的，我国对药品质量控制的全过程起指导作用的法令性文件如下。

1.《药品非临床研究质量管理规范》（Good Laboratory Practice，GLP）：非临床研究系指为了评价药品安全性，在实验室条件下，用实验系统进行的各种毒性试验，包括单次给药的毒性试验、生殖毒性试验、致突变试验、致癌试验、各种刺激性试验、依赖性试验及与评价药品安全性有关的其他毒性试验；实验系统系指用于毒性试验的动物、植物、微生物和细胞等。GLP正是为提高药品非临床研究的质量，确保实验资料的真实性、完整性和可靠性，保障人民用药安全，根据《中华人民共和国药品管理法》而制定的，主要适用于为申请药品注册而进行的非临床研究。

2.《药品临床试验管理规范》（Good Clinical Practice，GCP）：为了保证药品临床试验过程规范，结果科学可靠，保护受试者的权益并保障其安全，根据《中华人民共和国药品管理法》，参照国际公认原则而制定。GCP是临床试验全过程的标准规定，包括方案设计、组织、实施、监查、稽查、记录、分析总结和报告。凡药品进行各期临床试验，包括人体生物利用度或生物等效性试验均须按此规范执行。

3.《药品生产质量管理规范》（Good Manufacture Practice，GMP）：适用于药品制剂生产的全过程、原料药生产中影响成品质量的关键工序，是药品生产和质量管理的基本准则。本规范中列有"质量管理"专章，明确规定药品生产企业的质量管理部门应负责药品生产全过程的质量管理和检验的职能。主要职责为制定和修订物料、中间产品和成品的内控标准和检验操作规程，制定取样和留样制度，制定检验用设备、仪器、试剂、标准品（或对照品）、滴定液、培养基、实验动物等管理办法；对物料、中间产品和成品进行取样、检验、留样，并出具检验报告；评价原料、中间产品及成品的质量稳定性，为确定物料贮存期、药品有效期提供数据等，规定十分具体和明确。

4.《药品经营质量管理规范》（Good Supply Practice，GSP）：为保证经销药品的质量，保护用户、消费者的合法权益和人民用药安全有效而制定的。主要内容包括医药商品进、存、销三个环节确保质量所必备的硬件设施，人员资格及职责，质量管理程序和制度及文件管理系统等。

GLP、GCP、GMP、GSP四个科学管理规范的执行，加强了药品的全面质量控制，有利于加速我国医药产业的发展，提高药业的国际竞争力。

除了药品研究、生产、供应和临床各环节的科学管理外，有关药品检验工作本身的质量管理更应重视；《分析质量管理》（Analytical Quality Control，AQC）即用于检验分析结果的质量。

小　结

1. 现有药品质量标准体系由国家标准、企业标准、国外药典等共同组成。《中华人民共和国药典》（简称《中国药典》）和国家食品药品监督管理总局颁布的药品标准（简称局颁标准），二者均属于国家药品质量标准，具有等同的法律效力，是国家监督管理药品质量的法定技术标准。

2. 《中国药典》各部主要内容由凡例、正文、附录三部分组成。"凡例"是正确使用《中国药典》进行药品质量检定的基本原则，是对正文品种、附录及质量检定有关的共性问题的统一规定。

正文是其主要内容，收载了不同药品、制剂的质量标准。

附录包括制剂通则、通用检测方法、指导原则等。

习　题

一、单项选择题

1. 试验用水，除另有规定外，系指_____；酸碱度检查所用的水，均系指新煮沸并放冷至室温的水。
A. 饮用水　　　　　　B. 纯化水　　　　　　C. 注射用水　　　　　　D. 纯水

2. 试验时的温度，未注明者，系指在室温下进行；温度高低对试验结果有显著影响者，除另有规定外，应以_____为准。
A. 20℃±2℃　　　　　B. 22℃±2℃　　　　　C. 23℃±2℃　　　　　D. 25℃±2℃

3. 有关温度的描述，一般以下列名词术语表示：水浴温度_____，热水_____，微温或温水_____，室温（常温）_____，冷水_____，冰浴_____，放冷_____。
A. 系指 2～10℃　　　　　　　　　　　B. 系指约 0℃
C. 系指 40～50℃　　　　　　　　　　D. 除另有规定外，均指 98～100℃
E. 系指 70～80℃　　　　　　　　　　F. 系指 10～30℃
G. 系指放冷至室温

4. 乙醇未指明浓度时，均系指_____（ml/ml）的乙醇。
A. 90%　　　　　　　B. 100%　　　　　　C. 95%　　　　　　D. 85%

5. 下列药品标准属于非法定标准的是_____。
A. 《中国药典》　　　B. 局颁标准　　　　C. 企业标准　　　　D. USP

6. 称量时，若取用量为"约"若干时，系指取用量不得超过规定量的±_____%。
A. 10%　　　　　　　B. 15%　　　　　　C. 20%　　　　　　D. 25%

7. 药典内容主要包括_____、正文、附录三部分。
A. 品名目次　　　　　B. 凡例　　　　　　C. 通则　　　　　　D. 索引

8. 试验结果在运算过程中，可比规定的有效数字多保留_____，而后根据有效数字的修约规则进舍至规定有效位。
A. 三位数　　　　　　B. 全部位数　　　　C. 二位数　　　　　D. 一位数

9. 凡例是正确使用《中国药典》进行药品质量检定的_____，是对正文品种、附录及质量检定有关的共性问题的_____，避免在全书中重复说明。
A. 基本原则，统一规定　　　　　　　　B. 名称和编排，简单说明
C. 基础，统一规定　　　　　　　　　　D. 以上都错

10. 试验中的"空白试验"，系指在不加供试品或以等量溶剂替代供试液的情况下，按同法操作所得的结果；含量测定中的"并将滴定的结果用空白试验校正"，系指按供试品所耗滴定液的量（ml）与空白试验中所耗滴定液量（ml）_____进行计算。
A. 总和　　　　　　　B. 相乘　　　　　　C. 差值　　　　　　D. 相除

二、填空题

1. 《中华人民共和国药典》（2010 年版）实行日期_____年___月___日。

2.《中国药典》的英文名称缩写为_____。

3. 试验中供试品与试药等"称重"或"量取"的量，均以阿拉伯数码表示，其精确度可根据数值的有效数位来确定，如称取"0.1g"，系指称取重量可为_____g；称取"2g"，系指称取重量可为_____g；称取"2.0g"，系指称取重量可为_____g；称取"2.00g"，系指称取重量可为_____g。

4."精密称定"系指称取重量应准确至所取重量的_____；"称定"系指称取重量应准确至所取重量的_____；"精密量取"系指量取体积的准确度应符合国家标准中对该体积移液管的精确度要求；"量取"系指可用量筒或按照量取体积的有效数位选用量具。

5. 恒重，除另有规定外，系指供试品连续两次干燥或炽灼后的重量差异在0.3mg以下的重量；干燥至恒重的第二次及以后各次称重均应在规定条件下继续干燥_____h后进行；炽灼至恒重的第二次称重应在继续炽灼30min后进行。

三、问答题

请阅读以下3份材料，然后回答问题。

材料1：

《中国药典》（2010年版）三部凡例二十二条规定：标准中规定的各种纯度和限度数值以及制剂的重（装）量差异，系包括上限和下限两个数据本身和中间数值。规定的这些数值不论是百分数还是绝对数字，其最后一位数值都是有效位。

试验得到的结果与标准中规定的数值比较，以判断是否符合规定的限度。试验结果在运算过程中，可比规定的有效数字多保留一位数，计算所得最后数值或测定读数值，均可按修约规则进舍至规定的有效位。

数值修约规则：检定时测定和计算所得的各种数值，需要修约时，应按照国家标准GB/T 8170—2008进行。

材料2：

新的数值修约规则可概括为：四舍六入五留双和不允许连续修约。

在判定检测数值是否符合标准要求时，比较的方法有两种：a. 修约值比较法；b. 全数值比较法。修约值比较法是将测定值或计算值经修约后的数值与标准规定的极限数值进行比较，以判定实际指标或参数是否符合标准要求。全数值比较法是将测定值或计算值不修约处理（或可作修约处理，但应表明它是经舍、进或未进未舍而得）而用数值的全部数字与标准规定的极限数值作比较，只要超出规定的极限数值（不论超出的程度大小），都判定为不符合标准要求。有一类极限数值为绝对极限，书写≥0.2和书写≥0.20或≥0.200，具有同样的界限上的意义，对此类极限数值，用测定值或其计算值判定是否符合要求，需要用全数值比较法。对附有极限偏差值的数值，对牵涉安全性能指标和计量仪器中有误差传递的指标或其他重要指标，应优先采用全数值比较法。规定标准中各种极限数值（包括带有极限偏差值的数值）未加说明时，均指采用全数值比较法。如规定采用修约值比较法，应在标准中加以说明。

全数值比较法是将检验所得的测定值或其计算值不经修约处理而用数值的全部数字与标准规定的限度值作比较，只要越出规定的限度值（不论越出的程度大小），都判定为不符合标准要求。如某标示装量2ml的注射液，当其装量测得为1.99ml时，应将测定值1.99ml不经修约直接与标示量2.0ml比较，结果＜2.0ml，判定为不合格；再如某药含量经测定后计算值为某药标示量的89.99%，不修约直接比较的话，也低于≥90.0%限度值的要求，而判定为不合格。

材料3：

国家标准GB/T 8170—2008 第4.3.1.2款规定：当标准或有关文件中，若对极限数值（包括带有极限偏差值的数值）无特殊规定时，均应使用全数值比较法。如规定采用修约值比较法，应在标准中加以说明。

国家标准GB/T 8170—2008 第4.3.1.3款规定：若标准或有关文件规定了使用其中一种比较方法时，一经确定，不得改动。

《中国药典》（2010年版）三部腮腺炎减毒活疫苗3.4.3项规定水分应不高于3.0%，现在实测某两批腮腺炎减毒活疫苗制品水分分别是2.97%和3.04%。请回答：

1. 按《中国药典》标准，这两批腮腺炎减毒活疫苗符合规定吗？

2. 对这两种测定结果，如果你是QC工作人员，你会怎样处理？如果你是QA工作人员，你会怎样处理？

项目二

生物药物检验基本准备

■【知识目标】
  ◆ 掌握标准溶液的配制方法；
  ◆ 掌握药品检验的基本程序；
  ◆ 熟悉试剂的基本配制方法；
  ◆ 了解化学试剂的分类。

■【能力目标】
  ◆ 能独立配制一般试剂溶液及标准溶液；
  ◆ 能准确记录药品检验原始数据，会正确书写检验报告书。

子项目一 检验试剂配制

检验工作人员必须熟练掌握试剂配制方法、规程和要领；对于某些常用特殊试剂，也应了解试剂中各成分的使用、反应原理和配成后的质量性能，然后按照规定步骤认真配制。不正规的配制方法，配成的试剂常有很大的误差，如出现混浊、沉淀、变色而失效或者配制中途失效，甚至有时还发生危险事故。特别是实验室的基准溶液、标准试剂等，如配制不当，则导致试验结果的系统误差。

药典凡例规定试验用的试药，除另有规定外，均应根据附录试药项下的规定，选用不同等级并符合国家标准或国务院有关行政主管部门规定的试剂标准。试液、缓冲液、指示剂与指示液、滴定液等，均应符合附录的规定或按照附录的规定制备。

除现行版药典外，各类化学试剂试液和缓冲液的配制还要依据药典相应"检验操作规程"中的配制方法，其他法定标准和参考手册，以及试剂所需规格的一般化学逻辑来进行。

一、试剂分类

化学试剂的分类有很多种，按性质分为有机试剂、无机试剂、生化试剂、指示剂和标准样品。按用途分，可以分为生化试剂（BC）、生物试剂（BR）、生物染色剂（BS）、络合滴定用（FCM）、色谱用等；其中按纯度分类最为普遍，具体如下。

（1）国标试剂（GB） 该类试剂为我国国家标准所规定，适用于检验、鉴定、检测。

（2）基准试剂（JZ） 作为基准物质，标定标准溶液，瓶签上常以绿色为标志。

（3）优级纯（GR） 主成分含量很高、纯度很高，适用于最精密的科学研究和分析工作，有的可作为基准物质，又称保证试剂，是一级试剂。国产的一级试剂，瓶签上常以绿色为标志。

（4）分析纯（AR） 主成分含量很高、纯度较高，干扰杂质很低，适用于工业分析及化学实验，实验室常用于标准溶液及微量分析，又称分析试剂，是二级试剂，瓶签上以红色为标志。

（5）化学纯（CP） 主成分含量高，纯度较高，存在干扰杂质，用于一般的定性与定量分析，比如化学实验和合成制备。质量略低于二级，瓶签上以蓝色为标志。

（6）实验纯（LR） 主成分含量高、纯度较差，杂质含量不做选择，只适用于一般化学实验和合成制备，又称试验试剂，是四级试剂。质量较低，用于普通的试验研究及一些要求较高的生产原料，不得用于化学分析。实验室常用这种规格的硫酸和重铬酸钾配制清洁液，或用这种规格的盐酸和氢氧化钠再生离子交换树脂。

（7）指定级（ZD） 该类试剂是按照用户要求的质量控制指标，为特定用户定做的化学试剂。

（8）色谱纯（GC） 气相色谱分析专用。质量指标注重干扰气相色谱峰的杂质。主成分含量高。

（9）色谱纯（LC） 液相色谱分析标准物质。质量指标注重干扰液相色谱峰的杂质。主成分含量高。

（10）高纯试剂（EP） 包括超纯、特纯、高纯、光谱纯等。此类试剂质量注重的是：在特定方法分析过程中可能引起分析结果偏差，对成分分析或含量分析干扰的杂质含量，但对主含量不做很高要求。如光谱纯（SP）适用于光谱分析，适用于分光光度计标准品、原子吸收光谱标准品、原子发射光谱标准品。电子纯（MOS）适用于电子产品生产中，电性杂质含量极低。

此外，还有特种试剂，生产量极小，几乎是按需定产，此类试剂其数量和质量一般为用户所指定。

二、试剂选择

试剂选取规则：按需选用合适规格。

① 精确度要求很高的分析实验，应该选用高纯度的试剂；

② 一般的分析实验，选用分析纯的试剂就够用，因为这些试剂不必重新提出即可使用，并对分析工作提供了一个起码的保证系数；

③ 普通化学实验，实验纯试剂，如果选用高纯度的试剂，则是一种浪费；

④ 配制洗液、冷却浴或加热浴用药品，选用工业品即可。

必须指出，不含杂质的试剂是没有的，即使是极纯的试剂，对某些特定的分析或痕量分析，也并不一定能符合要求。例如，试剂中杂质含量尽管很少，但它所含杂质正是试样中欲测成分，特别是当这种成分在试样中的含量很少时，它所引起的干扰就会相当可观。而且，试剂中杂质的实际含量是不知道的，因为试剂规格中所示的是杂质的允许上限。

比如重金属含量，使用盐酸浸取其蒸发残留物，用乙酸钠调节 pH 之后，加硫化氢水溶液，按其混浊的程度来决定的，至于所含重金属种类则完全不知。在这种情况下，进行痕量分析时，必须先对试剂的杂质进行分析，在确知不影响测定结果时方可使用。若有影响，要先进行纯化，然后才能用于正式实验。

如果所用试剂虽然含有某种杂质，但对所进行的实验在事实上没有妨碍，那就可以放心使用。例如，各种钠盐中常含有微量钾盐，钾盐中常含有微量钠盐，除了专门分析微量碱金属的前处理和标准试样的制备外，这种杂质一般是没有妨碍的。在分析操作中确定没有影响的杂质,即使混入也不会影响定量分析。分析工作中有时使用三级试剂甚至工业品,就是基于这个原因。因此,要恰当地选用试剂,必须把分析要求、试剂规格、操作过程结合起来考虑。

三、溶剂选择

配制溶液应当用制定纯度等级的溶剂,对于大多实验工作所用的水溶液来说,应根据不同的实验要求,选用合适纯度的水作为溶剂来配制溶液。例如,普通化学实验只要普通蒸馏水就可以了,定量分析实验用的蒸馏水就得用去离子水或其他符合要求的蒸馏水。

四、试剂配制

1. 准确度

配制溶液时,应根据对溶液浓度的准确度的要求,确定在哪一级天平上称量;记录时应记准至几位有效数字;配制好的溶液选择什么样的容器等。这些"量"的概念要很明确,否则就会导致错误。如配制 $0.1mol/L\ Na_2S_2O_3$ 溶液需在台秤上称 $25g$ 固体试剂,如在分析天平上称取试剂,反而是不必要的。

2. 配制方法

试剂配制,视具体情况和实际需要的不同,有粗配和精配两种方法。配制试剂时,应预先估计需要数量,不要多配或少配,以免积压浪费或多次配制而浪费时间。

(1) 粗配 一般实验用试剂,没有必要使用精确浓度的溶液,使用近似浓度的溶液就可以得到满意的结果。有些物质,如盐酸,是氯化氢的水溶液,它会不断地挥发,很难知道其中 HCl 的准确含量;又如氢氧化钠,有强烈的吸水性和吸收二氧化碳的性质,因此,在它的表面总有一些水分和碳酸钠,用这些物质来配制溶液,就只能得到近似浓度的溶液。在配制近似浓度的溶液时,只要用一般仪器就可以了。例如,用粗天平来称量物质,用量筒来量取液体,通常只要一位或两位有效数字,这种配制方法叫粗配。

【案例 2-1】 配制 6mol/L 的盐酸溶液

根据计算约需浓盐酸 90ml、水 170ml,将 90ml 浓盐酸缓缓注入 170ml 水(用量筒量取)中,冷却,摇匀即可。

完全不必将浓盐酸溶于水再在容量瓶中稀释至刻度,通过上述操作,其所产生的误差完全不会超过近似浓度的范围。

(2) 精配 在分析实验中,则经常要求使用精确浓度的溶液。例如,在制备定量分析用的试剂溶液,即标准滴定溶液时,就必须使用精密的仪器,如分析天平、容量瓶、移液管和滴定管等,并遵照实验要求的准确度和试剂特点精心配制。通常要求浓度具有四位有效数字,这种配制方法称为精配。

精配方法有两种,一种是直接法,即准确称量基准物质,溶解后定容至一定体积;另一种是标定法,又称间接法,即先配制成近似需要的浓度,再用基准物质或用标准溶液来进行标定。

① 直接法 即准确称出适量的基准物质,溶解后配制在一定体积的容量瓶内。如重铬酸盐、碱金属氯化物、草酸、草酸钠、碳酸钠等能够得到高纯度的物质,可以直接制备得到标准滴定溶液。

采用直接法配制标准溶液的物质,必须具备以下条件。

a. 物质必须是高纯度的,杂质的含量不超过 0.02%,一般是符合优级纯或分析纯等级的试剂或直接标明是基准物质规格的试剂。

b. 贮藏时必须稳定不变，在空气中不易吸收水蒸气或二氧化碳，不易氧化，烘干时不分解。

c. 物质的组成应该精确地与化学式相符合。例如，含有结晶水的物质，其结晶水的含量应精确地与分子式中结晶水的数量相符合。使用时符合化学反应的要求。

d. 应有比较大的分子量。这样，配制一定的浓度，所称取的量较大，可减小称量的相对误差。

具体配制方法如下：先称量试剂后，用少量蒸馏水溶解在烧杯中，再充分转移入容量瓶中，最后精密定容。但是当配制溶解时热效应不大的试剂的溶液时，可将称出试剂直接在容量瓶中溶解并定容。

【案例 2-2】配制 0.0500mol/L Na_2CO_3 标准滴定溶液 1L

① 算出所需 Na_2CO_3 质量：5.300g。

② 用称量瓶准确称取在高温下烘至恒重的优级纯或分析纯无水碳酸钠 5.300g（因 Na_2CO_3 较易吸湿，故称量前应在恒温高温炉中于 270～300℃ 烘 1h，移至干燥器中冷却后称量）。

③ 将 Na_2CO_3 在烧杯中用适量蒸馏水溶解，至全部溶解后彻底转移到 1000ml 容量瓶中（当溶解较多量溶质，并且溶液显著发热时，必须待溶液冷却后始可倒入容量瓶）。

④ 蒸馏水洗涤烧杯 2～3 次，移入容量瓶中，加水至 2/3 体积，混匀；再加水至距瓶颈刻度 1～2cm 处。

⑤ 将容量瓶静置于平坦的实验台上，等候 2～4min，使瓶颈内壁的水完全流下。加水至溶液弯月面下缘最低点与标线相切为止。

⑥ 塞上瓶塞，用左手食指顶住瓶塞，其余四指握住瓶颈标线以上部分，用右手指尖托住瓶底（100ml 以下的容量瓶不必托住瓶底），将容量瓶倒转，让气泡上升至顶部，此时再将瓶底做圆周运动，约旋转 10 次，再倒转过来，仍使气泡上升到顶。如此反复操作至少 5 次，直至溶液十分均匀为止。若溶液振荡不匀，则使用时每次取出的溶液的浓度就会不一样。

⑦ 用配好的标准溶液 10ml 洗涤细口瓶 3 次，每次洗涤应将瓶内残液倒空，然后将标准溶液倒入，贴上标签备用。标签上要标明：试剂名称、浓度、配制日期、配制时的室温。

另外，当需要用确知浓度的浓溶液（贮备溶液）制备浓度较稀的溶液时（例如，某些溶液因浓度太稀会发生水解、分解，常常配成较浓的溶液贮藏，使用时需临时将其稀释），可根据需要用移液管吸出一定体积，在容量瓶中进行稀释。

稀释后溶液的浓度可用公式 $c_B V_B = c'_B V'_B$ 计算。

② 标定法　大多数化学试剂不容易得到化学纯粹的制品，或很难保持其纯度不变，例如，盐酸、氢氧化钠等；有的则在配制过程中会部分地分解，如高锰酸钾等。用这些物质来配制标准滴定溶液时，必须用间接法。采用间接法配制标准溶液时，所用的基准物质有以下要求：a. 所用基准物质纯度必须符合要求，基准物质的用量要多，可以减少称量误差，一般至少称取 0.2g，使其相对误差不大于 0.1%；b. 标定时所用溶液不宜太少，一般须在 20ml 以上，使其相对误差不大于 0.1%；c. 标定时应尽量采取直接滴定法。

在配制过程中，首先制备一种接近于所需浓度的溶液，再用适当的基准物质或已知浓度的标准溶液进行滴定，准确地测定溶液的浓度，这种测定溶液浓度的过程称为"标定"。

【案例 2-3】配制 0.1mol/L NaOH 标准滴定溶液 1L

（1）近似 0.1mol/L NaOH 溶液的制备

① 氢氧化钠贮备液制备：取氢氧化钠适量，加水振摇使溶解成饱和溶液，冷却后，置聚乙烯塑料瓶中，静置数日，澄清后备用。

② 氢氧化钠滴定液（0.1mol/L）制备：取澄清的氢氧化钠饱和溶液 5.6ml，加新沸过的冷水使成 1000ml，摇匀，以备标定。

（2）基准物质的准备　选用邻苯二甲酸氢钾（$KHC_8H_4O_4$）作为基准物质，1mol 邻苯二甲酸氢钾相当于 1mol 氢氧化钠。如滴定时所用 NaOH 溶液体积为 25ml 左右，滴定管读数误差若为 0.02ml，则相对误差为：$\pm 0.02/25 \times 100 = \pm 0.08\%$，就达到准确度不低于 0.1% 的要求。为此，要中和 25ml 0.1%NaOH 所需的邻苯二甲酸氢钾为：$0.1 \times 25/1000 \times 204.2 = 0.51$（g）。

（3）标定

① 操作。准确称取于 105～110℃烘至恒重的邻苯二甲酸氢钾 0.5～0.6g 2～3 份，称准至 0.0001g。分别用约 50ml 新沸冷水溶解在同样大小的锥形瓶中，振摇，使其尽量溶解；加 2 滴酚酞指示液，用 0.1mol/L NaOH 溶液滴定至溶液所呈粉红色与标准色相同。准确记录滴定管读数。用同样的方法滴定 2～3 次。

每 1 毫升氢氧化钠滴定液（0.1mol/L）相当于 20.42mg 的邻苯二甲酸氢钾。

② 计算。设滴定邻苯二甲酸氢钾 0.5121g 用去 NaOH 溶液 24.60ml，则 NaOH 溶液浓度为：$0.5121/24.60 \times 0.2402 = 0.1020$（mol/L）。

平均 2～3 次最接近的滴定数值，即为 NaOH 溶液的浓度。

有时候，为了校核标定结果的准确性，还常用已知浓度的其他标准滴定溶液来滴定，这种操作叫做"比较"。在标准溶液的配制中规定用"标定"和"比较"两种方法测定时，不要略去其中任何一种，而且两种方法测得的浓度值之相对误差不得大于 0.2%，且以标定所得数字为准。

3. 溶液配制的计算

溶液配制过程中，除实验操作的误差分析以外，计算问题是另外一个核心。在化学中，计算要依据一定的化学概念，不仅要把数据算对、算准，更重要的是通过计算来表述更科学的结果。比如，化学中通常需要带单位的数字来表达一定的意义；关于体积、浓度、物质的量等数据的表达还要有有效数字的概念，也就是说，在化学里并不是小数点后位数越多结果就越准确。在溶液配制这一部分，更要把数学计算和化学思想紧密联系起来。

此类计算，无论问题多么复杂，只要记住以下两个原则就可以把握清晰的思路。

（1）溶液浓度的计算离不开浓度定义式

$$c_B = \frac{n_B}{V}$$

（2）若存在溶液稀释问题，那么稀释前后溶质的质量总是不变的。犹如稠粥加水时米量是不改变的一样，因此计算时是以溶质质量不变为依据建立等式关系：

$$c_{(浓)}V_{(浓)} = c_{(稀)}V_{(稀)}$$

训练任务　门冬氨酸质量检验试剂配制

任务简介

门冬氨酸是氨基酸类药物，又称天门冬氨酸、天冬氨酸，化学名为 L-2-氨基丁二酸。

门冬氨酸作为体内草酰乙酸的前体，在三羧酸循环中起重要作用，并参与鸟氨酸循环，使氨和二氧化碳结合生成尿素。对细胞亲和力强，可作为钾离子、镁离子的载体，助其进入细胞内，提高细胞内钾、镁的浓度，加速肝细胞三羧酸循环，对改善肝功能、降低血清胆红素浓度有一定作用。经肾脏代谢排出体外。

检验标准　（2010年版《中国药典》二部节选）

[性状]　本品为白色结晶或结晶性粉末；无臭，味微酸。

　　本品在热水中溶解，在水中微溶，在乙醇中不溶。在稀盐酸或氢氧化钠溶液中溶解。

　　比旋度　取本品，精密称定，加6mol/L盐酸溶液溶解并稀释成每1毫升中约含80mg的溶液，依法测定（附录Ⅵ E），比旋度为＋24.0°至＋26.0°。

[含量测定]　取本品约0.1g，精密称定，加无水甲酸2ml使溶解，加冰醋酸30ml，照电位滴定法（附录Ⅶ A），用高氯酸滴定液（0.1mol/L）滴定，并将滴定的结果用空白试验校正。每1毫升高氯酸滴定液（0.1mol/L）相当于13.31mg的$C_4H_7NO_4$。

试剂配制

（1）粗配试剂　经查阅，门冬氨酸性状检验所需试剂的配制方法见表2-1。

表2-1　试剂配制

序号	试剂名称	试剂配制方法
1	热水	系指70～80℃水
2	水	试验用水，除另有规定外，均系指纯化水
3	乙醇	未指明浓度的乙醇，均系指95%(ml/ml)的乙醇
4	稀盐酸	取盐酸234ml，加水稀释至1000ml，即得。本液含HCl应为9.5%～10.5%
5	6mol/L盐酸	取盐酸90ml，加水稀释至170ml，即得
6	氢氧化钠溶液	取氢氧化钠4.3g，加水使溶解成100ml，即得
7	无水甲酸	分析纯无水甲酸
8	冰醋酸	分析纯冰醋酸

（2）标准滴定液——高氯酸滴定液（0.1mol/L）

① 配制　取无水冰醋酸（按含水量计算，每1克水加醋酐5.22ml）750ml，加入高氯酸（70%～72%）8.5ml，摇匀，在室温下缓缓滴加醋酐23ml，边加边摇，加完后再振摇均匀，放冷，加无水冰醋酸适量使成1000ml，摇匀，放置24h。

② 标定　取在105℃干燥至恒重的基准邻苯二甲酸氢钾约0.16g，精密称定，加无水冰醋酸20ml使溶解，加结晶紫指示液1滴，用本液缓缓滴定至蓝色，并将滴定的结果用空白试验校正。每1毫升高氯酸滴定液（0.1mol/L）相当于20.42mg的邻苯二甲酸氢钾。根据本液的消耗量与邻苯二甲酸氢钾的取用量，算出本液的浓度，即得。

注意事项

（1）药典检验过程中所涉及的试剂，如无特殊说明，如"热水、水、乙醇"等，凡例中即均有统一的规定，如："稀盐酸，氢氧化钠溶液"等没有具体浓度规定的试剂，均应按照附录中试液部分内容所规定的方法配制，除此之外，在检验过程中经常出现"×××试液"等试剂，其配制方法同样由药典附录试药试液中统一规定。

（2）如有具体规定浓度的试剂，要仔细判别其浓度表示方法，如"6mol/L盐酸"，其

表述方法是 $x\,mol/L\;\times\times\times$ 溶液，表明该溶液是非滴定液标准溶液，在配制时不需精密标定其浓度；反之，如出现 $\times\times\times$ 滴定液 $(x\,mol/L)$ 这种试剂时，则需精密标定其浓度。

（3）在试剂配制过程中，配制量是一个重要的问题，在药典或其他规范的试剂配制手册中，往往提供一个相对中等规模的剂量，以便适用于大多数的使用者，但是在实际配制过程中，检验人员必须根据自己实验的具体需求配制，以免造成浪费或者不足的现象。

子项目二 药品检验基本程序

药品检验工作是药品质量控制的重要组成部分，其检验程序一般分为取样、鉴别、检查、含量测定、填写检验原始记录和报告书。

1. 取样

取样是药品检验工作的第一步，即从大量的样品中取出能代表样本整体质量的少量样品进行分析，应考虑取样的科学性、真实性和代表性。

（1）取样时，应先检查品名、批号、数量、包装等情况，符合要求后方可取样。

（2）为使取样具有代表性，生产规模的固体原料药要用取样探子取样，取样的量也因产品数量的不同而不同。制剂的取样按具体情况而定。

（3）取样量：按批取样。设批总件数为 x，当 $x \leqslant 3$ 时逐件取样，当 $x \leqslant 300$ 时按 $\sqrt{x}+1$ 取样量随机取样，当 $x>300$ 时按 $\dfrac{\sqrt{x}}{2}+1$ 取样量随机取样。除另有规定外，一般为等量取样，混合后作为样品进行检验。

（4）取样应具有代表性，应全批取样，分部位取样。一次取得的样品至少可供 3 次检验用。

（5）取样时必须填写取样记录，取样容器和被取样包装上均应贴上标签。

2. 性状

外观性状是药品质量的重要表征之一，药物的外观、色泽、气味、晶形、物理常数等性状能综合地反映药品的内在质量。

3. 鉴别

依据药物的化学结构、理化性质和生物学特性，进行某些化学反应，测定某些理化常数或光谱特征，测试药物的生物学特性（抑菌能力、生物活性等）来判断药物及其制剂的真伪。

通常，某一项鉴别试验，如官能团反应、焰色反应，只能表示药物的某一特征，绝不能将其作为判断的唯一依据。因此，药物的鉴别不只由一项试验就能完成，而是采用一组（两个或几个）试验项目全面评价一个药物，力求结论正确无误。

例如，《中国药典》（2010 年版）在青霉素的鉴别项下除规定了一个母核呈色反应、一个红外吸收光谱特征外，还规定进行青霉素酶法分析。应该根据这三个试验的结果进行综合分析再做出判断。

4. 药物的检查

药物在不影响疗效及人体健康的原则下，可以允许生产过程和贮藏过程中引入的微量杂质的存在。通常按照药品质量标准规定的项目进行"限度检查"，以判断药物的纯度是否符合限量规定要求，所以也可称为纯度检查。

5. 药物的含量测定

含量测定就是测定药物中主要有效成分的含量。一般采用化学分析或理化分析方法来测定，以确定药物的含量是否符合药品标准的规定要求。关于药物含量测定的具体内容将在各类药物中予以详细的论述。

6. 检验报告的书写

（1）检验原始记录　药品检验及其结果必须有完整的原始记录，检验记录是出具检验报告书的依据，是进行科学研究和技术总结的原始资料；为保证药品检验工作的科学性和规范化，检验记录必须做到：记录原始、真实，内容完整、齐全，书写清晰、整洁，不得涂改。

① 原始检验记录应用蓝黑墨水或碳素笔书写。凡用微机打印的数据与图谱，应剪贴于记录上的适宜处，并有操作者签名；如系用热敏纸打印的数据，为防止日久褪色难以识别，应以蓝黑墨水或碳素笔将主要数据记录于记录纸上。

② 检验人员在检验前，应注意检品标签与所填送验单的内容是否相符，逐一查对检品的编号、品名、规格、批号和效期，生产单位或产地，检验目的，以及样品的数量和封装情况等。

③ 检验记录中，应先写明检验的依据。凡按《中国药典》、部（局）颁等标准的，应列出标准名称、版本、页数或标准批准文号。

④ 检验过程中，可按检验顺序依次记录各检验项目，内容包括：项目名称，检验日期，操作方法，实验条件，观察到的现象，实验数据，计算和结果判断等。

如发现记录有误，可用单线画去并保持原有的字迹可辨，不得擦抹涂改；并应在修改处签名或盖章，以示负责。检验或试验结果，无论成败，均应详细记录、保存。对废弃的数据或失败的实验，应及时分析其可能的原因，并在原始记录上注明。

⑤ 检验中使用的标准品、对照品或对照药材，应记录其来源、批号和使用前的处理；用于含量（或效价）测定的，应注明其含量（或效价）和干燥失重（或水分）。

⑥ 每个检验项目均应写明标准中规定的限度或范围，根据检验结果做出单项结论（符合规定或不符合规定）。

⑦ 在整个检验工作完成之后，应将检验记录逐页顺序编号，并对本检品做出明确的结论。检验人员签名后，经质量检验机构负责人指定的人员对所采用的标准、操作的规范性、计算及结果判断等项进行校核并签名，再经质量检验机构负责人审核后报告。

（2）检验报告书　药品检验报告书是对药品质量做出的技术鉴定。法定药品检验机构出具的检验报告书是具有法律效力的技术文件。药品检验人员应本着严肃负责的态度，根据检验原始记录，认真、公正地填写检验报告书。

① 表头填写：报告书编号、检品编号、检品名称、供样单位、剂型、规格、生产单位、批号、批量、检验目的、检验项目、检验依据、取样日期、报告日期等。

② 报告书表头之下的首行，横向列出"检验项目"、"检验标准"、"检验结果"、"结果判定"等四个栏目，相应的内容按列填入对应的位置。

③ 结论：检验报告书的结论应包括检验依据和检验结论。

【案例 2-4】10% 葡萄糖注射液的质量检验记录

药品检验原始记录

编号：

检品名称		葡萄糖注射液	
批号	021406	规格	500ml：50g
生产单位或产地		包装	非 PVC 软袋
供样单位		有效期	2 年

续表

检品名称	葡萄糖注射液		
检验目的	质量监察	检品数量	60ml
检验项目	性状、含量测定	取样日期	2011 年 9 月 28 日
检验依据	2010 年版《中国药典》第二部	报告日期	2011 年 9 月 30 日

[性状] 无色澄明的液体，味甜；

检验标准　本品应为无色或者几乎无色澄明的液体，味甜；

结果判定　符合规定；

[含量测定] 用旋光仪测定葡萄糖注射液的旋光度。

旋光度测定法　采用钠光谱的 D 线（589.3nm）测定旋光度，测定管长度为 1dm，测定温度为 20℃，以空白测定管校正零点。

旋光度测定：9.616；9.612；9.616　平均值（AV）：9.615

标示量：50g/500ml

$$[\alpha]_D^t = \frac{100\alpha}{lc} \Rightarrow c = \frac{100\alpha}{[\alpha]_D^t l} \qquad t = 25℃；l = 2dm；查表得：[\alpha]_D^t = 52.75$$

$$c = \frac{100\alpha}{[\alpha]_D^{25} l} \times \frac{M_{(C_6H_{12}O_6 \cdot H_2O)}}{M_{C_6H_{12}O_6}} = \frac{100\alpha}{52.75} \times \frac{198.18}{180.16} = \frac{2.0852\alpha}{2} = 1.0426 \times 9.615 = 10.0246$$

$$标示量 = \frac{c}{标示量(g/100ml)} \times 100\% = \frac{10.0246}{10(g/100ml)} \times 100\% = 100.25\%；$$

检验标准　应为标示重量的 95.0%～105.0% 之间；

结果判定　符合标准

检验人：张××	复核人：李××	部门主管：王××

药品检验报告书

编号：

检品名称	葡萄糖注射液		
批号	021406	规格	500ml：50g
生产单位或产地		包装	非 PVC 软袋
供样单位		有效期	2 年
检验目的	质量监察	检品数量	100ml
检验项目	性状、含量测定	取样日期	2011 年 9 月 28 日
检验依据	2010 年版《中国药典》第二部	报告日期	2011 年 10 月 8 日

检验项目	检验标准	检验结果	结果判定
[性状]	无色或者几乎无色澄明的液体，味甜	无色澄明的液体，味甜	符合规定
[含量测定]	应为标示量的 95.0%～105.0% 之间	$标示量 = \frac{c}{标示量(g/100ml)} \times 100\%$ $\frac{10.0246}{10} \times 100\% = 100.25\%$	符合规定

结论：依据《中国药典》2010 年版二部，本品符合规定（未检项目除外）

检验人：张××	复核人：李××	部门主管：王××

　　药物分析工作者在完成药品检验工作，写出书面报告后，还应对不符合规定的药品提出处理意见，以便供有关部门参考，并尽快地使药品的质量符合要求。

　　通常会出现下列四种情况：

　　① 全面检验后，各项指标均符合质量标准；

② 全面检验后有个别项目不符合规定，但尚可供药用；

③ 全面检验后不合药用，或虽未全面检验，但主要项目不符合规定，不可供药用；

④ 根据送检者要求，仅对个别项目做出检验是否合格的结论。

如葡萄糖原料药质量检验，若结论为：依据《中国药典》2010 年版二部，乙醇溶液的澄清度不符合规定，则应提出本品不得供制备注射剂用，可改作"口服葡萄糖"用的意见。

课堂互动

请参照试剂配制部分提供检验标准，试写出门冬氨酸的检验报告书与检验原始记录。

小　结

1. 溶液的配制是生物药物质量检验的关键步骤之一，检验工作人员必须熟练掌握试剂配制方法、规程和要领。

2. 化学试剂的分类有很多种，其中按纯度分类最为普遍，基准试剂、优级纯、分析纯、化学纯是最常使用的化学试剂类别。

3. 试剂选取规则：按需选用合适规格。

4. 试剂配制视具体情况和实际需要的不同，有粗配和精配两种方法。

（1）粗配　一般实验用试剂，没有必要使用精确浓度的溶液，使用近似浓度的溶液就可以得到满意的结果。

（2）精配　在分析实验中，则经常要求使用精确浓度的溶液，必须使用精密的仪器，如分析天平、容量瓶、移液管和滴定管等，并遵照实验要求的准确度和试剂特点精心配制。通常，要求浓度具有四位有效数字。

精配方法有两种，一种是直接法，即准确称量基准物质，溶解后定容至一定体积；另一种是标定法，又称间接法，即先配制成近似需要的浓度，再用基准物质或用标准溶液来进行标定。

5. 生物药品质量检验程序一般分为取样、鉴别、检查、含量测定、填写检验原始记录和报告书。

习　题

一、单项选择题

1. 配制 0.4mol/L NaOH 溶液 1000ml，需 NaOH（　　）。

A. 16g　　　　　　B. 32g　　　　　　C. 8g　　　　　　D. 160g　　　　　　E. 320g

2. 配制 0.5mol/L HCl 溶液 400ml，需 HCl 溶液（　　）。

A. 20ml　　　　　B. 30ml　　　　　C. 200ml　　　　　D. 180ml　　　　　E. 100ml

3. 下列实验试剂的标示错误的是（　　）。

A. 分析纯 AR　　　B. 化学纯 CP　　　C. 实验试剂 SP

D. 优级纯 GR　　　E. 分析纯色标为红色

4. 试剂选取规则是（　　）。

A. 越高越好　　　　B. 按需选用　　　C. 随机选用　　　D. 以上都对

5. 大多数化学试剂不容易得到化学纯粹的制品，或很难保持其纯度不变，用这些物质来配制标准滴定溶液时，必须用（　　）。

A. 粗配法　　　　　B. 直接法　　　　C. 标定法　　　　D. 以上都不对

6. 采用直接法配制标准溶液的物质，以下条件不属于必须具备条件的是（　　）。

A. 物质必须是高纯度的，杂质的含量不超过 0.02%

B. 贮藏时必须稳定不变，在空气中不易吸收水蒸气或二氧化碳，不易氧化，烘干时不分解

C. 物质的组成应该精确地与化学式相符合

D. 应有比较小的分子量

7. 药品检验取样时，应按批取样，设批总件数为 x，当 $x \leqslant 3$ 时，取样量是（　　）。

A. 3 件　　　　　B. 1 件　　　　　C. 2 件　　　　　D. 以上都对

8. 下列关于检验原始记录，说法错误的是（　　）。

A. 药品检验及其结果必须有完整的原始记录

B. 检验记录是出具检验报告书的依据，是进行科学研究和技术总结的原始资料

C. 为保证药品检验工作的科学性和规范化，检验记录必须做到：记录原始、真实，内容完整、齐全，书写清晰、整洁，允许随意涂改

9. 检验报告书的结论应包括（　　）。

A. 检验项目和检验依据　　　　　B. 检验结果和结果判定

C. 检验项目和检验标准　　　　　D. 检验依据和检验结论

10. 在药物的纯度检查中，一般规定，药物在不影响疗效及人体健康的原则下，可以允许生产过程和贮藏过程中引入的微量杂质的存在，通常按照药品质量标准规定的项目进行（　　）。

A. 限度检查　　　B. 精确含量测定　　　C. 判断是否存在　　　D. 定性分析

二、填空题

1. 试剂选取规则＿＿＿＿＿＿＿＿＿＿＿＿＿＿＿。

2. 取样是药品检验工作的第一步，即从大量的样品中取出能代表样本整体质量的少量样品进行分析，应考虑取样的＿＿＿＿、＿＿＿＿、＿＿＿＿。设批总件数为 x，当 $x \leqslant 3$ 时＿＿＿＿，当 $x \leqslant 300$ 时按＿＿＿＿取样量随机取样，当 $x > 300$ 时按＿＿＿＿取样量随机取样。

3. 法定药品检验机构出具的检验报告书是＿＿＿＿＿＿。

4. 试剂配制视具体情况和实际需要的不同，有＿＿＿＿和＿＿＿＿两种方法。

5. 在分析实验中，则经常要求使用精确浓度的溶液。通常要求浓度具有＿＿＿＿有效数字，把这种配制方法称为精配。

三、问答题

1. 国产化学试剂按纯度分，可分几级？各级名称、符号及主要用途是什么？

2. 药品检验基本程序是怎样的？

模块二

生物药物质量单项检验

项目三

生物药物鉴别检验

■【知识目标】
◆ 掌握吸收系数、熔点、比旋度等物理常数的定义及其检测方法;
◆ 掌握红外光谱、紫外光谱法、HPLC 法及生物活性鉴别法的特点、原理和方法;
◆ 熟悉药品性状检验、溶解度等物理常数基本检测方法与原理;
◆ 熟悉专属性鉴别试验的分类及检验原理;
◆ 了解黏度、相对密度等物理常数基本检测方法与原理;
◆ 了解一般性鉴别试验。
■【能力目标】
◆ 能独立并正确检验药品外观性状、溶解度、吸收系数、熔点、旋光度;
◆ 能独立并正确完成药品红外光谱、紫外光谱法、HPLC 的鉴别检验操作。

药品质量标准中常用物理常数和各类分析方法来证明药物的真伪。药品的鉴别试验 (identification test) 是根据药品的组成、分子结构和理化性质,采用可靠的化学、物理学或生物学方法来判断药品的真伪。从广义上看,药品的鉴别试验通常包括了性状和鉴别两方面的内容。《中国药典》和世界各国的药典所收载的药品项下的鉴别试验方法,均为用来证实贮藏在有标签容器中的药品是否为其所标示的药品,而不是对未知物的定性分析。它是药品质量检验中的首项工作,只有在药品鉴别无误的情况下,进行药品的杂质检查、含量测定等分析才有意义。

子项目一 性状及物理常数检验

药品质量标准中,性状项下往往记载药品的外观、臭、味、溶解度以及物理常数等。

外观性状是对药品的色泽和外表感观的规定,状态、晶型、色泽等一般称为药物的外观,为药物质量检验必检的内容之一。

溶解度是药品的一种物理性质,是指在一定的温度下,在一定体积的溶剂中药物形成饱和溶液时的浓度。溶解度的大小,表明一种药物在某一种溶剂中被分散的难易程度。药物溶解时,药物的分子结构不会改变,是一种物理性质,可供精制或制备溶液时参考;对在特定溶剂中的溶解性能需作质量控制时,应在该药品检查项下另作具体规定。溶解度一般不作为必须检验项目,但属注册检验的原料药或遇有异常时,需进行此项检查。在检查时应详细记录供试品取样量，溶剂及其用量、温度及其溶解时的情况等。

　　药物的物理常数是其固有的物理特性，在一定条件下是一个定值，各种药物因分子结构以及聚集状态不同，反映出的物理常数不同，其测定结果不仅对药品具有鉴别意义，也反映药品的纯度，是评价药品质量的主要指标之一。药品质量标准"性状"项下收载的物理常数包括：熔点、相对密度、比旋度、折光率、黏度、吸收系数、凝点、馏程、碘值、皂化值和酸值等。

检验任务一　乙胺嘧啶药物性状检验

任务简介

　　本品可抑制疟原虫的二氢叶酸还原酶，因而干扰疟原虫的叶酸正常代谢，对恶性疟及间日疟原虫红细胞前期有效，常用作病因性预防药。此外，也能抑制疟原虫在蚊体内的发育，故可阻断传播。临床上用于预防疟疾和休止期抗复发治疗。

　　性状项下往往记载药品的外观、臭、味、溶解度以及物理常数等。

检验标准

　　[性状]　本品为白色结晶性粉末；无臭，无味。

　　　　本品在乙醇或三氯甲烷中微溶，在中几乎不溶。

　　　　吸收系数　取本品，精密称定，加 0.1mol/L 盐酸溶液溶解，并定量稀释制成每 1 毫升中约含 13μg 的溶液，照紫外-可见分光光度法（附录Ⅳ A），在 272nm 的波长处测定吸光度，吸收系数为 309～329。

仪器试剂

　　(1) 仪器　紫外-可见分光光度计。

　　(2) 试剂　乙醇；水；0.1mol/L 盐酸。

检验操作

　　1. 外观性状

　　(1) 检验方法　目视直接观察药品的外观色泽、形状；鼻嗅检查药品的臭味；品尝检查药品的味道。

　　(2) 结果判断　本品为白色结晶性粉末；无臭，无味，判断为符合规定。

　　2. 溶解度

　　(1) 检验方法

　　① 称取 0.1g 的药物于合适的试管中，加入乙醇（或三氯甲烷）10.0ml，室温下每隔 5 分钟振摇 30s，30min 后观察溶解情况。

　　② 称取 0.01g 的药物于合适的烧杯中，加入水 100.0ml，室温下每隔 5 分钟振摇 30s，30min 后观察溶解情况。

　　(2) 结果判断　观察溶解情况，如果乙醇中能溶，则符合规定；水中不溶，则符合规定。

　　3. 吸收系数

　　(1) 检验方法　取本品，精密称定，加 0.1mol/L 盐酸溶液溶解，并定量稀释制成每 1 毫升中约含 13μg 的溶液，照紫外-可见分光光度法（附录Ⅳ A），在 272nm 的波长处测定吸光度，吸收系数为 309～329。

（2）结果判断　吸收系数在 309～329 内，符合规定；反之，不符合规定。

检验分析

（1）外观性状中的状态是指药物呈固体、半固体、液体还是气体，也可指剂型。

晶型是指固体药物呈结晶型还是无定形，结晶型药物呈不同的晶态，如针状结晶、鳞状结晶、结晶型粉末等。

色泽是指药物呈现的颜色，大多数药物都是白色或无色的，只有少数药物呈现颜色。有色药物的颜色可用于鉴别真伪、优劣；无色药物变质呈色也可用于鉴别其优劣。

臭、味是药物本身的气、味，而不是指因混入残留溶剂或其他有气味物质而带入的异臭或异味。

（2）溶解度在检查时，要综合考虑环境温度，仔细记录溶剂的实际用量，对于溶解度不好的药品，要隔一段时间就振荡。

（3）吸收系数的检验原理是朗伯-比尔定律。

必需知识（一）

一、外观性状

每一种药品都有其固有的正常外观性状，在其标签或说明书上均有表述，主要从以下三个方面进行判断。

1. 外形与颜色

固体原料药品一般多是无色或白色的结晶粉末，有些是结晶性颗粒或无晶型粉末。结晶又有各种形状，如柱状、六角形、鳞片状、片状、针状等。

少数药品有其他颜色，如无机药品中的硫酸铜为深蓝色，硫酸亚铁为淡蓝绿色，碘为灰黑色，高锰酸钾为黑紫色；有机药品中，硫鸟嘌呤为淡黄色，四环素碱、呋喃西林为黄色，维生素 B_{12} 为红色。

片剂多呈扁平或上下稍凸起的圆片状，多为白色，有的包有各种颜色的包衣。注射剂中的粉针外形颜色与原料相同；水针则多为无色澄明液体，少数具有颜色；油针为微黄色（一般与溶剂注射用油同色）；混悬注射剂一般为乳白色液体，放置后分为两层，下层为白色沉淀，上层为无色液体，用时振摇均匀，即恢复混悬状态。

2. 臭与味

许多药品为无臭、无味，如氨苄西林等。有些则有臭味，如维生素 B_4 味微酸。

3. 其他

有的药物制剂微显乳光，如右旋糖酐 40 葡萄糖注射液、右旋糖酐 70 葡萄糖注射液、右旋糖酐 40 氯化钠注射液、人血丙种球蛋白、人胎盘血丙种球蛋白、精蛋白锌胰岛素注射液等高分子药物制剂、血液制品、脏器制剂；还有的为乳白色的均匀混悬液，如吸附精制白喉类毒素，吸附精制破伤风类毒素，吸附白喉、破伤风类毒素混合制剂，吸附百日咳菌苗，白喉、破伤风类毒素混合制剂等生物制品；另有一部分药品为胶体溶液，如胶体磷 [^{32}P] 酸酪注射液。

二、溶解度

溶解度是指药物在选用的溶剂中的溶解性能。溶剂一般分为三类：以水为代表的极性溶剂，以甲醇和乙醇为代表的亲水性有机溶剂，以苯、石油醚为代表的亲脂性有机溶剂。

溶解的经验规则：相似相溶。药品的近似溶解度以下列名词表示：

极易溶解	系指溶质 1g（ml）能在溶剂不到 1ml 中溶解；
易溶	系指溶质 1g（ml）能在溶剂 1～不到 10ml 中溶解；
溶解	系指溶质 1g（ml）能在溶剂 10～不到 30ml 中溶解；
略溶	系指溶质 1g（ml）能在溶剂 30～不到 100ml 中溶解；
微溶	系指溶质 1g（ml）能在溶剂 100～不到 1000ml 中溶解；
极微溶解	系指溶质 1g（ml）能在溶剂 1000～不到 10000ml 中溶解；
几乎不溶或不溶	系指溶质 1g（ml）在溶剂 10000ml 中不能完全溶解。

试验法：除另有规定外，称取研成细粉的供试品或量取液体供试品，置于 $25℃ \pm 2℃$ 一定容量的溶剂中，每隔 5 分钟强力振摇 30s；观察 30min 内的溶解情况，如看不见溶质颗粒或液滴时，即视为完全溶解。

三、吸收系数

所谓吸收系数是指在给定波长、溶剂和温度等条件下，吸光物质在单位浓度、单位液层厚度时的吸光度。

检验原理：根据 Lambert-Beer 定律，当入射光波长一定时，待测溶液的吸光度 A 与其浓度和液层厚度成正比，即 $A = \varepsilon bc$。本定律适用于可见光、紫外光、红外光和均匀非散射的液体。

ε 越大，表示对光的吸收程度越高，因 ε 与波长有关，ε 常以 ε_λ 表示。

在药物的质量检测中，吸收系数的大小跟药品的纯度相关，纯度越高，测得的吸收系数与规定的吸收系数越接近，也可以通过对吸收系数的检验计算其含量。

【案例 3-1】甲砜霉素的吸收系数检查

取本品，精密称定，加水溶解（约 40℃ 加热助溶）并定量稀释制成每 1 毫升中约含 0.2mg 的溶液，照紫外-可见分光光度法，分别在 266nm 和 273nm 的波长处测定吸光度，吸收系数 $E_{1cm}^{1\%}$ 分别为 25～28 和 21.5～23.5；精密量取上述供试品溶液适量，用水定量稀释制成每 1 毫升中约含 10μg 的溶液，在 224nm 的波长处测定吸光度，吸收系数（$E_{1cm}^{1\%}$）为 370～400。

四、熔点的测定

熔点系指一种物质按照规定的方法测定由固相熔化成液相时的温度，是物质的一项物理常数。依法测定熔点，可以鉴别或检查药品的纯杂程度。

关于熔点的概念有如下多个。

① 熔点　在 101.325kPa 下，由固体变为液体时的温度。

② 初熔点　在 101.325kPa 下，将固体样品升温，开始出现第一滴液体时的温度。

③ 终熔点　在 101.325kPa 下，固体完全熔化时的温度。

④ 熔点范围　固体物质从开始熔化至全部熔化时的温度范围。

⑤ 熔距　终熔点减去初熔点得到的差值。

熔化过程是一个吸热过程，只有吸收了足够的熔化热，才能从固态转变成液态，温度断续上升。物质的熔点是由其本身的性质决定的，分子间的作用力越大，其熔点越高。主要有以下几个影响因素：

① 物质的纯度影响熔点，杂质的存在可使熔点降低；

② 大气压力对熔点有影响；

③ 测定方法及操作技术对熔点有较大影响。

根据被测物质的不同性质，分别有两种不同的测定方法用于测定易粉碎的固体药品、不易粉碎的固体药品或凡士林及其类似物质，并在各该品种项下明确规定应选用的方法，如遇有在品种项下未注明方法时，均系指采用第一法。

熔点测定第一法介绍如下。

（1）仪器试剂

① 加热用容器　硬质高型玻璃烧杯，或可放入内热式加热器的大内径圆底玻璃管，供盛装传温液用。

② 搅拌器　电磁搅拌器，或用垂直搅拌的环状玻璃搅拌棒，用于搅拌加热的传温液，使之温度均匀。

③ 温度计　具有 0.5℃ 刻度的分浸型温度计，其分浸线的高度宜在 50～80mm。温度计的汞球宜短，汞球的直径宜与温度计柱身的粗细接近。

④ 毛细管　系用洁净的中性硬质玻璃管拉制而成，内径为 0.9～1.1mm，壁厚为 0.10～0.15mm，分割成长 9cm 以上；当所用温度计浸入传温液在 6cm 以上时，管长应适当增加，使露出液面 3cm 以上。最好将两端熔封，临用时再锯开其一端（用于第一法），以保证毛细管内洁净干燥。

⑤ 传温液　传温液有水、硅油或液状石蜡等，水一般用于测定熔点在 80℃ 以下者，用前应先加热至沸使脱气，并放冷。硅油或液状石蜡则用于测定熔点在 80℃ 以上者。硅油或液状石蜡经长期使用后，硅油的黏度易增大而不易搅拌均匀，液状石蜡色泽易变深而影响熔融过程的观察，应注意更换。

药典规定熔点在 80℃ 以下者的传温液用水，80℃ 以上者的传温液用硅油或液状石蜡。通常的概念认为液状石蜡也可以适用于 80℃ 以下物质的测定，但已知有两个品种，即优奎宁和偶氮苯，用水作传温液和用液状石蜡作传温液测得的熔点不一致，如用液状石蜡作传温液，其全熔点较用水时约高 1℃。因此，应严格按《中国药典》的规定使用传温液。

（2）检测方法

① 供试品的预处理　取供试品，置研钵中研细，移置扁形称量瓶中，按各品种项下"干燥失重"的条件进行干燥。如该药品不检查干燥失重，则对熔点低限在 135℃ 以上而受热不分解的品种，可采用 105℃ 干燥；对熔点在 135℃ 以下或受热分解的品种，可在五氧化二磷干燥器中干燥过夜。

药典规定一般供试品均应在干燥后测定熔点，但对个别品种规定不经干燥，而采用含结晶水的供试品直接测定熔点，应予注意。如环磷酰胺、重酒石酸去甲肾上腺素和氯化琥珀胆碱均含 1 分子结晶水，规定在测定前不要进行干燥。

② 装样　取两端熔封的毛细管，于临用前锯断其一端，将开口的一端插入上述预处理后的供试品中，再反转毛细管，并将熔封一端轻叩桌面，使供试品落入管底，再借助长短适宜（约 60cm）的洁净玻璃管，垂直放在表面皿或其他适宜的硬质物体上，将上述装有供试品的毛细管放入玻璃管上口使其自由落下，反复数次，使供试品紧密集结于毛细管底部；装入供试品的高度应为 3mm。

个别品种规定不能研磨、不能受热并要减压熔封测定的，可将供试品少许置洁净的称量纸上，隔纸迅速用玻璃棒压碎成粉末，迅速装入毛细管使其高度达 3mm；再将毛细管开口一端插入一根管壁有一小孔的耐压橡胶管的小孔中，橡胶管末端用玻璃棒密塞，另一端接在抽气泵上，在抽气减压的情况下熔封毛细管。

对于干燥后极易吸潮的药品，操作中应严格控制温度与时间，且因干燥后的无水物极易吸潮，在干燥后要立即装入毛细管并熔封，测定前再锯开上端。

③ 升温　将温度计垂直悬挂于加热用容器中，使温度计汞球的底端处于加热面（加热器）的上方 2.5cm 以上；加入适量的传温液，使传温液的液面约在温度计的分浸线处。加热传温液并不断搅拌，温度上升至较规定的熔点低限尚低 10℃ 时，调节升温速度使每分钟上升 1.0～1.5℃，待到达预计全熔的温度后降温；如此反复 2～3 次以掌握升温速度，并便于调整温度计的高度使其在全熔时的分浸线恰处于液面处。

④ 记录　当传温液的温度上升至待测品种规定的熔点低限尚低 10℃ 时，将装有供试品的毛细管浸入传温液使贴附在温度计上，要求毛细管的内容物部分恰好在汞球的中部；根据上述③掌握升温速度，继续加热并搅拌，注意观察毛细管内供试品的变化情况。记录供试品在毛细管内开始局部液化并出现明显液滴时的温度作为初熔温度，全部液化时的温度作为全熔温度。

凡在正文品种的熔点项下注明有"熔融时同时分解"的品种，除升温速度应调节为每分钟上升 2.5～3.0℃ 外，并应以供试品开始局部液化出现明显液滴或开始产生气泡时的温度作为初熔温度，以供试品的固相消失、全部液化时的温度作为全熔温度。遇有固相消失不明显时，应以供试品分解物开始膨胀上升时的温度作为全熔温度；无法分辨初熔和全熔时，可记录其产生突变（例如颜色突然变深、供试品突然迅速膨胀上升）时的温度作为熔点。此时可只有一个温度数据。

(3) 结果判定　对本法中的初熔、全熔或分解突变时的温度，要估读到 0.1℃，并记录突变时或不正常的现象。每一检品应至少重复测定 3 次，3 次读数的极差不大于 0.5℃ 且不在合格与不合格边缘时，可取 3 次的均值加上温度计的校正值后作为熔点测定的结果。如 3 次读数的极差为 0.5℃ 以上时，或在合格与不合格边缘时，可再重复测定两次，并取 5 次的均值加上温度计的校正值后作为熔点测定的结果。必要时可选用正常的同一药品再次进行测定，记录其结果并进行比较。

(4) 注意事项

① 初熔之前，毛细管内的供试物可能出现"发毛"、"收缩"、"软化"、"出汗"等现象，在未出现局部液化的明显液滴和持续熔融过程时，均不作初熔判断。但如上述现象严重，过程较长，或因之影响初熔点的观察时，应视为供试品纯度不高的标志而予以记录；并设法与正常的该药品作对照测定，以便于最终判断。

"发毛"系指毛细管内的柱状供试物因受热而在其表面呈现毛糙；

"收缩"系指柱状供试物向其中心聚集紧缩，或贴在某一边壁上；

"软化"系指柱状供试物在收缩后变软，而形成软质柱状物，并向下弯塌；

"出汗"系指柱状供试物收缩后在毛细管内壁出现细微液滴，但尚未出现局部液化的明显液滴和持续的熔融过程。

② 全熔时毛细管内的液体应完全澄清。个别药品在熔融成液体后会有小气泡停留在液体中，此时容易与未熔融的固体相混淆，应仔细辨别。

③ 测定结果的数据应按修约间隔为 0.5 进行修约，即 0.1～0.2℃、0.3～0.7℃ 修约为 0.5℃，0.8～0.9℃ 进为 1℃，并以修约后的数据报告。但当标准规定的熔点范围，其有效数字的定位为个位数时，则其测定结果的数据应按修约间隔为 1 进行修约，即一次修约到标准规定的个位数。

经修约后的初熔、全熔或分解突变时的温度均在各品种"熔点"项下规定的范围以内时，判为"符合规定"。但如有下列情况之一者，即判为"不符合规定"：a. 初熔温度低于规定范围的低限；b. 全熔温度超过规定范围的高限；c. 分解点或熔点温度处于规定范围之外；d. 初熔前出现严重的"发毛"、"收缩"、"软化"、"出汗"现象，且其过程较长，并与正常的该药品作对照比较后有明显的差异者。

④ 因熔融时是否同时伴有分解现象，而规定有不同的升温速度和观测方法。由于因测定方法、受热条件和判断标准的不同，常导致测得的结果有明显的差异，因此在测定时，必须根据药典各品种项下的规定选用方法，并严格遵照该方法中规定的操作条件和判定标准进行测定，才能获得准确的结果。每种纯物质都有固定的熔点。

课堂互动

1. 请书写乙胺嘧啶、甲砜霉素等药物吸收系数的检验原始记录。
2. 请分析影响熔点测定的因素。

五、旋光度测定

电磁波电矢量的振动方向，可通过某些器件（例如偏振器，通常用尼可尔棱镜）固定在垂直于光波传播方向的某一方位上，形成平面偏振光，当平面偏振光通过含有某些光学活性的化合物液体或溶液时，能引起旋光现象，使偏振光的平面向左或向右旋转。旋转的度数，称为旋光度，用 α 表示。旋光性物质的旋光度不仅与其化学结构有关，而且还与偏振光的波长、旋光物质的温度、种类、溶液浓度及液层厚度有关。

1. 检测原理

偏振光透过长 1dm 并每 1 毫升中含有旋光性物质 1g 的溶液，在一定波长与温度下测得的旋光度称为比旋度，用 $[\alpha]$ 表示。比旋度和旋光度之间的关系如下：

$$a=[a]cl$$

式中，α 为旋光度；$[\alpha]$ 为比旋度；c 为溶液浓度，g/ml；l 为测定管的长度。

当溶液浓度以 g/100ml 表示，测定管长度为 1dm（如是其他长度，因进行换算），检测温度为 20℃时，比旋度以 $[a]_D^{20}$ 表示。

测定比旋度（或旋光度）可以区别或检查某些药品的纯杂程度，亦可用以测定含量。

2. 检测方法

除另有规定外，旋光度测定选用钠光谱的 D 线（589.3nm）测定旋光度，测定管长度为 1dm（如使用其他管长，应进行换算），测定温度为 20℃。

测定时，纯液体样品以干燥的空白测定管校正仪器零点，溶液样品则用空白溶剂校正仪器零点。供试液与空白溶剂用同一测定管，每次测定应保持测定管方向、位置不变。将测定管用供试液体或溶液（取固体供试品，按各药品项下的方法制成）冲洗数次，缓缓注入供试液体或溶液适量（注意勿使发生气泡），置于旋光计内检测读数，即得供试液的旋光度。使偏振光向右旋转者（顺时针方向）为右旋，以"＋"符号表示；使偏振光向左旋转者（逆时针方向）为左旋，以"－"符号表示。用同法读取旋光度 3 次，取 3 次的平均数，计算，即得供试品的比旋度。

【案例 3-2】精氨酸的比旋度检验

（1）检验标准 取本品，精密称定，加 6mol/L 盐酸溶液溶解并定量稀释制成每 1ml 中约含 80mg 的溶液，依法测定（附录ⅥE），比旋度为＋26.9°至＋27.9°。

（2）检验方法 精密称取干燥的精氨酸 8.4528g，置 100ml 量瓶中，加 6mol/L 盐酸溶液溶解并稀释至刻度。以 6mol/L 盐酸溶液校正旋光仪，用 2dm 测定管于 20℃测得旋光度为＋4.6°。

（3）数据处理 根据公式

$$[\alpha]_D^{20} = 100\alpha/cl = (100 \times 4.6)/(8.4528 \times 2) = 27.2$$

（4）结果判定　本品的比旋度符合规定。

（5）注意事项

① 用读数至 0.01° 并经过检定的旋光计。可用标准石英旋光管进行检定，其读数误差应符合规定。

② 每次测定前应以溶剂做空白校正，测定后再校正一次，以确定在测定时零点有无变动，如第 2 次校正时，发现零点有变动，则应重新测定旋光度。

③ 混浊或含有混悬的小颗粒的应过滤后再测定。

④ 测定管上的橡皮圈注意经常更换，老化后易漏溶液，在测定时注意测定管中不应有气泡，否则影响测定的准确度。

六、黏度测定

黏度系指流体对流动的阻抗能力，是液体流动时内摩擦力的量度，其大小由分子结构及分子之间的作用力决定，作用力大的液体黏度也大。黏度与液体的温度有关。温度升高，液体分子的运动速度加快，动能增大，分子之间的作用力减小，黏度变小；温度降低，黏度增大。

1. 黏度的度量方法

黏度的度量方法可分为：绝对黏度和相对黏度。绝对黏度包括动力黏度和运动黏度；相对黏度常用特性黏度来表示。

（1）动力黏度　液体以 1m/s 的速度流动时，在每 1 米^2 平面上所需剪应力的大小，称为动力黏度（η），以帕秒（Pa·s）为单位。因帕秒单位太大，常使用毫帕秒（mPa·s）。

（2）运动黏度　在相同温度下，液体的动力黏度与其密度的比值，即得该液体的运动黏度（ν），单位为米^{2}每秒（m^2/s），因 m^2/s 太大，故再乘 10^{-6}，以 mm^2/s 为单位。《中国药典》采用在规定条件下测定供试品在平氏黏度计中的流出时间（s），与该黏度计用已知黏度的标准液测得的黏度计常数（mm^2/s^2）相乘，即得供试品的运动黏度。

（3）相对黏度　溶剂的黏度 η_0 常因高聚物的溶入而增大，溶液的黏度 η 与溶剂的黏度 η_0 的比值（η/η_0）称为相对黏度（η_r），通常用在乌氏黏度计中的流出时间的比值（T/T_0）表示；当高聚物溶液的浓度较稀时，其相对黏度的对数值与高聚物溶液浓度的比值，即为该高聚物的特性黏数 $[\eta]$。根据高聚物的特性黏数可以计算其平均分子量。

2. 黏度测定

黏度的测定用黏度计，黏度计有多种类型，常用的为毛细管式和旋转式两类黏度计。毛细管黏度计因不能调节线速度，不便测定非牛顿流体的黏度，但对高聚物的稀薄溶液或低黏度液体的黏度测定较方便；旋转式黏度计适用于非牛顿流体的黏度测定。

（1）运动黏度测定——平氏黏度计测定运动黏度

① 检测原理　在某一恒定温度下，测量一定体积的液体在重力下流过一个标定好的玻璃毛细管黏度计的时间。黏度计的毛细管常数与流动时间的乘积，即为该温度下待测液体的运动黏度。运动黏度用 ν_t 表示。

运动黏度与同温度下液体密度的乘积，即是该温度下液体的动力黏度，用 η_t 表示。

② 仪器设备　平氏黏度计（图 3-1）、恒温浴、温度计、秒表。

③ 检测方法　取黏度计，在支管 F 上连接一橡皮管，用手指堵住管口 2，倒置黏度计，将管口 1 插入供试品（或供试溶液）中，自橡皮管的另一端抽气，使供试品充满球 C 与 A 并达到测定线 m$_2$ 处，提出黏度计并迅速倒转，抹去黏附于管外的供试品，取下橡皮管使连

接于管口 1 上，将黏度计垂直固定于恒温水浴中，并使水浴的液面高于球 C 的中部，放置 15min 后，自橡皮管的另一端抽气，使供试品充满球 A 并超过测定线 m_1，开放橡皮管口，使供试品在管内自然下落，用秒表准确记录液面自测定线 m_1 下降至测定线 m_2 处的流出时间。依法重复测定 3 次以上，每次测定值与平均值的差值不得超过平均值的 $\pm5\%$。

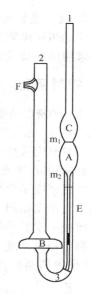

图 3-1　平氏黏度计
1—主管；2—宽管；3—弯管；A—测定球；B—贮器；C—缓冲球；E—毛细管；F—支管；m_1，m_2—环形测定线

另取一份供试品同样操作，并重复测定 3 次以上。

④ 结果判定　以先后两次取样测得的总平均值按公式计算，即得。

计算公式如下：

$$\nu = Kt$$
$$\eta = Kt\rho$$

式中，K 为用已知黏度标准液测得的黏度计常数，mm^2/s^2；t 为测得的平均流出时间，s；ρ 为供试溶液在相同温度下的密度，g/cm^3。

一般需重复测定至少 4 次，记录每次流过的时间。各次流过时间与其算术平均值的差应符合如下要求：在 $15\sim100℃$ 间，差数不应超过算术平均值的 $\pm0.5\%$；在 $-30\sim15℃$ 间，差数不应超过算术平均值 $\pm1.5\%$；在低于 $-30℃$ 测定时，差数不应超过算术平均值的 $\pm2.5\%$。然后取不少于 3 个流动时间，求出算术平均值作为样品的平均流动时间。

⑤ 注意事项

a. 黏度计的清洗和干燥。取黏度计，置铬酸洗液中浸泡 2h 以上（沾有油渍者，应依次先用氯仿或汽油、乙醇、自来水洗涤晾干后，再用铬酸洗液浸泡 6h 以上），自来水冲洗至内壁不挂水珠，再用水洗 3 次，120℃ 干燥，备用。

b. 实验室温度与测定温度相差不应太大，当室温高于测定温度时，应注意降低室温。

c. 样品如含水或机械杂质时，测定前必须进行脱水处理，再用滤纸过滤除去机械杂质。

d. 对于黏度大的样品，可用瓷漏斗抽滤，也可以加热到 $50\sim100℃$ 进行脱水过滤。

e. 将过滤好的样品通过小漏斗注入黏度计中，把黏度计垂直固定于恒温浴中。恒温浴中温度计的水银球应在毛细管的中部。调整好恒温浴的温度，黏度计在恒温浴中稳定 $10\sim20min$。

（2）旋转黏度计测定动力黏度（第二法）　本法用于测定液体动力黏度的旋转式黏度计通常都是根据在旋转过程中作用于液体介质中的切应力大小来完成测定的，测定范围为 $1\sim10^6 mPa\cdot s$，基本误差：$\pm4\%$（牛顿型液体）。以下式计算供试品的动力黏度：

$$\eta = K(T/\omega)$$

式中，K 为用已知黏度的标准液测得的旋转式黏度计常数；T 为扭力矩；ω 为角速度。

常用的旋转式黏度计有以下几种。

① 同轴双筒黏度计　将供试品注入同轴的内筒和外筒之间，并各自转动，当一个筒以指定的角速度或扭力矩转动时，测定对另一个圆筒上产生的扭力矩或角速度，由此可计算出供试品的黏度。

② 单筒转动黏度计　在单筒类型的黏度计中，将单筒浸入供试品溶液中，并以一定的角速度转动，测量作用在圆筒表面上的扭力矩来计算黏度。

③ 锥板型黏度计　在锥板型黏度计中，供试品注入锥体和平板之间，锥体和平板可同轴转动，测量作用在锥体或平板上的扭力矩或角速度以计算黏度。

④ 转子型旋转黏度计　按各种项下的规定选择合适的转子浸入供试品溶液中，使转子以一定的角速度旋转，测量作用在转子上的扭力矩以计算黏度。

常用的旋转式黏度计有多种类型，可根据供试品的实际情况和黏度范围适当选用。

七、相对密度

物质的密度是在规定温度下单位体积物质的质量。一般指20℃，符号：ρ^{20}；单位：kg/m³、g/dm³ 或 g/cm³。

相对密度系指在相同的温度、压力条件下，某物质的密度与参考物质（水）的密度之比。通常用 d_t^t 来表示，除另有规定外，均指 20℃时的比值，即 d_{20}^{20}。

堆积密度是指待测物料的质量除以在规定时间内物料自由下落堆积而成的体积，其数学表达式与密度相同，常用单位为 g/ml。

组成一定的药品具有一定的相对密度，当其组分或纯度变更，相对密度亦随之改变。因此，测定相对密度，可以鉴别或检查药品的纯杂程度。

《中国药典》2010 年版二部附录Ⅵ A 中的相对密度测定法有两种，即比重瓶法和韦氏比重秤法。一般用比重瓶法，采用此法时的环境（指比重瓶和天平的放置环境）温度应略低于 20℃，或各品种项下规定的温度。测定易挥发液体的相对密度时，宜采用韦氏比重秤法。

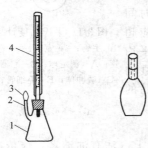

图 3-2　比重瓶
1—比重瓶；2—支管
标线；3—支管上小帽；
4—附温度计管

1. 固体样品的密度测定——比重瓶法
（1）仪器试剂

① 比重瓶（图 3-2）：比重瓶因形状和容积不同而有各种规格。常用的规格分别是 50ml、25ml、10ml、5ml、1ml，形状一般为球形。比较标准的是附有特制温度计、带磨口帽的小支管比重瓶。测定使用的比重瓶必须洁净、干燥。

② 烘箱式恒温箱。

③ 恒温水浴：温度控制在（20.0±0.1）℃。

④ 温度计：分度值 0.1℃。

（2）检测原理　比重瓶法测定液体密度的原理是：在同一温度下，用蒸馏水标定密度瓶的体积，然后用同体积待测样品的质量，计算其密度。

比重瓶法测定相对密度是较精确的方法之一。测定时的温度通常规定为 20℃，有时由于某种原因，采用其他温度值，若如此，则测定结果应标明所采用的温度。

（3）检测方法　称取空比重瓶质量 m_0→加入适量样品后称量 m_3→注入部分测定介质，使样品充分润湿后，再加入测定介质充满比重瓶，称取质量 m_2（20℃±0.5℃水浴，恒温30min）→将密度瓶洗净、烘干，充满测定介质，盖严瓶盖（23℃±0.5℃水浴，恒温30min），称量 m_1。

（4）结果处理　比重瓶体积：$V = \dfrac{m_1 - m_0}{\rho_0}$

比重瓶中测定介质的体积：　　　　　$V_1 = \dfrac{m_2 - m_3}{\rho_0}$

样品密度：　　　　　　　　　　$\rho = \dfrac{m_3 - m_0}{V - V_1}$

（5）注意事项

① 测定介质一般是蒸馏水，也可选二甲苯、煤油等。

② 加入测定介质时，要先少量，介质轻微振荡，使样品充分润湿后，再加入测定介质使其充满。样品与介质中不能有气泡。

③ 若用蒸馏水作为测定介质有悬浮或润湿不好的现象，可加入半滴或一滴润湿剂（磺化油）。

2. 液体样品的密度测定

液体样品的密度测定有多种测定方法，包括韦氏比重秤法、密度计法、比重瓶法等，常选用韦氏比重秤法，该法的准确度较比重瓶法差，但测定手续简单快速，其读数精度能达到小数后第四位。

（1）检测仪器　韦氏比重秤、恒温水浴、温度计。

韦氏比重秤（图 3-3）由玻璃锤、横梁、支柱、砝码与玻璃圆筒等五部分构成。根据玻璃锤体积大小不同，分为 20℃时相对密度为 1 和 4℃时相对密度为 1 的韦氏比重秤。天平梁的长臂分成 10 等份，并用数字 1~10 依次表示。横梁上与这些分度对应处都做成细切口，用来放置小游码，一组游码共 4 个（分别为 1、0.1、0.01 和 0.001）。

（2）检测原理　根据阿基米德定律，一定体积的物体（如比重秤的玻璃锤），在不同液体中所受的浮力与该液体的相对密度成正比。

在 20.0℃时，分别测量浮锤在水及样品中的浮力。由于浮锤所排开水的体积与所排开的样品体积相同，根据水的密度及浮锤在水与样品中的浮力即可计算出样品的密度。

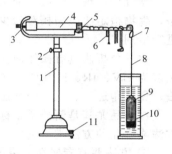

图 3-3　韦氏比重秤

1—支架；2—调节器；3—指针；
4—横梁；5—入口；6—游码；
7—小钩；8—细铂丝；9—玻
璃锤；10—玻璃圆筒；
11—调整螺钉

（3）检验方法

① 仪器的调整　将 20℃时相对密度为 1 的韦氏比重秤安放在操作台上，放松调节器螺丝，将托架升至适当高度后拧紧螺丝，横梁置于托架玛瑙刀座上，将等重游码挂在横梁右端的小钩上，调整水平调整螺丝，使指针与支架左上方另一指针对准即为平衡，将等重游码取下，换上玻璃锤，此时必须保持平衡（允许有±0.005g 的误差），否则应予校正。

② 用水校准　取洁净的玻璃圆筒将新沸过的冷水装至八分满，置 20℃（或各品种项下规定的温度）的水浴中，搅动玻璃圆筒内的水，调节温度至 20℃（或各品种项下规定的温度），将悬于秤端的玻璃锤浸入圆筒内的水中，秤臂右端悬挂游码于 1.0000 处，调节秤臂左端平衡用螺丝使平衡。

③ 供试品的测定　将玻璃圆筒内的水倾去，拭干，装入供试液至相同的高度，并用上述相同的方法调节温度后，再把拭干的玻璃锤沉入供试液中，调节秤臂上游码的数量与位置使平衡，读取数值至小数点后 4 位，即为供试品的相对密度。

（4）注意事项

① 韦氏比重秤应安装在固定平放的操作台上，避免受热、冷、气流及震动的影响。

② 玻璃圆筒应洁净，在装水及供试液时高度应一致，使玻璃锤沉入液面的深度前后一致。

③ 玻璃锤应全部浸入液体内。

除了以上方法外，还可以采用密度计法，由于密度计的质量是一定的，当密度计在被测液体中达到平衡状态时，它所排开的液体质量（体积乘以密度）等于密度计本身的质量，因此根据密度计浸入的深度即能读出被测液体的密度。液体药品也可以采用比重瓶法进行密度测定，在测定过程中，应把比重瓶置于 20.0℃±0.1℃ 水浴中，直到比重瓶的温度计达到 20.0℃。

1. 请分析并比较黏度测定的三个方法的优缺点。
2. 试分析影响旋光度检验的因素。

子项目二 鉴别检验

药品鉴别试验通常有以下特点：药品鉴别是已知药品的确证试验；药品鉴别是个项分析，它仅是系统试验的一部分；鉴别制剂时，需考虑赋形剂和其他有效成分之间的相互干扰；对某一药品须综合分析实验结果，方可做出判断。

据统计，现行药典二部鉴别项下采用的方法，应用最多的是化学法，其次是仪器分析法，生物检定法应用相对较少。但是在药典三部中则正好相反，生物制品的鉴别多选生物法进行鉴别。

化学分析法具有操作简便、快速、实验成本低的特点，故在鉴别中应用广泛；仪器分析法多为 UV、IR、HPLC、GC、PC 及荧光分析法等；生物法则多为亲和免疫法、免疫扩散法、免疫印迹法、免疫中和法、噬菌体特异性法等。

在药品尤其是新药质量标准制定中，可供鉴别试验的方法很多，对于研究品种选用哪些方法或哪几种方法进行鉴别，所应遵循的一般原则为：

① 方法要有专属性、灵敏性，并且易于推广；

② 对于一个药品，应尽量将化学法与仪器法相结合，每种药品一般选用 2～4 种方法进行鉴别试验，各方法相互补充；

③ 尽可能采用药典中收载的方法。

检验任务二 硫酸链霉素的鉴别检验

任务简介

硫酸链霉素为一种氨基糖苷类抗生素。链霉素对结核分枝杆菌有强大抗菌作用，对许多革兰阴性杆菌具抗菌作用；脑膜炎奈瑟菌和淋病奈瑟菌亦对本品敏感。用于兔热症、鼠疫、严重布氏杆菌病和鼻疽的治疗（常与四环素或氯霉素合用）。也用于结核病的二线治疗，多与其他抗结核药合用。

检验标准 （节选自 2010 年版《中国药典》二部）

[鉴别] ① 取本品约 0.5mg，加水 4ml 溶解后，加氢氧化钠试液 2.5ml 与 0.1%8-羟基喹啉的乙醇溶液 1ml，放冷至约 15℃，加次溴酸钠试液 3 滴，即显橙红色。

② 取本品约 20mg，加水 5ml 溶解后，加氢氧化钠试液 0.3ml，置水浴上加热 5min，加硫酸铁铵溶液 [取硫酸铁铵 0.1g，加 0.5mol/L 硫酸溶液 5ml 使溶解] 0.5ml，即显紫红色。

③ 本品的红外光吸收图谱应与对照的图谱（光谱集 491 图）一致。

④ 本品的水溶液显硫酸盐的鉴别反应（附录Ⅲ）。

仪器试剂

（1）仪器 红外分光光度计、恒温水浴锅、电子天平。

（2）试剂 氢氧化钠试液、0.1％8-羟基喹啉的乙醇溶液、次溴酸钠试液、硫酸铁铵溶液、0.5mol/L硫酸溶液、氯化钡试液、乙酸铅试液、乙酸铵试液、盐酸（或硝酸）。

检验操作

（1）称取本品约0.5mg，放置试管中，加水4ml，振摇使溶解，加入NaOH试液2.5ml、0.1％8-羟基喹啉的乙醇溶液1ml，放冷至约15℃，加次溴酸钠试液3滴。

（2）取本品约20mg，加水5ml溶解后，加氢氧化钠试液0.3ml，置水浴上加热5min，加硫酸铁铵溶液0.5ml。

（3）取本品，经105℃干燥至恒重，取约2mg与200mg纯KBr固体研细混合均匀后，置于适宜的器具中，用$5\times10^7\sim10\times10^7$Pa压力压制成透明的薄片，置于红外光谱仪中，得到红外吸收光谱图。

（4）取本品约100mg，加水20ml溶解后，进行硫酸盐鉴别试验，具体如下。

① 取供试品溶液5ml，加氯化钡试液，即生成白色沉淀；分离，沉淀在盐酸或硝酸中均不溶解。

② 取供试品溶液5ml，加乙酸铅试液，即生成白色沉淀；分离，沉淀在乙酸铵试液或氢氧化钠试液中溶解。

③ 取供试品溶液，加盐酸，不生成白色沉淀。

结果判定

鉴别每个项目的检验结果与检验标准一致，则判定为符合规定，反之则判定为不符合规定。

检验分析

由上可知，在链霉素的鉴别试验中，共选择4个试验，其中3个为化学方法，1个为仪器法。化学方法都是根据药品的化学结构、理化性质来选择相应的方法，鉴别中所选择的3个方法分别针对硫酸链霉素的三个不同的化学结构，根据其化学结构不同而显现的理化性质不同而设计。

鉴别①是专门针对链霉胍的反应，称为坂口反应，其反应原理为链霉胍的胍基在碱性次溴酸钠溶液中与α-萘酚反应生成橙红色。

鉴别②反应针对的是链霉素结构中的链霉糖结构基团，该反应称为麦芽酚反应，其反应原理是麦芽酚为α-甲基-β-羟基-γ-吡喃酮，是链霉素在碱性溶液中，链霉糖经分子重排、环扩大形成六元环，然后消除N-甲基葡萄糖胺，再消除链霉胍所生成。麦芽酚可与铁离子在微酸性溶液中形成紫红色配合物。此反应为链霉素的特有反应，因此被中国、日本、美国、英国等国家药典采用。

鉴别④则是针对硫酸基团的一个反应，其反应原理是根据硫酸根离子与钡盐的反应。

再看仪器法，鉴别③中所选择的方法是红外光谱法，红外光谱法又称"红外分光光度分析法"，简称"IR"，是分子吸收光谱的一种。

综上所述，硫酸链霉素鉴别反应在选择组成上属于典型化学法加仪器法的规律，其中化学反应方法选择必须以药物具有清晰的化学结构、化学基团稳定、化学性质明确为基础，且首选是专属于某个特殊基团的反应，然后再选择一种某类基团的反应。

一、鉴别试验类别

药品本身所具备的分子结构、理化性质以及生理活性是鉴别试验的基础，一般鉴别反应是依据某一类药品的化学结构或理化性质的特征，通过化学反应来鉴别药品的真伪，以区别不同类别的药品。专属鉴别实验是确证某一药物的依据，是在一般鉴别试验的基础上，利用各种药品的化学结构的差异来鉴别药品，以区别同类药品或具有相同化学结构部分的各个药品单体，达到最终确证药品真伪的目的。

（一）一般鉴别试验

一般鉴别试验对无机药品主要是做阴阳离子的鉴别；对有机药品主要是做其典型官能团的鉴别。因此，一般鉴别试验只能证实是某一类药品，而不能证实是哪一种药品，是通过化学反应试验来证明药品中含有某一离子或基团，而不是对未知物进行定性分析。

选入一般鉴别试验的原则：再现性好、灵敏度高、操作简便快速。

一般鉴别试验是供部分药品鉴别的依据，是各药品鉴别项下的组成部分，应结合其他鉴别试验和性状项下的描述，才能证实供试品的真实性。通常一般鉴别试验仅供确认药品质量标准中单一的化学药物，若为数种化学药品的混合物或有干扰物存在时，除另有规定外，一般是不适用的。

▎**【案例 3-3】 盐酸四环素的鉴别反应**

本品的水溶液显氯化物的鉴别反应。

① 取供试品溶液，加硝酸使成酸性后，加硝酸银试液，即生成白色凝乳状沉淀；分离，沉淀加氨试液即溶解，再加硝酸，沉淀复生成。如供试品为生物碱或其他有机碱的盐酸盐，须先加氨试液使成碱性，将析出的沉淀滤过除去，取滤液进行试验。

② 取供试品少量，置试管中，加等量的二氧化锰，混匀，加硫酸湿润，缓缓加热，即发生氯气，能使湿润的碘化钾淀粉试纸显蓝色。

▎**【案例 3-4】 三磷酸腺苷二钠的鉴别反应**

本品的水溶液显钠盐的鉴别。

取铂丝，用盐酸湿润后，蘸取供试品，在无色火焰中燃烧，火焰即显鲜黄色。

由上可知，某一鉴别实验只能体现药品的某一特性，但不足以确证其化学结构，绝不能将某一鉴别实验作为判断的唯一根据，应联系其他有关项目全面考察一种药品，避免得出错误的结论。

>>>>> **知识链接** >>

一般鉴别试验包括（2010 年版《中国药典》二部附录Ⅲ）：

水杨酸盐、丙二酰脲类、有机氟化物、亚硫酸盐或亚硫酸氢盐、亚锡盐、汞盐、亚汞盐、芳香第一胺类、苯甲酸盐、乳酸盐、枸橼酸盐、钙盐、钠盐、钡盐、酒石酸盐、铋盐、钾盐、亚铁盐、铁盐、铵盐、银盐、铜盐、锂盐、硫酸盐、硝酸盐、锌盐、锑盐、铝盐、氯化物、溴化物、碘化物、硼酸盐、碳酸盐与碳酸氢盐、镁盐、乙酸盐、磷酸盐

>>

（二）专属性鉴别反应

药物的专属鉴别试验是证实某一种药物的依据，它是根据每一种药物化学结构的差异及其所引起的物理化学特性不同，选用某些特有的灵敏的定性反应，来鉴别药物的真伪。对无机药品是根据阴、阳离子的特殊反应进行鉴别，对有机药品则大都采用官能团反应。

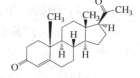

黄体酮结构式

例如甾体激素类药品含有环戊烷并多氢菲母核，主要的结构差别在 A 环和 D 环的取代基不同，可利用这些结构特征进行鉴别确认。如黄体酮与亚硝基铁氰化钠试液在一定反应条件下显蓝紫色，其他常用甾体激素均不显蓝紫色，而呈现淡橙色或不显色，其原因主要是结构上的差异，具体表现为孕激素类 C17 位上的甲酮基，而其他类药物则没有。

从鉴别方法本质来看，专属性鉴别试验可以分为化学鉴别法、仪器分析法和生物鉴别法三大类。

1. 化学鉴别法

化学鉴别法是专属性鉴别的一个主要方法，利用的是药物本身具备的官能团和一些试剂反应后产生肉眼可观察的反应现象，如在适当条件下产生沉淀、气体或特殊颜色等。必须具有反应迅速、再现性好、灵敏度高，以及操作简便、现象明显等特点才有实用价值，至于反应是否完全则不注重。包括测定生成物的熔点，在适当条件下产生颜色、荧光，发生沉淀反应或产生气体。

（1）呈色反应鉴别法　系指供试品溶液中加入适当的试剂溶液，在一定条件下进行反应，生成易于观测的有色产物。在鉴别试验中最为常用的反应类型如下。

① 三氯化铁呈色反应　分子结构中有酚羟基的药物，可与 Fe^{3+} 发生配位反应，生成有颜色的产物，可用于鉴别。具有此反应的药品，一般都含有酚羟基或水解后产生酚羟基。

【案例 3-5】头孢羟氨苄鉴别

取本品适量，加水适量，超声使溶解并稀释成每 1 毫升约含 12.5mg 的溶液，取溶液 1ml，加三氯化铁试液 3 滴，即显棕黄色。

② 羟肟酸铁反应　具有此反应的药品，一般多为芳酸及其酯类、酰胺类，如磺苄西林水解后可与盐酸羟胺生成异羟肟酸盐，在弱酸性条件下加三氯化铁试液即呈紫色的羟肟酸铁。

【案例 3-6】磺苄西林钠鉴别

取本品约 20mg，加水 15ml 溶解后，加盐酸羟胺试液与氢氧化钠试液各 2ml，放置 5min，加盐酸溶液（9→100ml）3ml 与三氯化铁试液 1ml，随机振摇，即显赤褐色。

【案例 3-7】头孢哌酮鉴别

取本品约 10mg，加水 2ml 与盐酸羟胺溶液〔取 34.8% 盐酸羟胺溶液 1 份，乙酸钠-氢氧化钠溶液（去乙酸钠 10.3g 与氢氧化钠 86.5g，加水溶解使成 1000ml）1 份，乙醇 4 份，混匀〕3ml，振摇溶解后，放置 5min，加酸性硫酸铁铵试液 1ml，摇匀，显红棕色。

③ 茚三酮呈色反应　一般在其化学结构中含有脂肪伯胺基团的药品能与茚三酮反应呈色。蛋白质类药物、氨基酸类药物、氨基糖苷类抗生素以及其他结构中具有伯胺基团的药物均具有此反应。

【案例 3-8】硫酸庆大霉素鉴别

取本品约 5mg，加水溶解后，溶液加 0.1% 茚三酮的水饱和正丁醇溶液与吡啶，在水浴中加热即呈紫蓝色。

【案例 3-9】硫酸小诺霉素鉴别

取本品约 5mg，加水溶解后，加 0.1% 茚三酮的水饱和正丁醇溶液 1ml 与吡啶 0.5ml，在水浴中加热 5min，即显紫蓝色。

④ 莫利西反应　多糖在硫酸或浓盐酸作用下水解和脱水，生成具有呋喃结构化合物（己糖生成 5-羟甲基糠醛），主要是糠醛及其衍生物，与 α-萘酚作用形成紫红色复合物，在糖液和浓硫酸的液面间形成紫环，因此又称紫环反应。此方法是鉴定还原性糖类最常用的呈色反应。α-萘酚也可用麝香草酚、蒽酮或其他的苯酚化合物代替，麝香草酚溶液比较稳定，其灵敏度与 α-萘酚一样。凡水解后能产生还原性糖类的药物均可选择此反应进行鉴别。

⑤ 重氮偶合显色反应　分子结构中具有芳伯胺基或潜在的芳伯胺基的芳酸或芳胺类药物，加酸水解后产生芳伯胺基结构基团，在酸性溶液中，与亚硝酸钠溶液进行重氮化反应，生成的重氮盐可与碱性萘酚偶合生成橙红色，这是芳香胺第一反应。

⑥ 双缩脲反应　在强碱性溶液中，双缩脲（$H_2NOC—NH—CONH_2$）能与稀硫酸铜溶液（Cu^{2+}）作用发生颜色反应，形成紫红色络合物，称为双缩脲反应。具有两个或两个以上酰胺键（—CO—NH—）的化合物皆有双缩脲反应，除此之外，具有—$CONH_2$、—CH_2—、—NH_2—、—CS—CS—NH_2 等基团的化合物也可以发生类似反应。

⑦ 强酸呈色反应　有些药物能跟强酸反应呈色，比如四环类抗生素、甾体类激素等，能跟硫酸、盐酸、磷酸、高氯酸等反应呈色，其中以硫酸呈色反应应用较多，不同的药物能呈现不同的颜色而加以鉴别区分。

【案例 3-10】盐酸四环素的鉴别

取本品约 5mg，加硫酸 2ml 使溶解，放置 5min 即显橙色；将此液倒入 10ml 水中，溶液即变成黄色，渐渐变为蓝绿色。

综上所述，能够发生呈色反应的化学反应很多，不能一一列举，特征性结构基团是化学基础，当碰上一个结构清晰的药物时，则可根据其化学结构的特性，分析适合该结构的鉴别方法，力求反应简单，现象明显，重复性好，专属性强。

（2）沉淀反应鉴别法　系指供试品溶液中加入适当的试剂溶液，在一定条件下进行反应，生成不同颜色的沉淀，有的具有特殊的沉淀性状。常用的沉淀反应如下。

① 与重金属离子的沉淀反应　在一定条件下，药品和重金属离子反应，生成不同形式的沉淀。如维生素 C 取适量置试管中加水溶解，加硝酸银试液，即产生黑色银沉淀；加碱性酒石酸铜试液，即产生氧化亚铜的砖红色沉淀。葡萄糖酸亚铁水溶液，加铁氰化钾试液，生成暗蓝色沉淀。维生素 C 理化性质活泼，还原性强，能跟多种氧化剂发生氧化还原反应，《中国药典》2010 年版二部收载了与硝酸银试剂的反应。

【案例 3-11】维生素 C 的鉴别反应

取本品 0.2g，加水 10ml 溶解后，分成两等份，在一份中加硝酸银试液 0.5ml，即生成银的黑色沉淀。

② 与生物碱沉淀剂的沉淀反应　生物碱或生物碱的盐类水溶液，能与一些试剂生成不溶性沉淀，这种试剂称为生物碱沉淀剂。此种沉淀反应可用以鉴定或分离生物碱。

常用的生物碱沉淀剂有：碘化汞钾试剂，与生物碱作用多生成黄色沉淀；碘化铋钾试剂，与生物碱作用多生成黄褐色沉淀；碘试液、鞣酸试剂、苦味酸试剂分别与生物碱作用，多生成棕色、白色、黄色沉淀。生物碱沉淀的反应一般在稀酸水溶液中进行。

（3）荧光反应鉴别方法　可发生荧光反应的药品主要有两种情况，一种是药品本身可在可见光下发射荧光。如维生素 B₂ 水溶液在透射光下有强烈的黄绿色荧光，马来酸麦角新碱的水溶液显蓝色荧光。而甾体类及四环素类药物在硫酸酸性条件下，均可在可见光下发射荧光。

另外一种就是药品在发生一定的化学反应以后，可发射出荧光，可以分为三种情况：①药物溶液加硫酸使呈酸性后，在可见光下发射荧光；②药物和溴反应后，在可见光下发射荧光；③药物与间苯二酚反应后，发射荧光。

【案例 3-12】维生素 B_2 的鉴别

取本品约 1mg，加水 100ml 溶解后，溶液在透射光下显淡黄绿色荧光；分成两份，一份中加无机酸或碱溶液，荧光即消失；另一份中加连二亚硫酸钠结晶少许，摇匀后，黄色即消退，荧光亦消失。

【案例 3-13】甲睾酮的鉴别

取本品 5mg，加硫酸-乙醇（2∶1）1ml 使溶解，即显黄色并带有黄绿色荧光。

（4）气体生成反应鉴别法

① 胺类药品。大多数的胺类药品、酰脲类药品以及某些酰胺类药品，经强碱处理后，加热，产生氨气。如天冬酰胺加 10% 氢氧化钠溶液微热至沸，产生的蒸气能使湿润的红色石蕊试纸变蓝色，并有氨臭。

② 含硫药品。化学结构中含硫的药品，直接加热或经强碱处理后加热，可产生硫化氢或二氧化硫气体。如升华硫经燃烧时火焰为蓝色，并有二氧化硫的刺激性臭气产生。

③ 含碘有机药品。含碘有机药品经直火加热，可生成紫色碘蒸气。如泛影酸小火加热，即分解产生紫色的碘蒸气。

④ 含乙酸酯和乙酰胺类药物，经硫酸水解后，加乙醇产生乙酸乙酯的气味。

2. 仪器分析法

（1）光谱法

① 红外吸收光谱法　红外光谱是物质振动-转动能级跃迁所产生的光谱，分子中每个基团一般都有相应的吸收峰，故专属性强，是鉴别单一组分、结构明确的原料药的首选方法（图 3-4）。

当一束具有连续波长的红外光通过物质，物质分子中某个基团的振动频率或转动频率和红外光的频率一样时，分子就吸收能量由原来的基态振（转）动能级跃迁到能量较高的振（转）动能级，分子吸收红外辐射后发生振动和转动能级的跃迁，该处波长的光就被物质吸收。所以，红外光谱法实质上是一种根据分子内部原子间的相对振动和分子转动等信息来确定物质分子结构和鉴别化合物的分析方法。

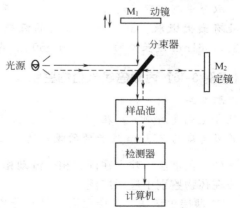

图 3-4　傅里叶变换红外光谱原理

样品受到红外光照射时，分子吸收其中一些频率的辐射，发生振动-转动能级的跃迁，分子的偶极矩发生变化，相应于这些区域的透射光强减弱，记录百分透过率 $T\%$ 对波数或波长的曲线，即得红外光谱。

红外吸收带的波数位置、波峰的数目以及吸收谱带的强度反映了分子结构上的特点，可以用来鉴定未知物的结构组成或确定其化学基团。

红外光谱具有鲜明的特征性，其谱带的数目、位置、形状和强度都随化合物不同而各不相同，分析专属性强，特征性强，准确度高，气体、液体、固体样品都可测定，并具有用量少、分析速度快、不破坏样品的特点。因此，红外光谱法是定性鉴定和结构分析的有力工具，通常被称为药物的指纹鉴定法。

主要用于组分单一、结构明确的原料药，特别是药物化学结构比较复杂、相互之间差异较小、用颜色反应或沉淀反应等其他方法不足以相互区分时，可采用红外光谱法辅助鉴别。国内外药典都广泛使用红外光谱法鉴别药物的真伪，鉴别品种呈不断增多的趋势，所起作用日益扩大。

虽然红外光谱法的专属性强，但绘制红外吸收光谱时受外界条件影响较大，图谱容易发生变异，为了确保鉴别结果准确无误，《中国药典》（2010 年版）不单独使用本法，一般与其他鉴别方法联合使用。

② 紫外-可见分光光度法　紫外-可见分光光度法的基本原理是溶液中的物质在光的照射激发下，产生了对光的吸收效应。物质对光的吸收是具有选择性的，各种不同的物质都具有其各自的吸收光谱，因此当某单色光通过溶液时，其能量就会被吸收而减弱，光能量减弱的程度和物质的浓度有一定的比例关系，也即符合比色原理——比尔定律。

在药物鉴别方面，主要通过核对光谱的特征参数，如：λ_{max}、λ_{min}、$\lambda_{max}/\lambda_{min}$ 及 $E_{1cm}^{1\%}$ 等来实现。

③ 荧光吸收光谱　荧光现象是物质的属性之一，故可用于药物的鉴别。同紫外-可见分光光度法相比，荧光分析法具有灵敏度高、选择性强、所需试样量少等特点，但该法干扰因素较多，实验条件严格，因此应用不够广泛。

【案例 3-14】 丙酸交沙霉素鉴别

本品的红外光谱图应与对照的图谱（光谱集 1115 图）一致（图 3-5）。

【案例 3-15】 维生素 B_{12} 的鉴别

取含量测定项下的溶液，照紫外-可见分光光度法测定，在 278nm、361nm 与 550nm 波长处有最大吸收。361nm 波长处的吸光度与 278nm 波长处的吸光度的比值应为 1.70～1.88。361nm 波长处的吸光度与 550nm 波长处的吸光度的比值应为 3.15～3.45。

【案例 3-16】 丙酸倍氯米松的鉴别

取本品，精密称定，加乙醇溶解并定量稀释制成每 1 毫升中约含 $20\mu g$ 的溶液，照紫外-可见分光光度法测定，在 239nm 的波长处有最大吸收，吸光度为 0.57～0.60；239nm 波长处的吸光度与 263nm 波长处的吸光度的比值应为 2.25～2.45。

（2）色谱法　建立在固定相、流动相和被分离物质三者之间相互作用基础上的色谱分析方法在药物鉴别中应用广泛。

① 薄层色谱法　薄层色谱法具有分离能力强、操作方便、仪器简单等特点。薄层色谱法用于药物的鉴别依据为定性参数比移值 R_f，即在同样的薄层色谱条件下（固定相和流动

中文名：丙酸交沙霉素

英文名：Josamycin Propionate

分子式：$C_{42}H_{59}NO_{15} \cdot C_3H_6O_2$

试样制备：KBr 压片法

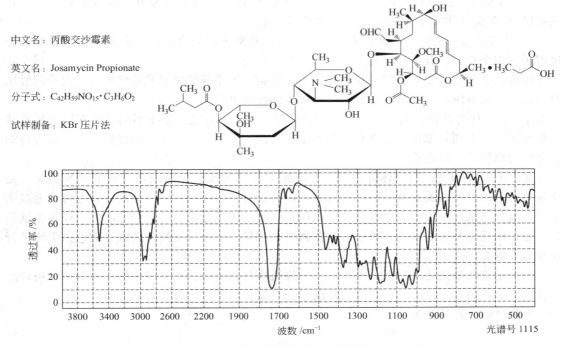

图 3-5　丙酸交沙霉素红外光谱图

相不变），同一种物质其色谱行为一致，即比移值 R_f 不变；而不同结构的物质色谱行为不同，即比移值 R_f 不同。

【案例 3-17】甲砜霉素的鉴别

取本品与甲砜霉素对照品，分别加甲醇溶解并稀释成每 1 毫升中约含 10mg 的溶液，照薄层色谱法（附录Ⅴ B）试验，吸取上述两种溶液各 5μl，分别点于同一硅胶 GF254 薄层板上，以乙酸乙酯-甲醇（97：13）为展开剂，展开，晾干，置紫外线灯（254nm）下检视，供试品溶液所显主斑点的颜色和位置应与对照品溶液的主斑点的颜色和位置相同。

② 高效液相色谱法　　高效液相色谱法（HPLC 法）被越来越多地应用于药物的鉴别。其定性参数为保留时间值 T_R，即在供试品含量测定项下的色谱条件下，要求供试品与对照品色谱峰的保留时间一致。一般采用对照品比较法。

高效液相色谱法进行鉴别具有精确、微量、快速等特点，还可以把含量测定和鉴别检验同时进行，减少检验内容，同时减少操作误差。在现行版药典中，采用 HPLC 法进行鉴别的药品非常多，有些药品甚至只采用 HPLC 法和红外光谱法进行鉴别，不再采用化学法和生物法。

a. 高效液相色谱仪的组成

ⅰ. 色谱柱：反相色谱系统使用非极性填充剂，常用的色谱柱填充剂为化学键合硅胶，以十八烷基硅烷键合硅胶最为常用，辛基硅烷键合硅胶和其他类型的硅烷键合硅胶（如氰基键合硅烷和氨基键合硅烷等）也有使用。正相色谱系统使用极性填充剂，常用的填充剂有硅胶等。离子交换色谱系统使用离子交换填充剂；分子排阻色谱系统使用凝胶或高分子多孔微球等填充剂；对映异构体的分离通常使用手性填充剂。

ⅱ. 检测器：最常用的检测器为紫外检测器，包括二极管阵列检测器，其他常见的检测器有荧光检测器、蒸发光散射检测器、示差折光检测器、电化学检测器和质谱检测器等。

ⅲ．流动相：反相色谱系统的流动相首选甲醇-水系统（采用紫外末端波长检测时，首选乙腈-水系统），如经试用不适合时，再选用其他溶剂系统。

b．系统适用性试验　色谱系统的适用性试验通常包括理论板数、分离度、重复性和拖尾因子等四个指标。其中，分离度和重复性尤为重要。

按各品种项下要求对色谱系统进行适用性试验，即用规定的对照品溶液或系统适用性试验溶液对色谱系统进行试验，必要时，可对色谱系统进行适当调整，以符合要求。

ⅰ．色谱柱的理论板数（n）：用于评价色谱柱的分离效能。由于不同物质在同一色谱柱上的色谱行为不同，采用理论板数作为衡量柱效能的指标时，应指明测定物质，一般为待测组分或内标物质的理论板数。

ⅱ．分离度（R）：用于评价待测组分与相邻共存物或难分离物质之间的分离程度，是衡量色谱系统效能的关键指标。可以通过测定待测物质与已知杂质的分离度，也可以通过测定待测组分与某一添加的指标性成分（内标物质或其他难分离物质）的分离度，或将供试品或对照品用适当的方法降解，通过测定待测组分与某一降解产物的分离度，对色谱系统进行评价与控制。

无论是定性鉴别还是定量分析，均要求待测峰与其他峰、内标峰或特定的杂质对照峰之间有较好的分离度。除另有规定外，待测组分与相邻共存物之间的分离度应大于1.5。

分离度的计算公式为：

$$R=\frac{2(t_{R2}-t_{R1})}{W_1+W_2} \text{ 或 } R=\frac{2(t_{R2}-t_{R1})}{1.70(W_{1,h/2}+W_{2,h/2})}$$

式中，t_{R2}为相邻两峰中后一峰的保留时间；t_{R1}为相邻两峰中前一峰的保留时间；W_1、W_2及$W_{1,h/2}$、$W_{2,h/2}$分别为此相邻两峰的峰宽及半高峰宽（如图3-6）。

当对测定结果有异议时，理论板数（n）和分离度（R）均以峰宽（W）计算结果为准。

ⅲ．重复性：用于评价连续进样后，色谱系统响应值的重复性能。采用外标法时，通常取各品种项下的对照品溶液，连续进样5次，除另有规定外，其峰面积测量值的相对标准偏差应不大于2.0%；采用内标法时，通常配制相当于80%、100%和120%的对照品溶液，加入规定量的内标溶液，配成3种不同浓度的溶液，分别至少进样2次，计算平均校正因子，其相对标准偏差应不大于2.0%。

ⅳ．拖尾因子（T）：用于评价色谱峰的对称性。为保证分离效果和测量精度，应检查待测峰的拖尾因子是否符合各品种项下的规定。拖尾因子计算公式为：

$$T=W_{0.05h}/(2d_1)$$

式中，$W_{0.05h}$为5%峰高处的峰宽；d_1为峰顶点至峰前沿之间的距离（图3-7）。

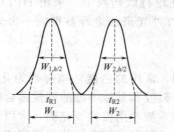

图3-6　分离度与峰宽示意图

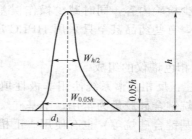

图3-7　HPLC拖尾因子计算图

除另有规定外，峰高法定量时T应在0.95～1.05之间。峰面积法测定时，若拖尾严重，将影响峰面积的准确测量。必要时，应在各品种项下对拖尾因子做出规定。

【案例 3-18】生长抑素的鉴别

在含量测定项下记录的色谱图中，供试品溶液主峰的保留时间应与对照品溶液主峰的保留时间一致。

除以上两种色谱法外，还可以选用气相色谱法进行药品的鉴别试验，气相色谱的选用范围相对比较小，其基本机理类似于液相色谱。

3. 生物鉴别法

（1）动物反应法　生物制品特别是疫苗类药物，进行定性分析的方法很多，但是最有效且直观的，即是产生该类疫苗的抗体，常被选作第一种推荐方法。

【案例 3-19】吸附白喉破伤风疫苗的鉴别

白喉类毒素：疫苗注射动物应产生抗体（附录Ⅺ B）。

破伤风类毒素：疫苗注射动物应产生抗体（附录Ⅺ B）。

（2）体外免疫反应

① 免疫双扩散法　反应原理是抗原和相应抗体在琼脂糖凝胶中相互扩散，至适当比例抗原抗体呈特异性结合，形成一条沉淀线。本法操作简单，现象明显，适合于各种疫苗、抗毒素及血清制品的鉴别反应，2010 年版药典三部中大量采用此法进行鉴别试验。

【案例 3-20】多价气性坏疽抗毒素鉴别

① 采用免疫双扩散法（附录Ⅷ C）进行，供试品应与产气荚膜、水肿、败毒和溶组织 4 种梭菌毒素或类毒素产生特异性沉淀线。

② 免疫双扩散法　采用免疫双扩散法（附录Ⅷ C）进行，供试品仅与抗马的血清产生沉淀线。

【案例 3-21】静注人免疫球蛋白的鉴别——免疫双扩散法

依法测定（附录Ⅷ C），仅与抗人血清或血浆产生沉淀线，与抗马、抗牛、抗猪、抗羊血清或血浆不产生沉淀线。

② 免疫印迹法　这是一种特异蛋白质检测技术，它能将 SDS-PAGE 分离的蛋白质谱带通过转移电泳转移到硝酸纤维膜上，并用特异性抗体和酶标抗体进行检测。该法不仅特异性高，同时还保留了凝胶电泳的高分辨力。该法具有简便、快速等优点。其主要做法是蛋白质样品经 SDS-PAGE 电泳以后，用半干胶电转移仪对蛋白质进行转移，SDS-蛋白质复合物向正极移动，被硝酸纤维膜吸附。电转移之后取出硝酸纤维膜，硝酸纤维膜剩余的蛋白质结合位点，必须用非相关蛋白（如牛血清白蛋白或明胶）封闭，然后用相应抗体及酶标第二抗体等进行特异性结合，通过酶学反应显色，对供试品蛋白质的抗原特异性进行检查。

例如：注射用人重组干扰素 a_2b（假单胞菌）的鉴别（1）就选用免疫印迹法测定，要求结果应为阳性。

③ 免疫斑点法　本法系以供试品与特异性抗体结合后，抗体再与酶标抗体特异性结合，通过酶学反应显色，对供试品的抗原特异性进行检查。

④ ELISA 法　是利用抗原抗体特异性结合建立起来的一种特异性定量测定方法，目前已广泛应用于样品含量测定、临床疾病的诊断、样品中微量杂蛋白的检测。由于该方法具有灵敏度，常与免疫双扩散法共用于鉴别各种生物制品类药物。

⑤ 免疫电泳　免疫电泳法包括两个步骤，即先进行电泳，再进行琼脂扩散。先将供试

品在琼脂糖凝胶平板上进行电泳，供试品中的各蛋白质按不同的电泳迁移率分离成区带，然后沿电泳方向挖一条与之平行的抗体槽，加入与抗原相应的抗体液，已分离成区带的各抗原与相应的抗体进行双相免疫扩散，在两者比例合适处生成肉眼可见的沉淀弧。将沉淀弧的位置和形状与已知标准抗原、抗体生成的沉淀弧的位置和形状进行比较，即可分析供试品中所含成分及性质。

（3）中和反应　生物制品的中和反应既可发生在动物体内，如与体内抗体反应，免疫后产生硬结反应；也可以在体外，生物制品与相应的抗体产生凝集反应，如絮状试验（附录Ⅺ D）、中和指数法、玻片凝集反应、血清凝集反应等。

【案例 3-22】卡介菌纯蛋白衍生物鉴别

取经卡介菌致敏的豚鼠至少 4 只，皮内注射 0.2ml 本品，24h 后豚鼠的平均硬结反应直径（纵、横直径相加除以 2）应不小于 5mm。

【案例 3-23】　钩端螺旋体疫苗鉴别

采用血清凝集试验，按疫苗所含菌型抗原的抗血清与本试品做试管凝集试验，应产生特异性凝集。

【案例 3-24】乙型脑炎减毒活疫苗

将毒种做 10 倍系列稀释，取适宜稀释度分别与非同源性乙脑特异性免疫血清和乙脑阴性血清混合，于 37℃水浴 90min，接种地鼠肾单层细胞或 BHK21 细胞进行中和试验，观察 5~7 天，判定结果，中和指数应大于 1000。

二、鉴别试验的灵敏度

鉴别试验的灵敏度是指在一定条件下，在尽可能稀的溶液中检测出最少量的供试品，此反应对这一要求所能满足的程度，称为反应的灵敏度。如果鉴别试验的灵敏度愈高，则所需要的药品量就愈少。以最低的检出量（又称为检出限量 m）和最低的检出浓度（又称为界限浓度 C）来表示，两者可相互换算。

为了消除试剂和器皿可能带来的影响，应同时进行空白试验以供对照。空白试验即在与供试品条件完全相同的条件下，除不加供试品外，其他试剂同样加入，并且在加入时间和顺序上与供试品同步进行的试验。

需要指出的是，反应的灵敏度与分析方法、观察方式、反应条件、操作人员的技能等因素有关。

在药品分析工作中，通常可采取以下措施来提高反应的灵敏度：①降低沉淀的溶解度；②使反应产生的颜色易于识别；③改进观测方法。

课堂互动
1. 请讨论化学鉴别法、生物鉴别法与仪器鉴别法的优缺点。
2. 试比较免疫扩散法与免疫印迹法检验原理的异同。

小　结

1. 性状是药品检验的必检项目，通常使用目测、鼻嗅、品尝等检查药品的色泽和外表感观的规定、状态、晶型、色泽等。

2. 溶解度是药物在溶剂中的溶解性能。溶解的经验规则：相似相溶。

3. 吸收系数是指在给定波长、溶剂和温度等条件下，吸光物质在单位浓度、单位液层厚度时的吸光度。吸收系数的大小跟药品的纯度相关。

4. 熔点系指一种物质按照规定的方法测定由固相熔化成液相时的温度，是物质的一项物理常数。依法测定熔点，可以鉴别或检查药品的纯杂程度。常用熔点测定第一法。主要有以下几个影响因素：

① 物质的纯度影响熔点，杂质的存在可使熔点降低；

② 大气压力对熔点有影响；

③ 测定方法及操作技术对熔点有较大影响。

5. 比旋度（旋光度）。当平面偏振光通过含有某些光学活性的化合物液体或溶液时，能引起旋光现象，使偏振光的平面向左或向右旋转。旋转的度数，称为旋光度，用 α 表示。旋光性物质的旋光度不仅与其化学结构有关，而且还与偏振光的波长，旋光物质的温度、种类、溶液浓度及液层厚度有关。

6. 黏度系指流体对流动的阻抗能力，是液体流动时内摩擦力的量度，其大小由分子结构及分子之间的作用力决定，作用力大的液体黏度也大。黏度与液体的温度有关。

黏度的度量方法分为：绝对黏度和相对黏度。绝对黏度包括动力黏度和运动黏度；相对黏度常用特性黏度来表示。

常用检验方法：平氏黏度计测定运动黏度；旋转黏度计测定动力黏度。

7. 相对密度系指在相同的温度、压力条件下，某物质的密度与参考物质（水）的密度之比。通常用 $d_t^{t'}$ 来表示，除另有规定外，均指 20℃时的比值，即 d_{20}^{20}。

8. 药品的鉴别试验是根据药品的组成、分子结构和理化性质，采用可靠的化学、物理学或生物学方法来判断药品的真伪。鉴别反应分一般鉴别反应和专属鉴别试验。

9. 从鉴别方法本质来看，专属性鉴别试验可以分为化学鉴别法、仪器分析法和生物鉴别法三大类。

（1）化学鉴别法

① 呈色反应法：三氯化铁呈色反应、羟肟酸铁反应、茚三酮呈色反应、莫利西反应、重氮偶合显色反应、双缩脲反应、强酸呈色反应。

② 沉淀反应法：重金属离子沉淀反应、生物碱沉淀反应。

③ 荧光反应法。

④ 气体生成法。

（2）仪器分析法　红外吸收光谱法；紫外-可见分光光度法；荧光吸收光谱；色谱法。

（3）生物鉴别法　①动物反应法；②体外免疫反应：免疫双扩散法，免疫印迹法，免疫斑点法，ELISA 法，免疫电泳法；③中和反应。

10. 鉴别试验的灵敏度。鉴别试验的灵敏度是指在一定条件下，在尽可能稀的溶液中检测出最少量的供试品，此反应对这一要求所能满足的程度，称为反应的灵敏度。如果鉴别试验的灵敏度愈高，则所需要的药品量就愈少。以最低的检出量（又称为检出限量 m）和最低的检出浓度（又称为界限浓度 C）来表示。

习　题

一、单项选择题

1. 黏度是指（　　）。

A. 流体的流速　　　　　　B. 流体流动的状态　　　　　C. 流体的流动惯性

D. 流体对变形的阻力　　　　　E. 流体对流动的阻抗能力

2. 用旋光度测定法检查药品杂质限量的方法如下：配制供试品溶液（50mg/ml），按规定方法测定其旋光度，不得超过−0.40°，试计算该杂质的限量为（已知该杂质的比旋度为−32.5°）（　　）。

A. 24.6%　　　　　　　　B. 12.3%　　　　　　　　C. 49.2%

D. 6.1%　　　　　　　　E. 3.0%

3. 左旋糖酐20氯化钠注射液采用旋光度测定法的方法如下：精密量取本品10ml，置25ml量瓶中，加水稀释至刻度，摇匀，按规定方法测得旋光度为+19.5°。已知右旋糖酐20的比旋度为195°，其注射液中右旋糖酐20的含量是（　　）。

A. 5.0%　　　　　　　　B. 25.0%　　　　　　　C.15.0%

D. 20%　　　　　　　　E. 50.0%

4. 熔点是指一种物质照规定方法测定，在熔化时（　　）。

A. 初熔时的温度　　　　　　B. 全熔时的温度　　　　　C. 自初熔至全熔的一段温度

D. 自初熔至全熔的中间温度　　E. 被测物晶型转化时的温度

5.《中国药典》规定，熔点测定所用温度计（　　）。

A. 用分浸型温度计

B. 必须具有0.5℃刻度的温度计

C. 必须进行校正

D. 若为普通温度计，必须进行校正

E. 采用分浸型、具有0.5℃刻度的温度计，并预先用熔点测定用对照品校正

6. 比旋度是指（　　）。

A. 在一定条件下，偏振光透过长1dm，且含1g/ml旋光物质的溶液时的旋光度

B. 在一定条件下，偏振光透过长1cm，且含1g/ml旋光物质的溶液时的旋光度

C. 在一定条件下，偏振光透过长1dm，且含1%旋光物质的溶液时的旋光度

D. 在一定条件下，偏振光透过长1mm，且含1mg/ml旋光物质的溶液时的旋光度

E. 在一定条件下，偏振光透过长1dm，且含1mg/ml旋光物质的溶液时的旋光度

7.《中国药典》收载的熔点测定方法有几种？测定易粉碎固体药品的熔点应采用哪一法？（　　）

A. 2种，第一法　　　　　　B. 4种，第二法　　　　　C. 3种，第一法

D. 4种，第一法　　　　　　E. 3种，第二法

8. 称取葡萄糖10.00g，加水溶解并稀释至100.0ml，于20℃用2dm测定管，测得溶液的旋光度为+10.5°，其比旋度为（　　）。

A. 52.5°　　　　　　　　B. −26.2°　　　　　　　C. −52.7°

D. +52.5°　　　　　　　E. +105°

9. 溶出度检查时，规定的介质温度应为（　　）。

A. 37℃±0.5℃　　　　　　　　　　　　B. 37℃±1.0℃

C. 37℃±2.0℃　　　　　　　　　　　　D. 37℃±5.0℃

10. 动力黏度（η）以（　　）为单位。

A. mm^2/s　　　　　　　　　　　　B. cd·sr

C. Pa·s　　　　　　　　　　　　　　D. Pa

11. 某药物的摩尔吸收系数（ε）很大，则表示（　　）。

A. 光通过该物质溶液的光程长

B. 该物质溶液的浓度很大

C. 该物质对某波长的光吸收能力很强

D. 该物质对某波长的光透光率很高

12. 相对密度系指在相同的（　　）条件下，某物质的密度与水的密度之比。

A. 温度、压强　　　　　　　　　　　　B. 相对湿度、压力

C. 温度、压力　　　　　　　　　　　　D. 相对湿度、压强

13. 与"溶质1g（ml）能在溶剂30～100ml中溶解"相对应的药品的近似溶解度是（　　）。

A. 微溶
B. 略溶
C. 极微溶解
D. 溶解

14.（　　　）系指溶质 1g（ml）能在溶剂 10～不到 30ml 中溶解。

A. 易溶
B. 溶解
C. 略溶
D. 微溶

15. 药品的近似溶解度中指溶质 1g（ml）能在溶剂 100～不到 1000ml 中溶解的是（　　　）。

A. 易溶
B. 溶解
C. 略溶
D. 微溶

二、填空题

1. 从鉴别方法本质来看，专属性鉴别试验可以分为_____、_____、_____三大类。

2. 黏度的度量方法分为_____和_____。

3. 熔点系指一种物质按照规定的方法测定_____温度，是物质的一项物理常数。

4. 红外光谱是_____所产生的光谱，分子中每个基团一般都有相应的吸收峰，故专属性强，是鉴别单一组分、结构明确的原料药的首选方法。

5. 色谱系统的适用性试验通常包括_____、_____、_____、_____等四个指标。

三、问答题

1. 吸收系数测定注意事项是什么？

2. 简述相对密度测定法中比重瓶法的操作要点？

项目四

生物药物纯度检测

■【知识目标】
◆ 掌握药物的杂质限量计算公式；
◆ 掌握重金属、砷盐等一般杂质的检查方法与原理；
◆ 掌握细菌内毒素、热原、无菌等安全性杂质检查项目的检验方法与原理；
◆ 熟悉酸碱度、炽灼残渣、水分等杂质项目的检查；
◆ 熟悉异常毒性、特殊性毒性、降压物质、微生物限度等检查项目的方法与原理；
◆ 了解生物药物杂质的来源；
◆ 了解生物药物特殊性杂质的检查。

■【能力目标】
◆ 能独立完成重金属、砷盐、pH值等检查；
◆ 能独立操作细菌内毒素、无菌、热原等检查；
◆ 能辅助完成降压物质、特殊性杂质等检查。

药物的纯度是指药物的纯净程度，是药物质量优劣的综合指标，药物中的杂质是影响药物纯度的主要方面，因此，药物的杂质检查常称为药物的纯度检查。

药物的杂质是指药物中存在的无治疗作用或影响药物的稳定性和疗效，甚至对人体健康有害的物质。

药物的杂质主要有两个来源：一是药物的生产过程中引入；二是药物的贮藏过程中引入。生产过程中引入的主要有三类：一是原料、反应中间体及副产物；二是试剂、溶剂及催化剂类，在药物生产过程中，常需用到试剂、溶剂，因此《中国药典》中规定必须检查药物在生产过程中引入的有害溶剂，如苯、三氯甲烷、吡啶、甲苯及环氧乙烷等的残留量；三是生产中所用金属器皿、装置以及其他不耐酸碱的金属工具所带来的金属杂质，如铅、铁、铜、锌等金属杂质。

药物因保管不善或贮藏时间过长，在外界条件如温度、湿度、日光、空气等的影响下，或在微生物作用下，可能发生水解、氧化、分解、异构化、晶型转变、聚合、潮解或霉变等反应，使药物中产生杂质。

由于药物中的杂质，有的能危害身体健康，有的影响药物的疗效和稳定性，能使疗效减低甚至失效，有的虽无害但影响药品质量或反映出生产中存在的问题。因此，检查药物中存在的杂质，不仅是人们用药安全、有效的保证，而且也可用于监控生产工艺是否正常，以保证和提高药品质量，因此必须严格控制。

药品中杂质根据分类依据的不同，有多种不同的分法，按化学类别和特性，可分为无机杂质、有机杂质及有机挥发性杂质；按其来源，可分为有关物质（包括化学反应的前体、中间体、副产物和降解产物等）、其他杂质和外来杂质等；按其毒性可分为毒性杂质和普通杂质等，普通杂质为存在无显著不良生物反应的杂质，而毒性杂质为具强烈不良生物反应的杂质；按照杂质产生的时间，可分为生产过程中产生的杂质和贮藏过程中的杂质，包括在贮藏过程中药物产生的无药理作用甚至有毒性的物质，也包括贮藏过程中引入的物质如水分等。

现行的药品质量标准中关于药品的杂质主要分为一般杂质、特殊杂质和安全性杂质。

1. 杂质限量及计算

单从杂质的不利影响考虑，杂质应越少越好，但是从药物成本来看，除去药物中的所有杂质会引起生产操作上的困难、提高成本，有些杂质在现有技术条件下还无法彻底去除，因此，只要不对人体产生有害影响、不影响疗效的发挥，同时又便于生产、贮藏，可以允许有一定量的杂质存在，一般不要求准确测量，只要求杂质的量在一定范围（限度）内，即杂质限量。

杂质限量是生物药物中杂质的最大允许量，系指该药品在按既定工艺进行生产和正常贮藏过程中可能含有或产生并需要控制的杂质，杂质限量通常用百分之几或百万分之几表示。杂质限量（L）的计算公式如下：

$$杂质限量 = \frac{允许杂质存在的最大量}{供试品量} \times 100\%$$

如果供试品（S）所含杂质的量由容量法测定，杂质限量（L）的计算公式为：

$$杂质限量 = \frac{标准溶液体积 \times 标准溶液浓度}{供试品量} \times 100\% \text{ 或 } L = \frac{V \times C}{S} \times 100\%$$

2. 杂质检查方法

各国药典杂质检查所采用的方法是：取一定量的与被检杂质相同的纯品或对照品（标准品）作对照，与一定量生物药物的供试液在相同条件下处理，比较反应后的结果（比色或比浊），从而确定所含杂质的量是否超过规定。

（1）对照法 对照法即上述的限量检查法，这是最主要的杂质检查方法，是指取一定量待检杂质的标准溶液与一定量供试品溶液在相同条件下处理后，比较反应结果，从而判断供试品中所含杂质是否超过限量。本法检查药物的杂质，须遵循平行操作原则。供试液与对照液应在完全相同的条件下反应，如加入的试剂、反应温度、放置的时间等均应相同。该法的检测结果，可判定药物所含杂质是否符合限量规定，一般不能测得杂质的准确含量。

各国药典主要采用本法检查药物的杂质。

本法的特点是需要对照品，不需要准确测定杂质的含量。

【案例 4-1】三磷酸腺苷二钠中氯化物的检查

取本品 0.10g，依法检查（附录Ⅷ A），与标准氯化钠溶液 5.0ml 制成的对照液比较，不得更浓（0.05%）。

【案例 4-2】门冬酰胺中硫酸盐的检查

取本品 2.0g，加水 25ml，加热溶解后，放冷，依法检查（附录Ⅷ B），与标准硫酸钾溶液 1.0ml 制成的对照液比较，不得更浓（0.005%）。

（2）灵敏度法 灵敏度法是指在供试品溶液中加入一定量的试剂，在一定反应条件下，不得有正反应出现，从而判断供试品中所含杂质是否符合限量规定。

本法的特点是不需要对照品，也不需要知道杂质的准确含量。

【案例4-3】头孢克肟的无菌检查

取本品，用适宜溶剂溶解后，转移至不少于500ml的0.9%无菌氯化钠溶液中，用薄膜过滤法处理后，依法检查（附录Ⅺ H），应符合规定。

（3）比较法 是指以一定方法测定杂质的含量或与含量相关的物理量，进行控制杂质限量的方法，如测得待检杂质的吸光度或旋光度等与规定的限量比较，不得更大等。

本法的特点是准确测定杂质的含量，不需要对照品。

【案例4-4】三磷酸腺苷二钠中水分的检查

取本品适量，精密称定，以乙二醇-无水甲醇（60：40）为溶剂，并使溶解完全，照水分测定法测定，含水分应为6.0%～12.0%。

【案例4-5】门冬酰胺溶液透光率检查

取本品0.4g，加水20ml溶解后，照紫外-可见分光光度法，在430nm波长处测得透光率，不得低于98.0%。

【案例4-6】左炔诺孕酮中乙炔基的检查

精密称取本品约0.1g，加四氢呋喃40ml使溶解，加5%硝酸银溶液10ml，照电位滴定法，用氢氧化钠滴定液（0.1mol/L）滴定。每1毫升氢氧化钠滴定液（0.1mol/L）相当于2.503mg的乙炔基，本品含乙炔基应为7.81%～8.18%。

子项目一 一般杂质检查

一般杂质是指在自然界中分布较广泛、在多种生物药物的生产和贮藏过程中容易引入的杂质，《中国药典》附录中规定了氯化物、硫酸盐、硫化物、铁盐、重金属、砷盐、酸碱度、溶液颜色、易炭化物、炽灼残渣、干燥失重、水分、可见异物等一般杂质检查的项目。

检验任务一 门冬氨酸的重金属杂质检查

任务简介

门冬氨酸又称天门冬氨酸，是氨基酸类药物，普遍存在于生物合成作用中，可作为K^+、Mg^{2+}的载体向心肌输送电解质，从而改善心肌收缩功能，同时降低氧消耗，在冠状动脉循环障碍缺氧时，对心肌有保护作用，降低血液中氮和二氧化碳的量，增强肝脏功能，消除疲劳。

重金属是指在实验条件下能与硫代乙酰胺或硫化钠作用显色的金属杂质，如银、铅、汞、铜、锡、铋、锑、砷、镍、钴、锌等。重金属的存在影响生物药物的稳定性和安全性。由于药品生产过程中遇到铅的机会较多，铅在人体内又易蓄积中毒，所以检查时常以铅为代表。

检验标准 （《中国药典》2010年版二部节选）

[检查] 重金属 取炽灼残渣项下遗留的残渣，依法检查（附录Ⅷ H第二法），含重金属不得过百万分之十。

检验仪器

（1）仪器 纳式比色管。

（2）试剂 乙酸盐缓冲液（pH3.5）、标准铅溶液、硫代乙酰胺试液。

检验操作

称取门冬氨酸 2.0g，置 25ml 纳氏比色管，加水 23ml 溶解后，加乙酸盐缓冲液（pH3.5）2ml，得供试溶液。取 25ml 纳氏比色管 2 支，加标准铅溶液 2ml，再加乙酸盐缓冲液（pH3.5）2ml，用水稀释成 25ml，得对照溶液；在供试管和对照管中分别加入硫代乙酰胺试液 2ml，摇匀，放置 2min，同置白纸上，自上向下透视，供试管中显示的颜色与对照管比较。

结果判定

纳式比色管同置白纸上，自上向下透视，供试管中显示的颜色与对照管比较不得更深。

检验分析

（1）本法标准铅溶液每 1 毫升相当于 $10\mu g$ Pb^{2+}，适宜的目视比色范围是 $10\sim20\mu g$ $Pb^{2+}/25ml$，相当于标准铅溶液 $1\sim2ml$，此时所显黄褐色最易观察，小于 $10\mu g$ 显色太浅，大于 $30\mu g$ 时显色太深。配制标准铅贮备溶液时加入硝酸防止水解。

（2）溶液的 pH 对于金属离子与硫化氢的呈色影响较大。当 pH3.0～3.5 时，硫化铅沉淀较完全。酸度增大，重金属离子与硫化氢呈色变浅，甚至不显色。

必需知识（一）

生物药物中的一般杂质检查项目有氯化物、硫酸盐、铁盐、重金属、砷盐、酸碱度、溶液颜色、易炭化物、炽灼残渣、干燥失重、水分、可见异物等。

一、氯化物检查法

在生物药物的生产中，极易引入氯化物。氯离子对人体无害，但通过控制氯离子，可以控制与其结合的一些阳离子以及同时生成的副产物，因此，氯化物作为指标性杂质常需要检查。

1. 检验原理

药物中微量的氯化物在硝酸酸性条件下与硝酸银反应，生成氯化银的胶体微粒而显白色混浊，与一定量的标准氯化钠溶液在相同条件下产生的氯化银混浊比较，判定供试品中氯化物是否符合限量规定。

$$Cl^- + Ag^+ \longrightarrow AgCl\downarrow（白色）$$

2. 检验操作

除另有规定外，取供试品，加水溶解使成 25ml，加稀硝酸 10ml，置 50ml 纳氏比色管中，加水使成约 40ml，摇匀得供试液；另取标准氯化钠溶液（每 1 毫升标准氯化钠溶液相当于 $10\mu g$ Cl^-）置 50ml 纳氏比色管中，加稀硝酸 10ml，加水使成约 40ml，摇匀即为对照液；于供试溶液及对照溶液中，分别加入硝酸银试液 1.0ml，用水稀释使成 50ml，摇匀，在暗处放置 5min，同置黑色背景，从比色管上方向下观察，比浊。

3. 注意事项

（1）药典规定的检查方法中标准氯化钠溶液每 1 毫升相当于 $10\mu g$ Cl^-，而以 50ml 中含

Cl⁻ 0.05～0.08mg（相当于标准氯化钠溶液 5.0～8.0ml）所显混浊梯度明显，便于比较。应以此计算供试品的取样量。

（2）氯化物检查宜在硝酸酸性溶液中进行，因加入硝酸可加速氯化银沉淀的生成，产生较好的乳浊并可避免弱酸银盐如碳酸银、磷酸银及氧化银沉淀的形成而干扰检查。以 50ml 中含稀硝酸 10ml 为宜。

（3）某些干扰测定（比浊）的因素可用下列方法消除。

① 供试品溶液不澄清时，用含硝酸的水洗净滤纸中的氯化物后进行过滤。

② 供试品溶液带有颜色，可按《中国药典》规定的内消色法处理，即先完全除去被测物，再加入标准溶液，使成对照液，这样就使供试液与对照液颜色相同；另一种为外消色法，即加入一种不干扰检查的试剂使供试液颜色消退，如检查高锰酸钾中的氯化物时，先加乙醇使高锰酸钾还原褪色。

③ 检查碘化物和溴化物中的氯化物时，由于 I⁻ 和 Br⁻ 也能与硝酸银生成沉淀，应分别采用加硝酸与 30％过氧化氢、加入氨试液与硝酸银试液的方法消除干扰。

（4）生物药物不溶于水时，可加水振摇使所含氯化物溶解，再滤除不溶物进行检查。

【案例 4-7】甘氨酸的氯化物检查

取本品 1.0g，依法检查（附录Ⅷ A），与标准氯化钠溶液 7.0ml 制成的对照液比较，不得更浓（0.007％）。

二、硫酸盐检查法

药物中微量存在的硫酸盐也是一种广泛存在的指标性杂质，是许多药物都需要进行检查的一项杂质。

1. 检验原理

生物药物中存在的微量硫酸盐在盐酸酸性条件下，与氯化钡反应，生成硫酸钡的白色混浊，与一定量标准硫酸钾溶液在相同条件下生成的硫酸钡混浊比较，判定供试品中硫酸盐是否符合限量规定。

$$SO_4^{2-} + Ba^{2+} \longrightarrow BaSO_4 \downarrow （白色）$$

2. 检验操作

除另有规定外，取供试品，加水溶解使成约 40ml，加稀盐酸 2ml，置 50ml 纳氏比色管中，摇匀得供试液；另取标准硫酸钾溶液（每 1 毫升标准硫酸钾溶液相当于 $100\mu g\ SO_4^{2-}$）加水使成约 40ml，加稀盐酸 2ml，置 50ml 纳氏比色管中，摇匀即为对照液；于供试溶液及对照溶液中，分别加入 25％氯化钡溶液 5ml，用水稀释使成 50ml，摇匀，放置 10min，同置黑色背景上，从比色管上方向下观察，比浊。

3. 注意事项

（1）本法适宜比浊的浓度范围为每 50 毫升中含 SO_4^{2-} 0.2～0.5mg（相当于标准硫酸钾溶液 2.0～5.0ml）；小于 0.05mg/50ml 时生成的硫酸钡混浊不明显；大于 1mg/50ml 时生成的硫酸钡混浊较大，无法区别，且重现性也不好。

（2）加入盐酸可防止碳酸钡或磷酸钡等沉淀的生成，如不澄明，可用含盐酸的水洗净滤纸中的硫酸盐后滤过。溶液的酸度也能影响硫酸钡的溶解度，以 50ml 中含稀盐酸 2ml，溶液的 pH 宜约为 1。

（3）供试液如有色，采用消色法处理。

（4）氯化钡溶液的浓度在 10％～25％范围内时生成的硫酸钡混浊度差异不大，《中国药典》附录采用 25％氯化钡溶液，呈现的混浊较稳定，使用时不必新制，经验证，放置 1 个月后，反应的效果无显著改变。

【案例 4-8】精氨酸的硫酸盐检查

取本品 1.0g，依法检查（附录Ⅷ B），与标准硫酸钾溶液 2.0ml 制成的对照液比较，不得更浓（0.02％）。

三、铁盐检查法

药物中含有的微量铁盐可能会加速药物的氧化与降解而促使药物变质，因此要控制铁盐的限量，常用硫氰酸盐法和巯基乙酸法。

1. 检验原理

铁盐在盐酸酸性溶液中与硫氰酸铵生成红色可溶性的硫氰酸铁配位离子，再与一定量标准铁溶液用同法处理后所显颜色进行比较（比色）。

$$Fe^{3+} + nSCN^- \xrightarrow{H^+} [Fe(SCN)_n]^{3-n} \quad n=1\sim6(红色)$$

2. 检验操作

除另有规定外，取供试品，加水溶解使成 25ml，移置于 50ml 纳氏比色管中，加稀盐酸 4ml 与过硫酸铵 50mg，加水稀释至约 35ml 后，加 30％硫氰酸铵溶液 3ml，再加水稀释成 50ml，摇匀，如显色，立即与标准铁溶液一定量制成的对照溶液（标准铁溶液置 50ml 纳氏比色管中，加水使成 25ml，加稀盐酸 4ml 与过硫酸铵 50mg，加水稀释使成 35ml，加 30％硫氰酸铵溶液 3ml，加水至 50ml，摇匀）比较。

3. 注意事项

（1）本法以硫酸铁铵 $[FeNH_4(SO_4)_2 \cdot 12H_2O]$ 配制标准溶液，加入硫酸防止铁盐水解，易于保存。每 1 毫升相当于 $10\mu g$ 的 Fe^{3+}，当每 50 毫升溶液含 Fe^{3+} 为 $5\sim90\mu g$ 时，溶液的吸光度与浓度呈良好线性关系；每 50 毫升溶液含 Fe^{3+} 为 $10\sim50\mu g$ 时，溶液的色泽梯度明显，宜于目视比色。

（2）加入盐酸防止 Fe^{3+} 的水解，并可避免弱酸盐的干扰，以每 50 毫升溶液中含有稀盐酸 4ml 为宜。加入氧化剂过硫酸铵氧化供试品中 Fe^{2+} 成为 Fe^{3+}，同时防止光线使硫氰酸铁还原或分解而褪色。

（3）若供试液管与对照液管色调不一致，或所呈硫氰酸铁的颜色较浅不便比较时，可分别移入分液漏斗，加正丁醇或异戊醇提取，分取醇层比色。

【案例 4-9】甘氨酸的铁盐检查

取本品 1.50g，依法检查（附录Ⅷ G），与标准铁溶液 1.5ml 制成的对照液比较，不得更浓（0.001％）。

四、重金属检查法

《中国药典》附录规定了四种检查方法，常用的为硫代乙酰胺法（第二法），适合溶于水、醇、稀酸的药物。

1. 检验原理

硫代乙酰胺在弱酸性（pH3.5 乙酸盐缓冲液）条件下水解，产生硫化氢，与微量重金属离子（以 Pb^{2+} 为代表）生成黄色到棕黑色的硫化物均匀混悬液，与一定量标准铅溶液经同法处理后所呈颜色比较。

$$CH_3CSNH_2 + H_2O \longrightarrow CH_3CONH_2 + H_2S$$

$$H_2S + Pb^{2+} \xrightarrow{pH3.5} PbS \downarrow + 2H^+$$

2. 检验操作

除另有规定外，取 25ml 纳氏比色管两支，甲管中加标准铅溶液一定量与乙酸盐缓冲液（pH3.5）2ml 后，加水或规定的溶剂稀释使成 25ml；乙管中加入供试液 25ml；再在甲乙两管中分别加硫代乙酰胺试液各 2ml，摇匀，放置 2min，同置白色背景，自上向下透视，乙管中显出的颜色与甲管比较，不得更深。

3. 注意事项

供试品如显色用外消色法消除干扰。供试品中有微量高铁离子时，能在弱酸溶液中氧化硫化氢析出硫，加入抗坏血酸使其还原为二价，再依法检查。

五、砷盐检查法

砷盐是有毒的物质，多由药物生产过程中所应用的无机试剂引入，和重金属一样，在多种药物中要求严格控制其限量。《中国药典》规定主要采用古蔡法、二乙基二硫代氨基甲酸银法检查药物中的微量砷盐。

1. 古蔡法

（1）检验原理 金属锌与酸作用产生新生态的氢，与药物中微量砷盐反应生成具挥发性的砷化氢，遇溴化汞试纸产生黄色至棕色的砷斑，与一定量标准砷溶液同条件下所生成的砷斑比较，判断砷盐的含量。反应式如下：

$$As^{3+} + 3Zn + H^+ \longrightarrow 3Zn^{2+} + AsH_3 \uparrow$$

$$AsO_3^{3-} + 3Zn + 9H^+ \longrightarrow 3Zn^{2+} + 3H_2O + AsH_3 \uparrow$$

$$AsO_4^{3-} + 4Zn + 11H^+ \longrightarrow 4Zn^{2+} + 4H_2O + AsH_3 \uparrow$$

$$AsH_3 + 3HgBr_2 \longrightarrow 3HBr + As(HgBr)_3 \quad （黄色）$$

$$2As(HgBr)_3 + AsH_3 \longrightarrow 3AsH(HgBr)_2 \quad （棕色）$$

$$As(HgBr)_3 + AsH_3 \longrightarrow 3HBr + AsHg_3 \quad （棕黑色）$$

（2）检验仪器 如图 4-1（《中国药典》附录Ⅷ J）。

（3）检验操作

① 仪器安装 测试前，于导气管 C 中装入乙酸铅棉花 60mg（装管高度 60~80mm），再于旋塞 D 的顶端平面上放一片溴化汞试纸，盖上旋塞 E 并旋紧。

② 标准砷斑的制备 精密量取标准砷溶液 2ml，置 A 瓶中，加盐酸 5ml 与水 21ml，再加碘化钾试液 5ml 与酸性氯化亚锡试液 5 滴，在室温放置 10min 后，加锌粒 2g，立即将装妥的导气管 C 密塞于 A 瓶上，并将 A 瓶置 25~40℃水浴中，反应 45min，取出溴化汞试纸，即得。若供试品需经有机破坏后再行检砷，则应取标准砷溶液代替供试品，照该品种项下规定的方法同法处理后，依法制备标准砷斑。

③ 供试品制备 取规定量的供试品，加盐酸 5ml 与水 23ml 溶解后，照标准砷斑制备，自"再加碘化钾试液 5ml"起，依法操作。

④ 结果判断 将生成的砷斑与标准砷斑比较，不得更深。

（4）注意事项

① 氢气产生的速度过缓或过于剧烈都将影响砷化氢的逸出速度，使砷斑的色泽和清晰

程度受到影响。而氢气的发生速度与溶液的酸度、锌粒的粒度与用量以及反应温度等有关。所用锌粒应无砷，粒度较大时，用量酌情增加，反应时间延长为 1h。

② 用三氧化二砷配制贮备液，临用前取贮备液配制标准砷溶液，每 1 毫升标准砷溶液相当于 $1\mu g$ As。《中国药典》制备标准砷斑采用 2ml 标准砷溶液（相当 $2\mu g$ As），所得砷斑清晰。砷溶液浓度过大或偏小，制得的砷斑将过深或偏浅，影响比色。因此，药物的含砷限量不同时，应按规定限量改变供试品取用量。

③ 五价砷在酸性溶液中也能被金属锌还原为砷化氢，但生成砷化氢的速度较三价砷慢，故在反应液中加入碘化钾及氯化亚锡将五价砷还原为三价砷，碘化钾被氧化生成的碘又可被氯化亚锡还原为碘离子，后者与反应中产生的锌离子能形成稳定的配位离子，有利于生成砷化氢的反应不断进行。

$$AsO_4^{3-} + Sn^{2+} + 2H^+ \longrightarrow AsO_3^{3-} + Sn^{4+} + H_2O$$
$$I_2 + Sn^{2+} \longrightarrow 2I^- + Sn^{4+}$$
$$4I^- + Zn^{2+} \longrightarrow ZnI_4^{2-}$$

氯化亚锡与碘化钾还可抑制锑化氢的生成，因锑化氢也能与溴化汞试纸作用生成锑斑。在本试验条件下，$100\mu g$ 锑存在也不致干扰测定。氯化亚锡又可与锌作用，在锌粒表面形成锌锡齐，起去极化作用，从而使氢气均匀而连续地发生。

④ 锌粒及供试品中可能含有少量硫化物，在酸性液中能产生硫化氢气体，与溴化汞作用生成硫化汞的色斑，干扰试验结果，故用乙酸铅棉花吸收硫化氢。

⑤ 溴化汞试纸与砷化氢作用较氯化汞试纸灵敏，但所呈砷斑不够稳定，遇光、热及湿气褪色，在反应中应保持干燥及避光，并立即与标准砷斑比较。如需保存，可将砷斑在石蜡饱和的石油醚液中浸润晾干或避光置于干燥器中，也可将砷斑用滤纸包裹好夹在记录本中保存。

图 4-1　古蔡法砷盐检验装置
A—100ml 砷化氢发生瓶；
B—中空磨口塞；C—导气管，外径 8.0mm，内径 6.0mm，全长约 180mm；
D—具孔有机玻璃旋塞，其上部为圆形平面，中央有一圆孔，孔径与导气管内径一致，其下部孔径与导气管外径相适应；E—具孔（孔径 6.0mm）有机玻璃旋塞盖，与 D 紧密吻合

【案例 4-10】亮氨酸的砷盐检查

取本品 2.0g，加水 5ml，加硫酸 1ml 与亚硫酸 10ml，在水浴上加热至体积约剩 2ml，加水 5ml，滴加氨试液至对酚酞指示液显中性，加盐酸 5ml，加水使成 28ml，依法检查（附录Ⅷ J 第一法），应符合规定（0.0001％）。

2. 二乙基二硫代氨基甲酸银法（Ag-DDC 法）

（1）检验原理　按照第一法产生的砷化氢与二乙基二硫代氨基甲酸银试液作用，使二乙基二硫代氨基甲酸银中的银还原为红色胶态银，与同一条件下一定量的标准砷溶液所制成的对照液比较，或在 510nm 波长处测定吸光度，以判定含砷盐的限度或测定含量。反应如下：

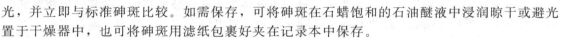

$$AsH_3 + 6Ag(DDC) \longrightarrow AsAg \cdot 3Ag(DDC) + 3HDDC$$
$$AsAg \cdot 3Ag(DDC) + 3C_5H_5N \longrightarrow As(DDC)_3 + 6Ag + 3C_5H_5N \cdot HDDC$$

式中，以 Ag(DDC) 表示二乙基二硫代氨基甲酸银。

当供试液中含砷 $0.75 \sim 7.5\mu g/ml$ 时，显色反应的线性关系良好，呈色在 2h 内稳定，重现性好，并可测得砷含量。《美国药典》采用 0.5％二乙基二硫代氨基甲酸银的吡啶溶液

做吸收液，其检测灵敏度高，可达 $0.5\mu g$ As/30ml，但缺点是吡啶有恶臭。《中国药典》采用 0.25％二乙基二硫代氨基甲酸银的三乙胺-三氯甲烷（1.8∶98.2）溶液，其灵敏度略低，但呈色稳定性和试剂稳定性均较好，低毒，无臭。

（2）检验仪器　仪器装置见图 4-2 所示。

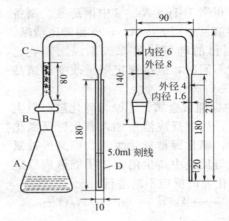

图 4-2　Ag-DDC 法砷盐检验装置（单位：mm）

A—100ml 标准磨口锥形瓶；B—中空的标准磨口塞；C—导气管（一端外径为 8mm，
内径为 6mm；另一端长为 180mm，外径为 4mm，内径为 1.6mm，尖端内径为 1mm）；
D—平底玻璃管（长为 180mm，内径为 10mm，于 5.0ml 处有刻度）

（3）操作方法

① 装置的准备　取乙酸铅棉花适量（60～100mg），撕成疏松状，每次少量，用细玻璃棒均匀地装入导气管中，松紧要适度，装管高度约 80mm。精密量取二乙基二硫代氨基甲酸银试液 5ml 置平底玻璃管中。

② 标准砷对照液制备　精密量取标准砷溶液 2ml，置锥形瓶中，加盐酸 5ml 与水 21ml，再加碘化钾试液 5ml 与酸性氯化亚锡试液 5 滴，在室温放置 10min 后，加锌粒 2g，立即将装好的导气管密塞于锥形瓶上，使生成的砷化氢气体导入平底玻璃管中，并将锥形瓶置 25～40℃水浴中，反应 45min，取出平底玻璃管，添加三氯甲烷至刻度，混匀，即得。

③ 供试液制备　按该品种项下规定的方法制成，置锥形瓶中，再加碘化钾试液 5ml 与酸性氯化亚锡试液 5 滴，在室温放置 10min 后，加锌粒 2g，立即将装好的导气管密塞于锥形瓶上，使生成的砷化氢气体导入平底玻璃管中，并将锥形瓶置 25～40℃水浴中，反应 45min，取出平底玻璃管，添加三氯甲烷至刻度，混匀，即得。

④ 将供试溶液与对照溶液同置白色背景上，从平底玻璃管上方向下观察，比较供试溶液和标准溶液的颜色深浅。难于分辨时，可将两种溶液分别转移至 1cm 吸收池中，照紫外-可见分光光度法在 510nm 波长处，以二乙基二硫代氨基甲酸银试液做空白，测定吸光度。

六、酸碱度检查法

酸碱度检查即检查药物中的酸、碱性杂质，生物药物加水制成的溶液其 pH 应保持恒定，否则显示受到酸、碱的污染，或发生了水解反应。《中国药典》规定溶液 pH 小于 7.0 称为"酸度"、大于时称为"碱度"、在 7.0 上下两侧的称为酸碱度。

药典采用酸度、碱度、酸碱度或 pH 值等项目予以检查。检查用溶剂一般为新沸放冷的纯化水，不溶于水的药物可将其与水混摇，使所含酸碱性杂质溶解，滤过，取滤液检查。检查药物的酸碱度是保证其质量的一项重要工作。常用的方法有如下三种。

1. 指示剂法

在供试品中加入规定的指示液，根据指示液的颜色变化来控制酸、碱性杂质的限量。

【案例 4-11】纯化水的酸碱度检查

规定取本品 10ml，加甲基红指示液 2 滴，不得显红色；另取 10ml，加溴百里麝香草酚蓝指示液 5 滴，不得显蓝色。

如上案例所示，根据甲基红的变色范围 pH4.2～6.3（红-黄）和溴麝香草酚蓝的变色范围 pH6.0～7.6（黄-蓝）判断，纯化水的 pH 值应为 4.2～7.6。

2. 酸碱滴定法

在一定指示液条件下，以消耗一定量的酸或碱滴定液来控制药物中的碱性或酸性杂质的限量，判断供试品是否符合规定。

【案例 4-12】硫唑嘌呤的酸碱度检查

取供试品 0.50g，加水 25ml，振摇 15min，滤过，取滤液 20ml，加甲基红指示液 0.1ml，如显黄色，加盐酸滴定液（0.02mol/L）0.1ml，应显红色；如显红色，加氢氧化钠滴定液（0.02mol/L）0.1ml，应显黄色。

3. pH 值测定法

按照药典附录中的规定用电位法测定溶液的 pH 值，以控制其酸碱性杂质的限量。凡对酸碱度要求较严格的药物，均要求检查 pH 值。其测定方法有比色法和电位法。电位法不受溶液颜色、混浊度等的干扰，测定更为准确，为药典采用。

溶液的 pH 值使用酸度计测定，水溶液的 pH 值通常以玻璃电极为指示电极，饱和甘汞电极为参比电极进行测定，测定前，应采用国家标准物质管理部门发放的标示 pH 值准确至 0.01pH 单位的各种标准缓冲液进行仪器校正。

（1）检测方法

① 仪器校正

a. 选择标准缓冲液 按各品种项下的规定，选择两种标准缓冲液（pH 值相差约 3 个单位），使供试液的 pH 值处于二者之间。

b. 校正 开机通电预热后，选择与供试液 pH 值较接近的标准缓冲液进行校正，使仪器读数与标示 pH 值一致；用另一种标准缓冲液进行 pH 值核对，误差应不大于 ±0.02pH 单位。

② 测定 按规定取样或制备样品，置小烧杯中，用供试液淋洗电极数次，将电极浸入供试液中，轻摇供试液平衡稳定后，进行读数。

（2）注意事项

① 每次更换缓冲液前，应用纯化水充分洗涤电极，然后将水吸尽，也可用所换的标准缓冲液或供试品溶液洗涤。

② 标准缓冲液一般可以使用 2～3 个月，但发现有混浊、发霉、沉淀等现象时，不能继续使用。

【案例 4-13】硫酸卡那霉素的酸碱度检查

（1）检验标准 取本品 3g，加水 10ml 溶解后，依法测定（附录Ⅵ H），pH 值应为 6.0～8.0。

（2）检验操作

① 取磷酸盐标准缓冲液和硼砂标准缓冲液分别做定位液和校正液，校正仪器，调整

斜率。

②测定：取本品3g，加水10ml溶解后，用供试液淋洗电极，将电极浸入供试液中，轻摇供试液平衡稳定后，进行读数。测定三次，取平均值。

七、水分测定法

生物药物中的水分包括结晶水和吸附水，如果含量过高，不仅可使药物含量下降，还导致药物发生水解等反应，甚至霉变，影响药物的理化性质与疗效，还可能产生对人体有害的物质。《中国药典》、USP、BP均收载了费休法（第一法）和甲苯法（第二法）测定药物中的水分。以下主要介绍第一法。

费休法又称卡尔·费休法，是Karl Fischer1935年建立的水分定量方法，可测定药物中的结晶水、吸附水和游离水，操作简便、专属性强、准确度高，是利用碘在吡啶和甲醇溶液中氧化二氧化硫时需要定量的水参加反应的原理来测定样品中的水分含量。

本法可适用任何可溶解于费休试液但不与费休试液起化学反应的药品的水分测定，故对遇热易破坏的样品仍能用本法测定。

1. 检验原理

利用碘将二氧化硫氧化为三氧化硫时，需要一定量的水分参与反应：

$$I_2 + SO_2 + H_2O \rightleftharpoons 2HI + SO_3$$

上述反应是可逆的，加入无水吡啶定量吸收HI和SO$_3$生成氢碘酸吡啶和硫酸酐吡啶可使反应向右移动：

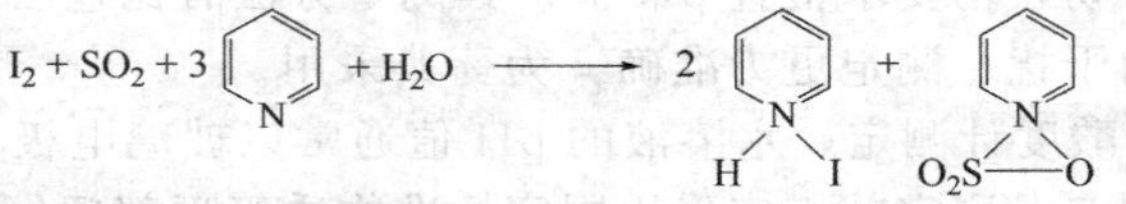

但是硫酸酐吡啶不稳定，可与水反应，消耗一部分水，因而干扰测定。加入无水甲醇可形成稳定的甲基硫酸氢吡啶：

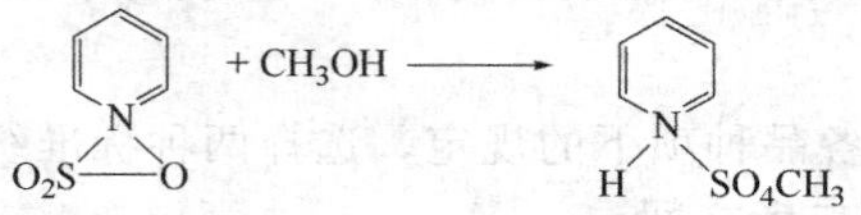

综上所述，滴定的总反应为：

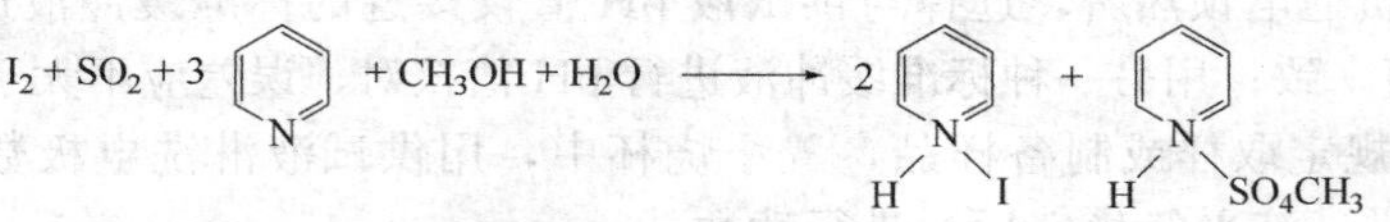

水、碘、二氧化硫、甲醇、吡啶的摩尔比为1∶1∶1∶1∶3，由上式可知，无水吡啶与无水甲醇不仅作为溶剂，而且参与滴定反应，此外，无水吡啶还可以与二氧化硫结合降低其蒸气压，使其在溶液中保持比较稳定的浓度。根据消耗的碘量来计算水分的含量：

$$供试品中水分含量(\%) = \frac{(A-B) \times F}{W} \times 100\%$$

式中，A为供试品所消耗费休试液的体积，ml；B为空白所消耗费休试液的体积，ml；F为每1毫升费休试液相当于水的质量，mg；W为供试品的质量，mg。

2. 检验操作

（1）容量滴定法

① 检验原理　根据碘和二氧化硫在吡啶和甲醇溶液中能与水起定量反应的原理，由滴定溶液颜色变化（由淡黄色变为红棕色）或用永停滴定法指示终点，利用纯水首先标定出每

1毫升费休试液相当于水的质量（mg），再根据样品与费休试液的反应计算出样品中的水分含量。

② 检验步骤

a. 费休试液的配制　称取碘（置硫酸干燥器内48h以上）110g，置干燥的具塞锥形瓶中，加无水吡啶160ml，注意冷却，振摇至碘全部溶解，加无水甲醇300ml，称定质量，将锥形瓶置冰浴中冷却，在避免空气中水分侵入的情况下，通入干燥的二氧化硫至质量增加72g，再加无水甲醇使成1000ml，密塞，摇匀，于暗处放置24h后进行标定。

b. 标定　取重蒸馏水10～30mg，精密称定，置干燥的带橡皮塞玻璃瓶中，通过贮有无水甲醇的滴定装置加入无水甲醇2ml后，立即用费休试液滴定，在不断振摇下，溶液由浅黄色变为红棕色即得。另以2ml无水甲醇做空白对照。按下式计算：

$$F = \frac{W}{A - B}$$

式中，F 为每1毫升费休试液相当于水的质量，mg；W 为称取重蒸馏水的质量，mg；A 为滴定所消耗费休试液体积，ml；B 为空白所消耗费休试液体积，ml。

标定应取3份以上，3次连续标定结果应在±1%以内，以平均值作为费休试液的强度。

c. 供试品测定　取供试品适量（消耗费休试液1～5ml），精密称定，置干燥具塞玻璃瓶中，通过贮有无水甲醇的滴定装置加入无水甲醇2～5ml，在不断振摇下用费休试液滴定至溶液由浅黄色变为红棕色，另以2～5ml无水甲醇做空白试验。

d. 结果计算　按下式计算：

$$水分含量 = \frac{(A - B) \times F}{W} \times 100\%$$

式中，A 为供试品所消耗费休试液的体积，ml；B 为空白所消耗费休试液的体积，ml；W 为供试品的质量，mg；F 为每1毫升费休试液相当于水的质量，mg。

③ 注意事项

a. 由于费休试液吸水性强，因此在配制、标定及滴定中所用仪器均应洁净干燥。试液的配制过程中应防止空气中水分的侵入，进入滴定装置的空气亦应经干燥剂除湿。试液的标定、贮存及水分滴定操作均应在避光、干燥环境处进行。

b. 配好的试液很不稳定，应置棕色瓶于暗处放置24h后标定。

c. 滴定完毕后，将费休试液移入贮存瓶中密闭保存，滴定装置用甲醇洗涤，以防滴管头及磨口和活塞处析出结晶以致堵塞。

d. 凡与试剂或费休试液直接接触的物品，玻璃仪器须在120℃至少干烤2h，取出置干燥器内备用。

【案例4-14】乙型脑炎减毒活疫苗的水分检查

（1）检验标准　应不高于3.0%（附录Ⅶ D）。

（2）检验步骤

① 费休试液的配制及标定　具体操作如正文内容所述。

② 供试品测定　取供试品适量（消耗费休试液1～5ml），精密称定，置干燥具塞玻璃瓶中，通过贮有无水甲醇的滴定装置加入无水甲醇2～5ml，在不断振摇下用费休试液滴定至溶液由浅黄色变为红棕色，另以2～5ml无水甲醇做空白试验。

③ 数据记录及计算，引用上述计算公式，记录 V_A、V_B。

（2）库仑滴定法　库仑滴定法也是根据碘和二氧化硫在吡啶（有些型号仪器改用无臭味的有机胺代替吡啶）和甲醇溶液中能与水起定量反应的原理来进行测定的。

与容量滴定法不同的是，在库仑滴定法中，碘是由含碘化物的电解液在电解池阳极电解产生碘。

本法尤其适合于药品中微量水分（0.0001%～0.1%）的测定，并具有很高的精确度。

八、干燥失重检查法

干燥失重是指药品在规定的条件下，经干燥后所减失的量，以百分率表示。主要指水分，也包括其他挥发性物质，如残留的挥发性有机溶剂等。测定方法主要有下列四种。

1. 常压恒温干燥法

本法适用于受热较稳定的药物。

（1）操作方法　将供试品置于相同条件下已干燥至恒重的扁形称量瓶中，在烘箱内于规定温度下干燥至恒重，按下式计算：

$$干燥失重=\frac{称量瓶与加入样品重-恒重后称量瓶与样品重}{样品重}\times100\%$$

（2）注意事项

① 除另有规定外，干燥温度一般为105℃。干燥时间，根据含水量的多少，一般在达到指定温度±2℃干燥2～4h，至恒重为止。药物含有较多结晶水时，在105℃不易除去，可提高干燥温度，如枸橼酸钠在180℃烘至恒重。

② 放入烘箱进行干燥时，应将瓶盖取下，置称量瓶旁，或将瓶盖半开进行干燥。取出时，须先将瓶盖盖好，置干燥器中放冷至室温，然后称定重量。

③ 为了使水分及挥发性物质易于挥散，供试品应平铺于扁形称量瓶中，其厚度不超过5mm。如为疏松物质，厚度不超过10mm。大颗粒结晶药物，应先研细至粒度约2mm。某些药物中含有较大量的水分，熔点又较低，如直接在105℃干燥，供试品易熔化，表面结成一层薄膜，使水分不易继续挥发。应先在低温干燥，使大部分水分除去后，再于规定温度干燥。例如硫代硫酸钠，试验时采用先于40～50℃加热，使结晶水缓缓释去，然后逐渐升高温度，在105℃干燥至恒重。

④ 供试品为膏状物，应先置入洗净粗砂粒及一小玻棒，在规定条件下干燥至恒重，然后称入一定量的供试品，用玻棒搅匀，干燥，并在干燥过程中搅拌数次，促使水分挥发，直至恒重。

2. 干燥剂干燥法

本法适用于受热分解或易于挥发的供试品。

（1）操作方法　将供试品置干燥器中，利用干燥器内的干燥剂吸收水分，干燥至恒重。

（2）注意事项

① 药典中常用的干燥剂有硅胶、硫酸和五氧化二磷等。五氧化二磷的吸水效率、吸水容量和吸水速度均较好，但其价格较贵且不能反复使用。使用时需将五氧化二磷铺于培养皿中，置于干燥器内。若发现干燥剂表层结块、出现液滴，应将表层刮去，另加新的五氧化二磷再使用；弃去的五氧化二磷不可倒入下水道，应埋入土中。

② 硫酸的吸水效率与吸水速度次于五氧化二磷，但吸水容量比五氧化二磷大，价格也较便宜；使用时，应将硫酸盛于培养皿或烧杯中，不能直接倾入干燥器；搬动干燥器时，应注意勿使硫酸溅出；用过的硫酸经加热除水后可再用。

③ 硅胶的吸水效率仅次于五氧化二磷，大于硫酸。试验用硅胶为变色硅胶，其中加有氯化钴。无水氯化钴呈蓝色，吸水后含两分子结晶水时转变为淡红色，可在140℃以下干燥除水（超过140℃，硅胶碎裂成粉，毛细孔被破坏影响吸水）。变色硅胶1g吸水约20mg后

开始变色，200mg 时完全变色，300～400mg 达饱和，吸收其他溶剂（乙醇、三氯甲烷）不变色。变色硅胶具有使用方便、价廉、无腐蚀性且可重复使用的特点，为最常用的干燥剂。

3. 减压干燥法

本法适用于熔点低、受热不稳定或难驱除水分的药物。相对于常压，采用减压条件下干燥可使温度降低、干燥时间缩短。

（1）操作方法　在一定温度下，采用减压干燥器或恒温减压干燥箱干燥，压力应控制在 2.67kPa（20mmHg）以下。

（2）注意事项

① 减压干燥器初次使用时，应用厚布包好再进行减压，以防炸裂伤人。开盖时，因器外压力大于内压，必须先将活塞缓缓旋开，使空气缓缓进入，勿使气流进入太快，将称量瓶中的供试品吹散；在供试品取出后应立即关闭活塞。

② 恒温减压干燥器中常用的干燥剂为五氧化二磷，除另有规定外，温度为 60℃。

《中国药典》2010 年版二部中头孢他啶的干燥失重检查：取本品，在 60℃减压干燥至恒重，减失重量应为 13.0%～15.0%。

4. 热分析法

在程序控制温度下测定物质的物理化学变化与温度关系的一类技术称为热分析法。该方法具有样品用量少、灵敏、快速等优点，在药物检测分析中广泛用于药物的熔点、多晶型、纯度、溶剂化物、水分及热解产物的测定。

根据测定物理量的不同，热分析法又有不同的名称。常用的热分析法是：热重分析法（TGA）、差示热分析法（DTA）、差示扫描量热法（DSC）。

九、溶液颜色检查法

溶液颜色的检查是控制生物药物中可能引入的有色杂质限量的方法，药物溶液的颜色与规定颜色的差异在一定程度上反映药物的纯度。

1. 第一法——目视比色法

（1）原理　采用与标准比色液对照来判断供试品溶液颜色是否符合要求。

（2）操作方法　取供试品，加水溶解，置于 25ml 纳氏比色管中，加水稀释至 10ml。另取规定色调和色号的标准比色液 10ml，置于另一纳氏比色管中，两管同置白色背景上，自上向下透视或平视观察，供试品管呈现的颜色与对照管比较，不得更深。

（3）注意事项及讨论

① 标准比色液由比色用重铬酸钾液、比色用氯化钴液和比色用硫酸铜液，按一定比例配成黄绿、黄、橙黄、橙红和棕红五种不同色调的贮备液，加不同量的水稀释制成 10 个色号。检查时，根据供试品所含有色杂质的颜色及对有色杂质的限量要求，选择相应色号的标准比色液用对照。

② 观察方式的选择：溶液色泽较浅时，于白色背景上自上向下透视；较深时，于白色背景前平视。操作中应遵循平行原则，比色操作在一定时间内完成。

2. 第二法——分光光度法

取规定量供试品，加水溶解使成 10ml，必要时滤过（除去不溶性杂质对吸光度测定的干扰），滤液于规定波长处照分光光度法测定，吸光度不得超过规定值。

十、易炭化物检查法

易炭化物是指药物中遇硫酸易炭化或易氧化而呈色的有机杂质。

1. 检验操作

取内径一致的比色管两支：甲管中加各品种项下规定的对照液 5ml；乙管中加硫酸 5ml 后，分次缓缓加入规定量的供试品，振摇使溶解。静置 15min 后，将甲、乙两管同置白色背景前，平视观察。

对照液主要有三类："溶液颜色检查"项下的标准比色液；比色用氯化钴液、比色用重铬酸钾液和比色用硫酸铜液按规定方法配成的对照液；高锰酸钾液。

2. 注意事项

(1) 供试品为固体时应先研为细粉，以利溶解、呈色和检查。如需加热，可取供试品与硫酸混合均匀，加热溶解，放冷至室温，再移至比色管中。

(2) 硫酸的浓度、反应温度与时间均影响易炭化物所呈现的颜色，必须按规定严格控制。

十一、炽灼残渣检查法

1. 检验方法

有机药物经炭化或无机药物加热分解后，加硫酸湿润，低温加热再高温（700～800℃）炽灼，使完全灰化、有机物分解挥发，残留的非挥发性无机杂质（多为金属的氧化物或无机盐类）成为硫酸盐，称为炽灼残渣，称重，判断是否符合限量规定。

$$炽灼残渣 = \frac{残渣及坩埚重 - 空坩埚重}{供试品重} \times 100\%$$

2. 注意事项

(1) 供试品的取用量应根据炽灼残渣限量和称量误差决定。样品过多，炭化和灰化时间太长；过少，称量误差增大。一般应使炽灼残渣量为 1～2mg，残渣限量一般为 0.1%～0.2%，如限量为 0.1%，取样约 1g；若为 0.05%，取样 2mg；限量为 1% 以上者，取样可在 1g 以下。

(2) 供试品应先缓缓加热，为了避免供试品骤然膨胀而逸出，可采用坩埚斜置方式直至完全炭化（不产生烟雾）。

(3) 高温炽灼前，务必低温蒸除硫酸，以免腐蚀炉膛造成漏电事故。

(4) 含氟的药物对瓷坩埚有腐蚀，应采用铂坩埚。

(5) 可用蓝墨水与 $FeCl_3$ 溶液的混合液涂写烘烤用瓷坩埚的编号。

课堂互动
1. 试讨论一般杂质检查中，当供试品溶液带有颜色时，采用内外消色法处理的优缺点。
2. 试比较古蔡法和 Ag-DDC 法检查砷盐的异同点。

子项目二 特殊杂质检查

特殊杂质是药品在生产和贮藏过程中可能引入的一些特有的杂质。这类杂质随药物的不同而异，如胰蛋白酶中检查糜蛋白酶，头孢拉定中检查头孢氨苄等。药品中残留的特殊杂质除了可引起毒性反应及安全性问题以外，还可引起生物药物的生物学活性及药理作用发生改变，使产品的稳定性受到影响。因此在生物药物的质量监控中，对其进行特殊杂质的检查就显得尤为重要。特殊杂质的检查方法具体规定在药典各个药品的检查项目中。

检验任务二 重组人表皮生长因子凝胶（酵母）宿主菌蛋白残留量检查

任务简介

本品为外用重组人表皮生长因子（rhEGF），可促进动物皮肤创面组织修复过程中的DNA、RNA和羟脯氨酸的合成，加速创面肉芽组织的生成和上皮细胞的增殖，从而缩短创面的愈合时间。

宿主菌蛋白残留是指基因工程药物中来自于宿主菌（宿主细胞）的蛋白成分，包括宿主菌的结构蛋白和转化蛋白，宿主菌蛋白的存在不仅可能导致人体产生抗蛋白抗体，引起过敏反应，还可能导致人体对该蛋白类药物产生抗体，从而影响药物疗效。

检验标准

应不高于蛋白质总量的 0.1%（2010 年版《中国药典》附录 Ⅸ E——酶联免疫法）。

仪器与试剂

（1）仪器 酶标仪，酶标板，96 孔板，微量加样器。

（2）试剂

① 包被液（pH9.6 碳酸盐缓冲液） 称取碳酸钠 0.32g、碳酸氢钠 0.586g，加水溶解并稀释成 200ml。

② PBS 称取氯化钠 8.0g、氯化钾 0.20g、磷酸氢二钠 1.44g、磷酸二氢钾 0.24g，加水使溶解成 1000ml，调节 pH 值至 7.4，121℃灭菌 15min。

③ 洗涤液（PBS-Tween 20） 取聚山梨酯 20 0.5ml，加 PBS 至 1000ml。

④ 稀释液 称取牛血清白蛋白 0.5g，加洗涤液溶解，并稀释至 100ml。

⑤ 底物缓冲液（0.005mol/L 乙酸钠-枸橼酸缓冲液） 称取乙酸钠 0.68g、枸橼酸（$C_6H_8O_7 \cdot H_2O$）1.05g，加水溶解并稀释至 1000ml，调节 pH 值至 3.6。

⑥ 底物液 A 称取四甲基联苯胺（TMB）0.08g，加二甲基亚砜 40ml 溶解，加甲醇 60ml，混匀，加底物缓冲液 100ml，避光搅拌 2h 至完全溶解，室温静置 4h。

⑦ 底物液 B 取 1.5%过氧化氢溶液 3.2ml，加底物缓冲液至 1000ml。

⑧ 终止液 1mol/L 硫酸溶液。

检验操作

（1）标准品溶液的制备 标准品加水复溶，精密量取适量，用稀释液稀释成每 1ml 中含菌体蛋白质 1000ng、500ng、250ng、125ng、62.5ng 的溶液。

（2）供试品溶液的制备 取供试品适量，用稀释液参比标准品溶液稀释成适当浓度。

（3）测定法

① 取豚鼠抗酵母工程菌蛋白抗体适量，用包被液稀释成适当浓度，以 100μl/孔加至酶标板内，用保鲜膜封好，4℃放置过夜；用洗涤液洗板 3 次，用洗涤液制备 1%牛血清白蛋白溶液，以 200μl/孔加至板内，37℃放置 2h。

② 将封闭好的酶标板用洗涤液洗板 3 次；以 100μl/孔加入标准品溶液及供试品溶液，每个稀释度做双孔，同时加入两孔空白对照（稀释液），封板，37℃放置 1h；用洗涤液洗板 6 次。

③ 取兔抗酵母工程菌蛋白抗体适量，用稀释液稀释成适当浓度，以 100μl/孔加至酶标板内，封板，37℃放置 1h；用洗涤液洗板 6 次。

④ 用稀释液稀释辣根过氧化物酶标记的羊抗兔抗体溶液（IgG-HRP）至适当浓度，以 $100\mu l$/孔加至酶标板内，用保鲜膜封好，37℃放置 1h；用洗涤液洗板 6 次，以 $100\mu l$/孔加入底物液，室温避光放置 5～10min；以 $100\mu l$/孔加入终止液终止反应。

⑤ 用酶标仪以 630nm 波长为参比波长，在 450nm 波长处测定吸光度。

结果判定

以标准品溶液吸光度对相应的浓度作标准曲线，并以供试品溶液吸光度在标准曲线上得到相应菌体蛋白含量，按以下公式计算。

$$菌体蛋白质残留含量(\%) = C \times D \times 100\% / (T \times 10^6)$$

式中，C 为供试品溶液中菌体蛋白质含量，ng/ml；D 为供试品稀释倍数；T 为供试品蛋白质含量，mg/ml。

检验分析

在目前众多的基因工程药物中，不同的药物具有不同的表达系统，比如有的表达系统是大肠埃希菌，有的是酵母菌，不管是那种宿主，在后续的提纯精制过程中，不可避免地会出现宿主蛋白的残留，其本质是宿主蛋白的结构成分或功能组分，酶联免疫吸附法是最常见的检测手段之一。

酶联免疫吸附法的检验原理为采用抗原与抗体的特异反应将待测物与酶连接，然后通过酶与底物产生颜色反应，可对受检物质的定性或定量分析。在这种测定方法中有三个必要的试剂：①免疫吸附剂——固相的抗原或抗体；②结合物——酶标记的抗原或抗体；③底物——酶催化的物质。

本次检验采用的是酶联免疫法中的双抗体夹心法，是检测抗原最常用的方法，操作步骤如下。

（1）将特异性抗体与固相载体连接，形成固相抗体：洗涤除去未结合的抗体及杂质。

（2）加受检标本：使之与固相抗体接触反应一段时间，让标本中的抗原与固相载体上的抗体结合，形成固相抗原复合物。洗涤除去其他未结合的物质。

（3）加酶标抗体：使固相免疫复合物上的抗原与酶标抗体结合。彻底洗涤未结合的酶标抗体。此时固相载体上带有的酶量与标本中受检物质的量正相关。

（4）加底物：夹心式复合物中的酶催化底物成为有色产物。根据颜色反应的程度进行该抗原的定性或定量。

注意事项

（1）如需用到试剂盒，则应保存于冷藏环境中，然后从冷藏环境中取出应在室温平衡 15～30min 后方可使用，酶标包被板开封后如未用完，板条应装入密封袋中保存。

（2）各步加样均应使用加样器，并经常校对其准确性，以避免试验误差。一次加样时间最好控制在 5min 内，如标本数量多，推荐使用排枪加样。

（3）要求每次测定的同时做标准曲线，最好做复孔。如标本中待测物质含量过高（样本 OD 值大于标准品孔第一孔的 OD 值），请先用样品稀释液稀释一定倍数（n 倍）后再测定，计算时请最后乘以总稀释倍数（$\times n \times 5$）。

（4）封板膜只限一次性使用，以避免交叉污染；底物请避光保存。所有样品，洗涤液和各种废弃物都应按传染物处理。

必需知识（二）

根据生物药物的生产工艺特点和产品的稳定性，可将其所含的特殊杂质分为以下三类。

① 生物污染物：包括微生物污染（支原体、衣原体等），细胞成分（如宿主细胞蛋白、外源性 DNA、残余 IgG 等），培养基成分等（如牛血清蛋白等）。

② 产品相关杂质：包括二聚体及多聚体、脱氨或氧化产物、突变物、错误裂解产物、二硫化物异构体、结构相似物或者原料等。

③ 工艺添加剂：包括残余的抗生素，蛋白分离剂（如聚乙二醇、乙醇），佐剂（如氢氧化铝），产品稳定剂（如辛酸钠、肝素），防腐剂（如苯酚、硫柳汞等），稀释剂，细菌及病毒灭活剂（如甲醛、戊二醛等）。

由上可知，特殊杂质种类繁多，检查方法各异，主要是利用药物和杂质在物理和化学性质上的差异选择适当的方法进行检查。常用的方法有物理法、化学法、光谱法、色谱法、电泳法及生物法等。

一、有关杂质的检查

有关杂质是生物药物在生产制造、分离纯化和贮存过程中产生的与产品结构类似的同系物、异构体、突变物、氧化物、聚合物和降解产物等。很多有关杂质具有与生物药物相同或相似的生物学活性，由于对其生物学效应还未经过长期严格的安全性试验研究，故仍应对其制定出相应的限量控制标准，以确保生物药物的安全性。

常用分离检测方法为色谱法和电泳法。

1. 薄层色谱法（TLC 法）

薄层色谱法是色谱法中最常用于有关杂质限量检查的一种方法。该法简便、快速、灵敏，不需要特殊设备，适用于药物中的少量与主药有密切关系的原料、中间体、副产物或分解产物等特殊杂质的检查。

（1）对照品检查法　适用于已知杂质并能制备得到杂质对照品的有关杂质检查。

检验方法：根据杂质限量，取供试品溶液和一定浓度的杂质对照品溶液，分别点样于同一薄层板上，展开、定位，供试品溶液除主斑点外的其他斑点应与相应的杂质对照溶液或系列浓度杂质对照品溶液的相应主斑点比较，不得更深。

【案例 4-15】琥乙红霉素有关物质检查

取本品，精密称定，加丙酮定量制成每 1 毫升中含 4mg 的溶液作为供试品溶液；取红霉素标准品，精密称定，加丙酮定量制成每 1 毫升中含 0.2mg 的溶液作为对照溶液。照薄层色谱法试验，吸取上述两种溶液各 10μl，分别点于同一硅胶 G 薄层板上，以三氯甲烷-乙醇-15％乙酸铵溶液（85：15：1），临用时用氨溶液调节 pH 值至 7.0，置分液漏斗中，振摇、静置，取下层作为展开剂，展开，在空气中干燥，喷以显色液（取对甲氧基苯甲醛 0.5ml，加冰醋酸 10ml、甲醇 85ml、硫酸 5ml，混合，即得），置 110℃加热至出现斑点。供试品溶液如显红霉素斑点，其颜色与对照溶液所显相应位置斑点的颜色比较，不得更深。

杂质对照品通常用于控制供试品中与之相同的杂质的限量，但有时也用来控制有关物质。

（2）自身稀释对照法　适用于杂质的结构难以确定，或无杂质对照品的药物检查特殊杂质。本法要求供试品与待检杂质对显色剂所显颜色应相同，显色灵敏度也应相同或相近；也就是说，本法仅限于杂质斑点的颜色与主成分斑点颜色相同或相近的情况。

检验方法：将供试品溶液按限量要求稀释至一定浓度作为对照溶液，与供试品溶液分别点于同一薄层板上，展开、定位，供试品溶液除主斑点外的其他斑点应与供试品溶液的自身稀释对照溶液或系列浓度自身稀释对照溶液的相应主斑点比较，不得更深。当供试品中有多个杂质存在时，可以配制几种限量的对照溶液，进行比较。

【案例 4-16】五肽胃泌素的有关物质检查

取本品，加甲醇-浓氨溶液（24∶1）混合溶液制成每 1 毫升中含 5mg 的溶液，作为供试品溶液；精密量取 1ml，置 50ml 量瓶中，加上述混合溶液稀释至刻度，作为对照溶液。照薄层色谱法（附录Ⅴ B）试验，吸取上述两种溶液各 10μl，分别点于同一硅胶 G 薄层板上，以乙醚-冰醋酸-水（10∶2∶1）为展开剂，展开，晾干，在 100℃ 干燥 2min，喷以对二甲氨基苯甲醛溶液［取对二甲氨基苯甲醛 1g，加甲醇-盐酸（3∶1）混合使溶解］，在 100℃ 加热至显色。供试品溶液如显杂质斑点，与对照溶液的主斑点比较，不得更深（2.0%）。

【案例 4-17】乙酸去氧皮质酮的有关物质检查

取本品，加三氯甲烷-甲醇（9∶1）溶解并稀释制成每 1 毫升中约含 10mg 的溶液，作为供试品溶液；精密量取适量，分别加上述溶解稀释制成每 1 毫升中约含 0.1mg 的对照溶液（1）与每 1 毫升中约含 0.2mg 的对照溶液（2），照薄层色谱法试验，吸取上述三种溶液各 5μl，分别点于同一硅胶 GF_{254} 薄层板上，以二氯甲烷-乙醚-甲醇-水（77∶15∶8∶1.2）为展开剂，展开，晾干，在紫外灯（254nm）下检视。供试品溶液如显杂质斑点，与对照溶液（1）所显的主斑点比较，不得更深，如有 1 个斑点深于对照溶液（1）的主斑点，与对照溶液（2）所显的主斑点比较，不得更深。

当药物中存在多个杂质时，其中已知杂质有对照品时，采用杂质对照品法检查；共存的未知杂质或没有对照品的杂质，可采用供试品溶液的自身稀释对照法检查。

2. 高效液相色谱法（HPLC 法）

高效液相色谱法分离效能高、专属性强、检测灵敏度高、应用范围广，不仅可以分离，而且可以准确地滴定各组分的峰面积和峰高，借以测定各组分的量。因此，在杂质检查中的应用日益增多，特别是使用本法测定含量的药物，还可以同时进行杂质检查。

杂质检查方法有：①峰面积归一化法，用于粗略考察供试品中的杂质；②不加校正因子的主成分自身对照法，用于没有杂质对照品时杂质的限量检查；③加校正因子的主成分自身对照法，用于有杂质对照品时杂质的含量测定；④内标法加校正因子测定供试品中杂质的含量，用于有杂质对照品时杂质的含量测定；⑤外标法测定供试品中某个杂质或主成分的含量，用于有杂质对照品或杂质对照品易制备的情况。

【案例 4-18】头孢唑肟钠的有关物质检查

取本品适量，精密称定，加 pH7.0 磷酸盐缓冲液溶解并稀释制成每 1 毫升中约含头孢唑肟 0.5mg 的溶液，作为供试品溶液；精密量取适量，用 pH7.0 磷酸盐缓冲液定量稀释制成每 1 毫升中约含头孢唑肟 5μg 的溶液，作为对照溶液。照含量测定的色谱条件下，取对照溶液 20μl 注入液相色谱仪，调节检测灵敏度，使主成分色谱峰的峰高约为满量程大 25%；再精密量取供试品溶液和对照溶液各 20μl，分别注入液相色谱仪，记录色谱图至主成分峰保留时间的 3 倍。供试品溶液色谱图中如有杂质峰，单个杂质峰面积不得大于对照溶液主峰面积的 0.5 倍（0.5%），各杂质峰面积的和不得大于对照溶液主峰面积（1.0%）。

二、蛋白类特殊杂质的检查

对于氨基酸及蛋白类药物、酶类药物、疫苗及抗毒素等生物制品来说，由于药物在制备及贮存过程中会产生一些由生产用细胞、工程菌等带入的外源性蛋白质或次生蛋白等杂质，严重影响药物的安全使用，必须严格控制其限量。如破伤风抗毒素中的痕量白蛋白的检查；重组人生长激素产品中的相关蛋白质、高分子蛋白质的限量检查。

《中国药典》现行版严格规定测定和控制异源蛋白的含量，以防其超量所导致机体出现的各种不良免疫反应，以确保该类产品的质量和安全性。

1. 宿主细胞（或菌体）蛋白残留量的检查法

宿主细胞（或菌体）的残留蛋白是指与生物制品生产用的细胞、工程菌相关的特殊蛋白杂质。

目前对宿主细胞（或菌体）残留蛋白质含量的测定主要采用的是酶联免疫吸附试验检测方法（ELISA）。常用的 ELISA 方法包括夹心法、间接法、竞争法、桥联法、捕获法等。

ELISA 的原理是根据抗原抗体反应的特点，先将抗体（抗原）包被在固相载体表面后，按不同的步骤加入待测抗原（抗体）和酶标记的抗体（抗原），待充分反应后，最后加入酶的底物，根据酶对底物催化的显色反应的程度，来对标本中的抗原（抗体）进行定性或定量检测。

检测生物制品中的宿主细胞（或菌体）蛋白质残留物一般采用双抗体夹心法。

由于酶具有极高的催化效率，可间接放大免疫反应的结果，从而提高了检测残留宿主细胞（菌体）蛋白试验的敏感性，以确保生物制品的安全性。

【案例 4-19】人用狂犬病疫苗 Vero 细胞蛋白质残留量检查

① 检验标准　应不高于 $4\mu g$/剂。

② 检验方法　酶联免疫法。

2. 鼠 IgG 残留量的检查法

同宿主细胞（或菌体）蛋白残留量的检查法。即利用酶联免疫吸附试验（ELISA）双抗体夹心法，来测定经单克隆抗体亲和色谱方法纯化的重组制品中残留的鼠 IgG 的含量。

【案例 4-20】注射用重组人干扰素 a1b 中鼠 IgG 残留量检查

① 检验标准　酶联免疫法。

② 检验方法　每 1 次人用剂量鼠 IgG 残留量应不高于 100ng。

3. 牛血清白蛋白残留量

牛血清白蛋白是生物制品中常用的稳定剂，其成分中的蛋白成分作为一种外来抗原，过高易刺激人体产生防御性免疫应答，因此在生物制品的质量控制中，是一个必要的检查项目。现行药典也规定采用酶联免疫法测定其含量。

【案例 4-21】冻干甲型肝炎减毒活疫苗中牛血清白蛋白残留检查

① 检验标准　应不高于 50ng/剂。

② 检验方法　酶联免疫法。

4. 白蛋白检查

在抗血清等生物制品的制备中，白蛋白的限量要求比较高，2010 年版《中国药典》选择琼脂糖凝胶电泳来检查。

【案例 4-22】抗狂犬病血清中白蛋白检查

将供试品稀释至 2% 的蛋白质浓度，进行琼脂糖凝胶电泳分析，应不含或仅含痕量白蛋白迁移率的蛋白质成分。

5. 酶类药物中的蛋白质检查

酶类药物多是动物器官中提取纯化所得的活性多肽，常带有各种杂蛋白的存在，检定杂蛋白的方法很多，多用 Lowry 法、双缩脲法、凯氏定氮法等。也可以选用紫外吸收法检测蛋白质含量。

Lowry 法的检测原理主要是利用蛋白质在碱性溶液中可形成铜-蛋白质复合物，此复合物加入酚试剂后，产生蓝色化合物，该蓝色化合物在 650nm 处的吸光度与蛋白质含量成正比，根据供试品的吸光度，计算供试品的蛋白质含量。

三、外源性 DNA 残留量的检查法

生物制品中残留的外源性 DNA 对人体的危害问题，已成为备受国际医药学术界和生物制药行业所关注的热点问题。经过长时间、大量的、系统的临床试验研究表明，生物制品中残留的外源性 DNA 一般不会对人体的健康造成潜在的威胁，而应将其看作生物制品中的一类杂质成分，故目前对生物制品中残留的相关外源性 DNA 的限量要求也有所放宽。

目前对生物制品中残留外源性 DNA 的测定方法主要包括：DNA 分子杂交技术、荧光染色法、实时定量 PCR（Q-PCR）法及基于 DNA 结合蛋白分析系统等。2010 年版《中国药典》收载了前两种方法。下面介绍分子杂交技术的检验方法。

1. 基本原理

是采用 DNA 探针来检测固定在硝酸纤维素膜上的变性的宿主细胞 DNA。供试品中的外源性 DNA 经变性成为单链，再吸附在固相膜上，在一定温度下可与相匹配的单链 DNA 复性而重新结合成双链的 DNA，称为杂交。阳性对照和标记探针的 DNA 可由生产供试品所用的传代细胞、工程菌及杂交瘤细胞提取纯化来制备。

根据实验要求的不同，可分别用酶、生物素、发射性同位素、地高辛等来标记探针，其中地高辛标记的 DNA 探针，由于具有灵敏度高、稳定性好、易于贮存和操作简便的特点，已成为目前最常用的 DNA 标记探针。

2. 操作步骤

先用标记物来标记特异性的单链 DNA 探针，然后与吸附在固相膜上的供试品单链 DNA 杂交，并使用与标记物相对应的显示系统来显示杂交结果，再与已知含量的阳性 DNA 对照对比后，即可测出供试品中的外源性 DNA 的含量，其灵敏度可达 10pg 以下。

四、残余抗生素的检查法

目前在生物制品的制造工艺中原则上不主张使用抗生素。

如在注射用重组人干扰素 α2a（酵母）和注射用重组人促红细胞素（CHO 细胞）产品生产的各个环节中严格限制抗生素的使用。故对该类产品（包括原液、半成品、成品）的检定，就不需要检查残余抗生素活性。

而对另外一些生物制品，如由大肠埃希菌表达系统生产的注射用重组人干扰素 α1b、注射用重组人干扰素 α2a、注射用重组人干扰素 α2b、注射用重组人干扰素 γ 和注射用重组人白细胞介素-2 等，由于在生产过程中使用了抗生素（如氨苄西林或四环素），根据《中国药典》2010 年版三部的要求，对此类生物制品进行质量检定时，除了要在纯化工艺中除去抗生素以外，还应在原液检定中增加残余抗生素活性的检测项目。

对生物制品残余抗生素活性的检测，目前是采用的有管碟法和酶联免疫法。

课堂互动
1. 试讨论管碟法检测蛋白质的原理。
2. 试比较不同的蛋白质残留测定法的异同。

子项目三 安全性杂质检查

生物药品为一类具有独特大分子结构、高效生物活性的物质，由于生物药品生产工艺一般都比较复杂，容易使生物药品中残留某些特殊的杂质，由此这些特殊杂质常引起机体出现毒性反应和安全性问题。所以对生物药品进行安全性检查已成为生物药品质量控制标准中的一个必不可少的检测项目，这也是保证临床用药安全、有效的重要指标。

除了前面提到的一般杂质和特殊杂质之外，生物药品的检查项目还必须包括安全性杂质的检查，以保证药品的用药安全。根据《中国药典》2010 年版规定，目前对生物药品的安全性检查主要包括热原、细菌内毒素、无菌检查、微生物限度检查、异常毒性检查、降压物质检查等。

检验任务三 硫酸小诺霉素注射液细菌内毒素杂质检查

任务简介

硫酸小诺霉素是氨基糖苷类抗生素，抗菌谱与庆大霉素相似，主要用于大肠埃希菌、克雷伯杆菌、变形杆菌、肠杆菌属、沙雷杆菌、铜绿假单胞菌等革兰阴性杆菌引起的呼吸道、泌尿道、腹腔及外伤感染，也可用于败血症。

细菌内毒素是革兰阴性菌的细胞壁的产物，其主要成分是脂多糖，是细菌死亡或自溶后所释放出来的，是一种外源性致热原，直接进入血液后，能引起机体的致热反应。

检验标准

[检查] 细菌内毒素 取本品，依法检查（2010 年版《中国药典》附录 XI E），每 1000 小诺霉素单位中含内毒素的量应小于 0.5EU。

仪器与试剂

（1）仪器 细菌内毒素测定仪、恒温干燥箱、无热原枪头、微量移液器。
（2）试剂 细菌内毒素工作标准品、细菌内毒素检查用水、鲎试剂。

检验操作

（1）内毒素限值（L）的确定。
（2）最大有效稀释倍数（MVD）用下式确定：

$$MVD = cL/\lambda$$

式中，L 为供试品的细菌内毒素限值；c 为供试品溶液的浓度，当 L 以 EU/ml 表示时，则 c 的单位为 ml/ml，当 L 以 EU/mg 或 EU/U 表示时，c 的单位为 mg/ml 或 U/ml；λ 为在凝胶法中鲎试剂的标示灵敏度，EU/ml。

如供试品为注射用无菌粉末或原料药，则 MVD 取 1，可计算供试品的最小有效稀释浓度 $c = \lambda/L$。

（3）鲎试剂灵敏度复核试验：在本检查法规定的条件下，使鲎试剂产生凝集的内毒素的最低浓度即为鲎试剂的标示灵敏度，用 EU/ml 表示。

根据鲎试剂灵敏度的标示值（λ），将细菌内毒素国家标准品或细菌内毒素工作标准品用细菌内毒素检查用水溶解，在旋涡混合器上混匀 15min，然后制成 2λ、λ、0.5λ 和 0.25λ 四个浓度的内毒素标准溶液，每稀释一步均应在旋涡混合器上混匀 30s。

取分装有 0.1ml 鲎试剂溶液的 10mm×75mm 试管或复溶后的 0.1ml/支规格的鲎试剂原安瓿 18 支，其中 16 管分别加入 0.1ml 不同浓度的内毒素标准溶液，每一个内毒素浓度平行做 4 管；另外 2 管加入 0.1ml 内毒素检查用水作为阴性对照。

将试管中溶液轻轻混匀后，封闭管口，垂直放入 37℃±1℃ 的恒温器中，保温 60min±2min。将试管从恒温器中轻轻取出，缓缓倒转 180°。

(4) 干扰试验：按表 4-1 制备溶液 A、B、C 和 D，按"鲎试剂灵敏度复核试验"项下操作。

表 4-1 凝胶法干扰试验溶液的制备

编号	内毒素浓度/配制内毒素的溶液	稀释用液	稀释倍数	所含内毒素的浓度	平行管数
A	无/供试品溶液	—	—	—	2
B	2λ/供试品溶液	供试品溶液	1	2λ	4
			2	1λ	4
			4	0.5λ	4
			8	0.25λ	4
C	2λ/检查用水	检查用水	1	2λ	4
			2	1λ	4
			4	0.5λ	4
			8	0.25λ	4
D	无/检查用水	—	—	—	2

注：A 为供试品溶液；B 为干扰试验系列；C 为鲎试剂标示灵敏度的对照系列；D 为阴性对照。

(5) 凝胶限量试验：按表 4-2 制备溶液 A、B、C 和 D。按"鲎试剂灵敏度复核试验"项下操作。

表 4-2 凝胶限量试验溶液的制备

编号	内毒素浓度/配制内毒素的溶液	稀释用液	平行管数
A	无/供试品溶液	检查用水	2
B	2λ/供试品溶液	供试品溶液	2
C	2λ/检查用水	检查用水	2
D	无/检查用水	检查用水	2

注：A 为供试品溶液；B 为供试品阳性对照；C 为阳性对照；D 为阴性对照。保温 60min±2min 后观察结果。

结果判定

若阴性对照溶液 D 的平行管均为阴性，供试品阳性对照溶液 B 的平行管均为阳性，阳性对照溶液 C 的平行管均为阳性，试验有效。

若溶液 A 的两个平行管均为阴性，判供试品符合规定；若溶液 A 的两个平行管均为阳性，判供试品不符合规定。若溶液 A 的两个平行管中的一管为阳性，另一管为阴性，需进行复试。复试时，溶液 A 需做 4 支平行管，若所有平行管均为阴性，判供试品符合规定；否则判供试品不符合规定。

检验分析

（1）检验原理 细菌内毒素的本质是细菌细胞壁的组分脂多糖，而鲎试剂是由海洋生物鲎的血液变形细胞溶解物制成的无菌冷冻干燥品，含有能被微量细菌内毒素和真菌葡聚糖激活的凝固酶原、凝固蛋白原，在适宜的条件下，细菌内毒素能激活鲎试剂中的凝固酶原，使鲎试剂产生凝集反应形成凝胶，基于这一原理，鲎试剂能够准确、快速地定性或定量检测样品中是否含有细菌内毒素。

（2）有效性

① 当最大浓度 2λ 管均为阳性，最低浓度 0.25λ 管均为阴性，阴性对照管为阴性，灵敏度试验方为有效。

② 只有当溶液 A 和阴性对照溶液 D 的所有平行管都为阴性，并且系列溶液 C 的结果在鲎试剂灵敏度复核范围内时，试验方为有效。

（3）灵敏度测定值（λ_c）按下式计算反应终点浓度的几何平均值，即为鲎试剂灵敏度的测定值（λ_c）。

$$\lambda_c = \lg^{-1}(\sum X/4)$$

式中，X 为反应终点浓度的对数值（lg）。

反应终点浓度是指系列递减的内毒素浓度中最后一个呈阳性结果的浓度。

当 λ_c 在 $0.5\lambda \sim 2\lambda$（包括 0.5λ 和 2λ）时，方可用于细菌内毒素检查，并以标示灵敏度 λ 为该批鲎试剂的灵敏度。

（4）干扰试验 按下式计算系列溶液 C 和 B 的反应终点浓度的几何平均值（E_s 和 E_t）：

$$E_s = \lg^{-1}(\sum X_s/4)$$
$$E_t = \lg^{-1}(\sum X_t/4)$$

式中 X_s、X_t 分别为系列溶液 C 和溶液 B 的反应终点浓度的对数值（lg）。

当 E_s 在 $0.5\lambda \sim 2\lambda$（包括 0.5λ 和 2λ）及 E_t 在 $0.5E_s \sim 2E_s$（包括 $0.5E_s$ 和 $2E_s$）时，认为供试品在该浓度下无干扰作用。若供试品溶液在小于 MVD 的稀释倍数下对试验有干扰，应将供试品溶液进行不超过 MVD 的进一步稀释，再重复干扰试验。

注意事项

（1）最大有效稀释倍数是指在试验中供试品溶液允许稀释的最大倍数，在不超过此稀释倍数的浓度下进行内毒素限值的检测。

（2）若管内形成凝胶，并且凝胶不变形、不从管壁滑脱者为阳性；未形成凝胶或形成的凝胶不坚实、变形并从管壁滑脱者为阴性。

（3）凝胶法细菌内毒素检查用水是指内毒素含量小于 0.015EU/ml 的灭菌注射用水。光度测定法用的细菌内毒素检查用水，其内毒素的含量应小于 0.005EU/ml。

（4）试验所用的器皿需经处理，以除去可能存在的外源性内毒素。常用的方法是在 250℃ 干烤至少 60min，也可采用其他确证不干扰细菌内毒素检测的适宜方法。若使用塑料器械（如微孔板、微量加样器枪头等），均应选用标明无内毒素，并且对试验无干扰的器械。在试验操作过程中应防止微生物的污染。

必需知识（三）

一、热原检查法

在注射给药过程中，偶尔会出现发热、寒战、头痛、恶心、呕吐等症状，严重甚至昏迷、死亡，将药物引起的这些不良反应称为热原反应，能引起上述热原反应的物质称为热原质。目前人们普遍认为革兰阴性细菌产生的内毒素（脂多糖）是引起热原反应的主要物质之一。

按《中国药典》2010 年版三部规定，目前检查生物制品中热原质采用的是家兔热原试验法。

1. 检验原理

将一定量的供试品，从静脉注入家兔的体内，在规定时间内观察家兔体温升高的情况，以判断供试品中所含热原质限度是否符合规定。

2. 检验步骤

首先按规定选择供试用的家兔，并进行试验前的准备。取正常的家兔三只，测定其正常体温后，与 15min 内从家兔的耳静脉缓慢注入已预热到 38℃ 的规定剂量的供试品溶液，然后每隔 15 分钟测量其体温一次，共测 6 次，以 6 次体温中最高的一次减去正常体温，即得到该兔体温升高的温度，按药典规定的标准来判断结果。

【案例 4-23】抗炭疽血清热原检查

（1）检验标准 依法检查（附录 XII D），应符合规定。注射剂量按家兔体重每 1 千克注射 3.0ml。

（2）检验操作

① 供试品预处理 供试品或稀释供试品的无热原稀释液，在注射前应预热至 38℃。

② 检查 取适用的家兔 3 只，测定其正常体温后 15min 内，自家兔耳静脉缓缓注入规定剂量并预热至 38℃ 的供试品溶液，然后每隔 30 分钟按前法测量其体温一次，共测 6 次，以 6 次体温中最高的一次减去正常体温，即为该兔体温升高的温度。

（3）结果及判定

	体温升高均低于 0.6℃,并且 3 只家兔体温升高总和低于 1.4℃			符合规定
初试 3 只 家兔	有 1 只家兔体温升高 0.6℃ 或 0.6℃ 以上	应另取 5 只家兔复试，检查方法同上	在复试的 5 只家兔中，体温升高 0.6℃ 或 0.6℃ 以上的家兔仅有 1 只，并且初试、复试合并 8 只家兔的体温升高总和为 3.5℃ 或 3.5℃ 以下	符合规定
	3 只家兔体温升高均低于 0.6℃，但体温升高的总和达 1.4℃ 或 1.4℃ 以上		在复试 5 只家兔中，体温升高 0.6℃ 或 0.6℃ 以上的家兔超过 1 只；或在初试、复试合并 8 只家兔的体温升高总和超过 3.5℃	不符合规定
	体温升高 0.6℃ 或 0.6℃ 以上的家兔超过 1 只			不符合规定

二、细菌内毒素检查法

本法是利用鲎试剂来检测或量化由革兰阴性菌产生的细菌内毒素（脂多糖），以判断供试品中细菌内毒素的限量是否符合规定的一种方法。

细菌内毒素的量以内毒素单位（EU）来表示。细菌内毒素国家标准品是由大肠埃希菌提取精制而成的，用于标定、复核、仲裁鲎试剂灵敏度和标定细菌内毒素工作标准品的效价。细菌内毒素工作标准品是以细菌内毒素国家标准品为基准标定其效价的，用于试验中的鲎试剂灵敏度复核、干扰试验及各种阳性对照。

细菌内毒素的检查包括两种方法，即试管凝胶法和光度测定法，后者包括浊度法和显色基质法。供试品检测时，可使用其中任何一种方法进行试验。当测定结果有争议时，除另有规定外，以试管凝胶法为准。

1. 试管凝胶法

是通过鲎试剂与细菌内毒素产生凝集反应的原理来检测和半定量细菌内毒素的方法。包括鲎试剂灵敏度复核试验、干扰试验、凝胶限量试验及凝胶半定量试验。

2. 光度测定法

包括浊度法和显色基质法。浊度法是利用检测鲎试剂和内毒素反应过程中的浊度变化来测定内毒素含量的一种方法。显色基质法是利用检测鲎试剂和内毒素反应过程中产生的凝固酶使特定底物释放出呈色团的多少而测定细菌内毒素的方法。包括标准曲线的可靠性试验、干扰试验等。

细菌内毒素检查和家兔热原检查法均为目前采用的控制生物制品质量标准的重要试验，其中细菌内毒素的检查法相对操作较简便，实验成本较低，应用更为广泛。尤其是对于生物学活性很高的细胞因子类生物制品，《中国药典》2010 年版三部已大多采用细菌内毒素检查代替了家兔发热试验。

三、异常毒性检查法

异常毒性试验是生物制品（主要是抗毒素及抗血清、血液制品和重组 DNA 制品等）的非特异性毒性的通用安全试验，是检查制品中是否污染外源性毒性物质，以及是否存在意外的不安全因素的试验。

某些生物药物在制备过程中混入或在贮存过程中分解产生与原药物毒性不同，而且毒性大于原药物的杂质（如在微生物发酵过程中可能产生的一些难以预测的毒素和未知杂质），而这些杂质又难以用理化的方法加以控制时，则应采用生物检定的方法，为此使用异常毒性检查法就显得尤为重要。

异常毒性试验的原理是利用药物急性毒性反应，将一定剂量的供试品溶液注入动物体内或口服给药，在规定的时间内观察动物出现的毒性反应和死亡情况，以判定供试品是否符合规定的方法。由于死亡反应作为判断指标比较明确，因此各国药典均以动物死亡为主要判断指标。因此异常毒性试验实际上是一个限度试验，在此剂量条件下，一般供试品不应使试验动物中毒死亡；除动物试验方法存在的差异或偶然差错外，如果出现试验动物急性中毒而死亡，则反映该供试品中含有的急性毒性物质超过了正常水平。

异常毒性试验一般包括小鼠试验和豚鼠试验。

【案例 4-24】冻干甲型肝炎减毒活疫苗异常毒性检查

（1）检验标准　依法检查（附录 Ⅻ F），应符合规定。

（2）检验方法

① 小鼠试验法：除另有规定外，每批供试品用 5 只小鼠，注射前每只小鼠称体重，应为 18～22g。每只小鼠腹腔注射供试品 0.5ml，观察 7 日，观察期内，小鼠应全部健存，且无异常反应，到期时每只小鼠体重应增加，供试品判为合格。如不符合上述要求，可以用 10 只小鼠复试一次，判定标准同前。

② 豚鼠试验法：除另有规定外，每批供试品用 2 只豚鼠，注射前每只豚鼠称体重，应为 250～350g。每只豚鼠腹腔注射供试品 5.0ml，观察 7 日，观察期内，豚鼠应全部健存，且无异常反应，到期时每只豚鼠体重应增加，供试品判为合格。如不符合上述要求，可用 4 只豚鼠复试一次，判定标准同前。

四、特异性毒性检查法

某些疫苗类的生物制品是由其特定的生产用菌种产生的毒素经脱毒制备而成生物制品。本法主要是检查某些疫苗类生物制品，是否存在由自身毒素而引起的特异性毒性不安全因素。

特异性毒性检查一般采用小鼠或豚鼠进行试验。

【案例 4-25】吸附白喉疫苗特异性毒性检查

检验操作：每亚批取样等量混合，用体重 250～350g 豚鼠 4 只，每只腹侧皮下注射 2.5ml，观察 30 天，注射部位可有浸润，经 5～10 天变成硬结，30 天可吸收不完全。在第 10 天、第 20 天、第 30 天称体重，到期每只豚鼠体重比注射前增加，无晚期麻痹症者为合格。

【案例 4-26】吸附破伤风疫苗类毒素原液特异性毒性检查

检验操作：每瓶原液取样等量混合，用生理氯化钠溶液稀释为 250Lf/ml，用体重 250～350g 豚鼠 4 只，每只腹腔部皮下注射 2ml。于注射后第 7 天、第 14 天及第 21 天进行观察，局部无化脓、无坏死，动物不应有破伤风症状，到期每只动物体重比注射前增加者为合格。

五、降压物质检查法

某些生物制品在制备过程中可能混入一些具有使血管扩张而降低血压的活性物质，从而影响药物的疗效以及产生意外不良反应。一些由蛋白质为原料或经发酵法制成的生物制品均可能混入组胺、缓激肽等类组胺样的降压物质，因此，对降压物质的检查是控制生物制品的质量、保证其安全性的重要检测项目之一。

1. 检验原理

是利用猫对组胺样物质具有敏感的降压作用，比较组胺对照品与供试品引起麻醉猫血压下降的程度，以判定供试品中所含降压物质的限度是否符合规定。

2. 检验操作

（1）对照品溶液的配制　精密称取磷酸组胺对照品适量，按组胺计算，加水溶解使成每 1 毫升中含 1.0mg 的溶液，分装于适宜的容器内，4～8℃贮存，如无沉淀析出，可在 3 个月内使用。临用前，精密量取组胺对照品溶液适量，用氯化钠注射液配成每 1 毫升中含组胺 0.5μg 的稀释液。

（2）供试品溶液的配制　按品种项下规定的剂量，配成适当浓度的供试品溶液；试验时，一般要求供试品溶液与对照品稀释液的注入体积应相等。

（3）检查法　取健康合格、体重 2kg 以上的猫，雌者无孕，用适宜的麻醉剂（如巴比妥类）麻醉后，固定于保温手术台上，分离气管并插入插管以使呼吸畅通，必要时可行人工呼吸。在一侧颈动脉插入连接测压计的动脉套管，管内充满适宜的抗凝剂溶液，以记录血压，也可用其他适当仪器记录血压。在一侧股静脉内插入静脉插管，供注射药液用。试验中应注意保持动物体温。全部手术完毕后，将测压计调节到与动物血压相当的高度（一般为 13.3～16.0kPa），开启动脉夹，待血压稳定后，方可进行药液注射。各次注射速度应相同，每次注射后立即注入一定量的氯化钠注射液，相邻两次注射的间隔时间应一定（3～5min），每次注射应在前一次反应恢复稳定以后进行。

自静脉轮流注入上述对照品稀释液，剂量按动物体重每 1 千克注射组胺 0.05μg、0.1μg

及 0.15μg，重复 2～3 次，如 0.1μg 剂量所致的血压下降值均不小于 2.67kPa，同时相应各剂量所致反应的平均值有差别，可认为该动物的灵敏度符合规定。

取对照品稀释液按动物体重每 1 千克注射组胺 0.1μg 的剂量（ds），供试品溶液按品种项下规定的剂量（dt），照下列次序注射一组 4 个剂量：ds、dt、dt、ds。然后以第一与第三、第二与第四剂量所致的反应分别比较。

3. 结果及判定

（1）如 dt 所致的反应值均不大于 ds 所致反应值的一半，即认为供试品的降压物质检查符合规定。

（2）否则应按上述次序继续注射一组 4 个剂量，并按相同方法分别比较两组内各对 ds、dt 剂量所致的反应值；①如 dt 所致的反应值均不大于 ds 所致的反应值，仍认为供试品的降压物质检查符合规定；②如 dt 所致的反应值均大于 ds 所致的反应值，仍认为供试品的降压物质检查不符合规定。

（3）否则应另取动物复试。如复试的结果仍有 dt 所致的反应值大于 ds 所致的反应值，即认为供试品的降压物质检查不符合规定。

所用动物经灵敏度检查如仍符合规定，可继续用于降压物质检查。

鉴于药品中具有降压作用的物质种类很多，而且有些物质（如组胺）产生降压作用的剂量又很小，故可将降压物质检查法与理化分析方法相结合，以更好地控制药品质量，减少不良反应。

六、无菌检查法

无菌检查法是用于确定药典要求无菌的生物制品、原料、辅料及要求无菌的其他品种是否无菌的一种方法。若供试品符合无菌检查法的规定，仅表明供试品在该检验条件下未发现微生物污染。

无菌检查应在环境洁净度 10000 级和局部洁净度 100 级的单向流空气区域内或隔离系统中进行，其全过程必须严格遵守无菌操作，防止微生物污染。

无菌检查的项目包括需氧菌、厌氧菌及真菌培养。

无菌检查是利用无菌操作的方法，将被检查的药品分别加入适合需氧菌、厌氧菌和真菌生长的液体培养基中，置于适宜温度下培养一定时间后，观察有无微生物生长，以判断药品是否合格。由于该试验是通过观察培养基中是否有微生物生长来判断样品的无菌性的，从理论上来讲，污染的检出率要比实际产品的污染率要低得多，因此，当供试品符合无菌检查法的规定，只表明了供试品在该检验条件下未发现微生物污染，也就是说无菌检查法并不能用于保证整批产品的无菌性，但是它可以用来确定批产品不符合无菌要求。

1. 培养基的制备

（1）培养基制备 培养基应适合需氧菌、厌氧菌或真菌的生长，应按要求制备出硫乙醇酸盐流体培养基（用于培养需氧菌、厌氧菌）、改良马丁培养基（用于培养真菌）等。将上述培养基分装于试管或其他容器中，随后采用验证合格的灭菌程序灭菌。

（2）培养基适用性检查

① 无菌检查 每批培养基随机抽取不少于 10 支（瓶），5 支（瓶）置于 30～35℃，另 5 支（瓶）置于 20～25℃，培养 14 天，均应无菌生长。

② 灵敏度检查 是用已知的标准菌种来检定培养基的灵敏度，检定培养基灵敏度的菌种是由国家药品检定机构分发的标准菌种。

a. 检定菌种 检定菌种的选择必须具备代表性，根据无菌检查的项目为需氧菌、厌氧菌和真菌这三个项目，现行版药典选择以下 6 个典型菌种为检定菌种：金黄色葡萄球菌、铜绿假单胞菌、生孢梭菌、枯草芽孢杆菌、白色念珠菌、黑曲霉。

b. 菌液的制备　选择检定菌种的新鲜培养物至适应的培养基上，适宜温度培养一定时间，用 0.9%氯化钠溶液稀释制成每 1 毫升含菌数小于 100cfu 的菌悬液，黑曲霉则选择含 0.05%聚山梨酯 80 的 0.9%氯化钠溶液稀释。菌悬液在室温下应在 2h 内使用，若保存于 2～8℃则可在 24h 内使用。

（3）接种及结果判定　根据检定菌种所适应的培养基接种，接种后逐日观察结果，具体见表 4-3。

表 4-3　培养基灵敏度检查表

培养基种类	接种菌种	接种数量/支	培养条件	预期结果
硫乙醇酸盐流体培养基（每支 12ml）	金黄色葡萄球菌	2	30～35℃，培养 3 天	菌种均应生长良好
	铜绿假单胞菌	2		
	生孢梭菌	2		
	枯草芽孢杆菌	2		
	空白对照	1		应无菌生长
改良马丁培养基（每支 9ml）	白色念珠菌	2	20～25℃，培养 5 天	菌种均应生长良好
	黑曲霉	2		
	空白对照	1		应无菌生长

若出现以上预期结果，则判定培养基的灵敏度符合规定；反之，则不符合规定。注意不应在同一洁净室内同时操作两个菌株，以防止交叉污染；且培养基应每批进行灵敏度检查，合格后方可使用。经检定后确认合格的培养基应保存在 2～25℃，并防止被污染；使用期限不得超过 3 周。

2. 供试品的抽验数量及最小接种量

（1）抽验数量　系指一次试验所用供试品最小包装容器的数量。成品每亚批均应进行无菌检查。除另有规定外，原液、半成品及成品按表4-4规定抽验，上市产品监督检查按表 4-5 规定抽验。供试品应随机抽取，具有代表性。需要复核结果的送检制品，其无菌检查的抽验量同上市制品监督抽验量。

表 4-4　出厂制品不同规格及原液和半成品最少抽验数量

供试品	批产量(N)；装量(V)		最少抽验数量
注射剂	$N \leqslant 100$		5 个
	$100 < N \leqslant 500$		10 个
	$N > 500$		20 个
冻干血液制品	$V > 5ml$	每柜冻干 $N \leqslant 200$	5 个
		每柜冻干 $N > 200$	10 个
	$V \leqslant 5ml$	$N \leqslant 100$	5 个
		$100 < N \leqslant 500$	10 个
		$N > 500$	20 个
原液或半成品	每个容器取样，取样量为每个容器总样量的 0.1%或不少于 10ml；每开瓶 1 次，应如上法抽验，体外用诊断制品半成品每批抽验量应不少于 3ml		

表 4-5　上市制品监督抽验数量

品种及装量（V）	最少抽验数量
血液制品 $V \leqslant 50ml$	6 个
血液制品 $V > 50ml$	2 个
其他生物制品	10 个

（2）接种量　系指一次试验所用的供试品总量（g 或 ml）。除另有规定外，每份培养基接种供试品的量按表 4-6 规定。采用直接接种法时，若每支（瓶）供试品的装量按规定足够接种两份培养基，则应分别接种硫乙醇酸盐流体培养基和改良马丁培养基。采用薄膜过滤法时，检验量应不少于直接接种法的供试品总接种量，只要供试品特性允许，应将所有容器内的全部内容物过滤。

表 4-6　不同规格制品的最少接种量

规　　格		每支（瓶）供试品的最少接种量
液体制剂	$V \leqslant 1ml$	全量
	$1ml < V \leqslant 5ml$	半量
	$5ml < V \leqslant 20ml$	2ml
	$20ml \leqslant V < 50ml$	10ml
	$V \geqslant 50ml$	半量
	原液或半成品	半量
固体制剂	$M < 50mg$	全量
	$50mg \leqslant M < 300mg$	半量
	$300mg \leqslant M < 5g$	150mg
	$M \geqslant 5g$	半量

3. 方法验证

当建立药品的无菌检查法时，应进行方法的验证，以证明所采用的方法适合于该药品的无菌检查。若药品的组分或原检验条件发生改变时，检查方法应重新验证。

验证时，按"供试品的无菌检查"的规定及下列要求进行操作。对每一对试验菌应逐一进行验证。菌种及菌液制备方法同培养基灵敏度检查。

如用薄膜过滤法检查无菌，则将规定量的供试品薄膜过滤法过滤，冲洗，在最后一次的冲洗液中加入小于 100cfu 的试验菌，过滤。取出滤膜接种至硫乙醇酸盐流体培养基或改良马丁培养基中，或将培养基加至滤筒内。另取一装有同体积培养基的容器，加入等量试验菌，作为对照。按规定温度培养 3～5 天。各试验菌同法操作。

与对照管比较，如含供试品各容器中的试验菌均生长良好，则供试品的该检验条件下无抑菌作用或其抑菌作用可以忽略不计，照此检查法和检查条件进行供试品的无菌检查。如含供试品的任一容器中微生物生长微弱、缓慢或不生长，则供试品的该检验量在该检验条件下有抑菌作用，可采用增加冲洗量，或增加培养基的用量，或使用中和剂或灭活剂如 β-内酰胺酶、对氨基苯甲酸，或更换滤膜品种等方法，消除供试品的抑菌作用，并重新进行方法验证。

方法验证试验也可与供试品的无菌检查同时进行。

4. 检查方法

无菌检查法包括直接接种法及薄膜过滤法。除另有规定外，如供试品允许，应优先采用薄膜过滤法。

(1) 薄膜过滤法

① 加样 取规定抽验供试品数（如供试品少于10ml，则先加入100ml 0.9%无菌氯化钠溶液或适宜的无菌溶剂），立即在无菌条件下导入无菌薄膜过滤器内，加压或减压过滤。

② 加培养基 如采用全封闭过滤器，过滤后分别将100ml硫乙醇酸盐流体培养基及改良马丁培养基加入相应的滤筒内。如采用一般薄膜过滤器，取出滤膜，将其剪成3等份，分别置于含50ml硫乙醇酸盐流体培养基及改良马丁培养基的容器中，其中一份做阳性对照用。取0.9%氯化钠溶液代替供试品溶液，做阴性对照。

若供试品的性质不同，则在过滤后还要采用相应的样品处理方法。例如，含防腐剂或抗菌剂的水溶液供试品，在直接过滤后，须用适量的冲洗液冲洗滤膜，冲洗次数不得少于三次；β-内酰胺类抗生素供试品则需要用含适量的β-内酰胺酶的冲洗液清除残留在滤筒、滤膜上的抗生素后接种培养基，必要时培养基中可加少量的β-内酰胺酶。

(2) 直接接种法 直接接种法即每支（或瓶）供试品按规定量分别接种至各含硫乙醇酸盐流体培养基和改良马丁培养基的容器中。除另有规定外，每个容器中的培养基的用量应符合接种的供试品体积不得大于培养基体积的10%，同时，硫乙醇酸盐流体培养基每管装量不少于12ml，改良马丁培养基每管装量不少于9ml。培养基的用量和高度同方法验证试验；每种培养基接种的管数同供试品的检验数量。

(3) 培养及观察 上述含培养基的容器按规定的温度培养14天，硫乙醇酸盐流体培养基培养温度30～35℃，改良马丁培养基培养温度20～25℃。培养期间应逐日观察并记录是否有菌生长。如在加入供试品后或在培养过程中，培养基出现混浊，培养14天后，不能从外观上判断有无微生物生长，可取该培养基液适量转种至同种新鲜培养基中或划线接种于斜面培养基上，细菌培养2天、真菌培养3天，观察接种的同种新鲜培养基是否再出现混浊或斜面是否有菌生长；或取培养液涂片，染色，镜检，判断是否有菌。

(4) 结果判定 如硫乙醇酸盐流体培养基及改良马丁培养基均为澄清，或虽显混浊但经证明并非有菌生长，营养琼脂斜面培养基未见菌生长，判供试品符合规定；如硫乙醇酸盐流体培养基、改良马丁培养基、营养琼脂斜面培养基中任何一管确证有菌生长，并证明生长的微生物为供试品所含有，判供试品不符合规定。当满足下列至少一个条件时，判试验结果无效：

① 对无菌检查相关设施的微生物监控数据表明其不符合规定；

② 对无菌检查过程的回顾，揭示了本操作程序是错误的；

③ 阴性对照管有菌生长；

④ 供试品管中生长的微生物经鉴定后，确证微生物生长是因无菌检查中使用的物品和（或）无菌操作技术不当引起的。试验如经确认无效，应重试。重试时，重新取同量供试品，依法重试，如无菌生长，判供试品符合规定；如有菌生长，判供试品不符合规定。

【案例 4-27】头孢西丁钠无菌检查

1. 检验标准

取本品，全部溶解于500ml 0.9%无菌氯化钠溶液中，用薄膜过滤法处理后，依法检查（附录ⅪH），应符合规定。

2. 仪器与试剂

改良马丁培养基；硫乙醇酸盐流体培养基；营养琼脂（肉汤）培养基；0.9%无菌氯化钠溶液；含β-内酰胺酶的0.9%无菌氯化钠溶液；无菌检查仪；生化培养箱；6种检定菌悬液。

3. 检验操作

（1）培养基制备

① 按比例配制改良马丁培养基、硫乙醇酸盐流体培养基各 1000ml，营养琼脂培养基 200ml，分装后灭菌。

② 培养基无菌检查　抽取改良马丁培养基 5 支（9ml/支）置于 20～25℃，硫乙醇酸盐流体培养基 5 支（12ml/支）置于 30～35℃，培养 14 天。

③ 培养基灵敏度检查　取硫乙醇酸盐流体培养基 9 支，分别加入检定菌种金葡菌、铜绿假单胞菌、生孢梭菌、枯草芽孢杆菌菌悬液各 1ml，每种菌 2 个平行，另外一支为空白对照；同时取改良马丁培养基 5 支，分别加入检定菌种白色念珠菌、黑曲霉 1ml，每种菌 2 个平行，另外一支为空白对照。适宜条件培养，培养 5 天，逐日观察结果。

（2）供试品制备　取本品，全部溶解于 500ml 0.9%无菌氯化钠溶液中。

（3）检查　供试品溶液直接过滤于封闭过滤器内；分别用含 β-内酰胺酶的 0.9%无菌氯化钠溶液 300ml，分三次冲洗滤膜；加入 100ml 培养基至三个滤筒内；其中一份硫乙醇酸盐流体培养基内加入 1ml 金葡菌作为阳性对照；适宜温度条件下，培养 14 天。再取冲洗液等做阴性对照。

4. 结果及判定

如上方法判定检验结果。

七、微生物限度检查法

微生物限度检查是检测药典规定的非规定灭菌制剂及其原料、辅料受微生物污染程度的一种检查方法。即所谓限度检查是指单位重量或体积药品内的微生物种类和数量需在药典规定允许的种类和数量之下。

微生物限度检查是体现药品卫生质量的重要指标之一，药品中污染的微生物越多，则反映药品的卫生质量越差，可推断其受致病菌污染的可能性就越大。因此微生物限度检查已被作为药品生产企业管理和安全性评价（包括人员素质、设备、工艺、生产、原辅料、贮藏等）的重要手段和依据之一。

微生物限度检查的项目包括细菌数、霉菌数和酵母菌数、控制菌的检查。现行药典规定微生物限度检查的环境洁净度同无菌检查。微生物限度检查的样品一般采用随机抽样法。

（一）细菌、霉菌及酵母菌的计数

1. 计数方法的验证

当建立药品的微生物限度检查法时，或药品的组分或原检验条件发生改变可能影响检验结果时，应进行细菌、霉菌及酵母菌计数方法的验证，以确认所采用的方法适合于该药品的细菌、霉菌及酵母菌数的测定。

（1）验证试验用菌种　大肠埃希菌、金黄色葡萄球菌、枯草芽孢杆菌、白色念珠菌、黑曲霉。

（2）菌液制备　见表 4-7。

表 4-7　细菌、霉菌及酵母菌计数方法验证菌液制备

序号	检定菌种	培养基类型	培养时间	菌悬液
1	大肠埃希菌、金黄色葡萄球菌、枯草芽孢杆菌	营养肉汤培养基或营养琼脂培养基	18～24h	0.9%无菌氯化钠溶液制成每1ml含菌50～100cfu的悬液
2	白色念珠菌	改良马丁培养基或改良马丁琼脂培养基	24～48h	
3	黑曲霉	改良马丁琼脂斜面培养基	5～7日	

（3）验证方法　如同无菌检查法所述，验证思路是加菌回收（表4-8）。

表4-8　细菌、霉菌及酵母菌计数方法验证

序号	组别	供试液	菌液	稀释剂	检测方法
1	试验组	Lml	50～100cfu		(1)平皿计数法 (2)薄膜过滤法
2	菌液组		50～100cfu		
3	供试液对照组	Lml			
4	稀释剂对照组		50～100cfu	1ml	

若供试液制备需要分散、乳化、中和、离心或薄膜过滤等特殊处理时，应增加稀释剂对照组，以考察供试液制备过程中微生物受影响的程度。

（4）结果判断　在3次独立的平行试验中，试验组和稀释剂对照组的菌回收率应均不低于70%，若任一试验组的菌回收率低于70%，应改换稀释剂种类或采用稀释法、离心沉淀集菌法、薄膜过滤法、中和法等方法或联合使用这些方法消除供试品的抑菌活性，并重新进行方法验证。

2. 检查法

按《中国药典》2010年版三部（附录）的规定，药品细菌计数检查法包括平皿计数法和薄膜过滤法。取按验证的方法制备的均匀供试液，用pH7.0无菌氯化钠-蛋白胨缓冲液稀释成1∶10、1∶10^2、1∶10^3等稀释级。

（1）平皿计数法

① 稀释并铺碟　采用平皿法进行菌数测定时，应取适宜的连续2～3个稀释级的供试液，稀释完成后，按表4-9进行检验。

表4-9　平皿计数法检验方法

项目		琼脂培养基	玫瑰红钠琼脂培养基	酵母浸出粉胨葡萄糖琼脂培养基	检验方法
试验组	1∶10	2	2	2	供试液(稀释液)1ml,15～20ml温度不超过45℃的溶化的培养基
	1∶10^2	2	2	2	
	1∶10^3	2	2	2	
阴性对照组		2	2	2	

② 结果及判定　除另有规定外，细菌培养48h，逐日点计菌落数，一般以48h的菌落数报告；霉菌、酵母菌培养72h，逐日点计菌落数，一般以72h的菌落数报告；必要时，可适当延长培养时间至5～7日进行菌落计数并报告。

③ 菌数报告规则　宜选取细菌、酵母菌平均菌落数在30～300之间、霉菌平均菌落数在30～100之间的稀释级，作为菌数报告（取两位有效数字）的依据。

a. 当仅有1个稀释级的菌落数符合上述规定，以该级的平均菌落数乘以稀释倍数的值报告菌数。

b. 当同时有2个稀释级的菌落数符合上述规定时，视两者比值而定。若比值不大于2，以两稀释级的菌落数乘以稀释倍数的均值报告菌数；若比值大于2但不超过5时，以低稀释级的菌落数乘以稀释倍数的值报告菌数；当出现比值大于5，或高稀释级的菌落数大于或等于低稀释级的菌落数等异常情况时，应查明原因再行检查，必要时，应进行方法的重新验证。

c. 当各稀释级的平均菌落数均小于 30，以最低稀释级的平均菌落数乘以稀释倍数的值报告菌数。

d. 如各稀释级的平板均无菌落生长。或仅最低稀释级的平板有菌落生长，但平均菌落数小于 1 时，以＜1 乘以最低稀释倍数的值报告菌数。

④ 注意事项

a. 菌落蔓延生长成片的平板不宜计数。

b. 若同稀释级两个平板的菌落平均数不小于 15。则两个平板的菌落数不能相差 1 倍或以上。

c. 一般营养琼脂培养基用于细菌计数；玫瑰红钠琼脂培养基用于霉菌及酵母菌计数；酵母浸出粉胨葡萄糖琼脂培养基用于酵母菌计数。

（2）薄膜过滤法

① 取相当于每张滤膜含 1g 或 1ml 供试品的供试液，加至适量的稀释剂中，混匀，过滤。若供试品每 1 克或每 1 毫升所含的菌数较多时，可取适宜稀释级的供试液 1ml，过滤。用 pH7.0 无菌氯化钠-蛋白胨缓冲液或其他适宜的冲洗液冲洗滤膜，冲洗方法和冲洗量同"计数方法的验证"。冲洗后取出滤膜，菌面朝上贴于营养琼脂培养基或玫瑰红钠琼脂培养基或酵母浸出粉胨葡萄糖琼脂培养基平板上培养。每种培养基至少制备一张滤膜。

② 阴性对照试验：取试验用的稀释液 1ml，照上述薄膜过滤法操作，作为阴性对照。阴性对照不得有菌生长。

③ 培养和计数：培养条件和计数方法同平皿法，每片滤膜上的菌落数应不超过 100 个。

④ 菌数报告规则：以相当于 1g 或 1ml 供试品的菌落数报告菌数；若滤膜上无菌落生长，以＜1 报告菌数（每张滤膜过滤 1g 或 1ml 供试品），或＜1 乘以稀释倍数的值报告菌数。

（二）控制菌检查

控制菌检查包括：大肠埃希菌、金黄色葡萄球菌、乙型副伤寒沙门菌、铜绿假单胞菌和梭菌等的检查。

同上所述，进行控制菌检查时，若药品的组分或原检验条件发生改变可能影响检验结果时，也应进行方法的验证，以确认所采用的方法适合于该药品的控制菌检查。

验证菌种包括大肠埃希菌、金黄色葡萄球菌、乙型副伤寒沙门菌、铜绿假单胞菌、生孢梭菌；对试验菌种的要求同细菌、霉菌及酵母菌计数方法的验证。

进行供试品控制菌检查时，应做阳性对照试验。阳性对照试验的加菌量为 10～100cfu，方法同供试品的控制菌检查。阳性对照试验应检出相应的控制菌。阴性对照试验取稀释液 10ml 照相应控制菌检查法检查，作为阴性对照。阴性对照应无菌生长。

1. 大肠埃希菌

2010 年版《中国药典》的大肠埃希菌检查采用 MUG-I 法，是利用目标菌产生限定酶作用于 4-甲基伞形酮葡糖苷酸（4-methylumbelliferyl-β-D-glucuronide，MUG）产生荧光物质及靛基质试验来鉴定目标菌的。

（1）检查 取供试液 10ml（相当于供试品 1g、1ml、10cm²），直接或处理后接种至适量（不少于 100ml）的胆盐乳糖培养基中，培养 18～24h，必要时可延长至 48h。取上述培养物 0.2ml，接种至含 5ml MUG 的培养基试管内培养，分别于 5h、24h 在 366nm 紫外线下观察，同时用未接种的 MUG 培养基作本底对照。若管内培养物呈现荧光，为 MUG 阳性；不呈现荧光，为 MUG 阴性。观察后，沿培养管的管壁加入数滴靛基质试液，液面呈玫瑰红色，为靛基质阳性；呈试剂本色，为靛基质阴性。本底对照应为 MUG 阴性和靛基质阴性。

（2）结果及判定

① MUG 阳性、靛基质阳性，判供试品检出大肠埃希菌。

② MUG 阴性、靛基质阴性，判供试品未检出大肠埃希菌。

③ 如 MUG 阳性、靛基质阴性，或 MUG 阴性、靛基质阳性，则应取胆盐乳糖培养基的培养物划线接种于曙红亚甲蓝琼脂培养基或麦康凯琼脂培养基的平板上，培养 18～24h。

若平板上无菌落生长或生长的菌落与表 4-10 所列的菌落形态特征不符，判供试品未检出大肠埃希菌。若平板上生长的菌落与表 4-10 所列的菌落形态特征相符或疑似，应进行分离、纯化、染色镜检和适宜的生化试验，确认是否为大肠埃希菌。

表 4-10　大肠埃希菌菌落形态特征

培养基	菌落形态
曙红亚甲蓝	呈紫黑色、浅紫色、蓝紫色或粉红色,菌落中心呈深紫色或无明显暗色中心,圆形,稍凸起,边缘整齐,表面光滑,湿润,常有金属光泽
麦康凯琼脂	鲜桃红色或微红色,菌落中心呈深桃红色

2. 大肠菌群

（1）检查　取含适量（不少于 10ml）的胆盐乳糖发酵培养基管 3 支，分别加入 1∶10 的供试液 1ml、1∶100 的供试液 1ml、1∶1000 的供试液 1ml，另取 1 支胆盐乳糖发酵培养基管加入稀释液 1ml 作为阴性对照管。培养 18～24h。

（2）结果及判定

① 胆盐乳糖发酵管若无菌生长或有菌生长但不产酸产气，判该管未检出大肠菌群。

② 若产酸产气，应将发酵管中的培养物分别划线接种于曙红亚甲蓝琼脂培养基或麦康凯琼脂培养基的平板上，培养 18～24h。

若平板上无菌落生长，或生长的菌落与表 4-11 所列的菌落形态特征不符或为非革兰阴性无芽孢杆菌，判该管未检出大肠菌群；若平板上生长的菌落与表 4-11 所列的菌落形态特征相符或疑似，且为革兰阴性无芽孢杆菌，应进行确证试验。

表 4-11　大肠菌群菌落形态特征

培养基	菌落形态
曙红亚甲蓝琼脂	呈紫黑色、紫红色、红色或粉红色,圆形,扁平或稍凸起,边缘整齐,表面光滑,湿润
麦康凯琼脂	鲜桃红色或粉红色,圆形,扁平或稍凸起,边缘整齐,表面光滑,湿润

③ 确证试验：从上述分离平板上挑选 4～5 个疑似菌落，分别接种于乳糖发酵管中，培养 24～48h。若产酸产气，判该胆盐乳糖发酵管检出大肠菌群，否则判未检出大肠菌群。根据大肠菌群的检出管数，按表 4-12 报告 1g 或 1ml 供试品中的大肠菌群数。

表 4-12　大肠菌群数表

各供试品的检出结果			可能的大肠菌群数 $N/(个/g 或 ml)$
0.1g 或 0.1ml	0.01g 或 0.01ml	0.001g 或 0.001ml	
+	+	+	$>10^3$
+	+	−	$10^2<N<10^3$
+	−	−	$10<N<10^2$
−	−	−	<10

注：＋代表检出大肠菌群；－代表未检出大肠菌群。

3. 沙门菌

（1）检查　取供试品 10g 或 10ml，直接或处理后接种至适量（不少于 200ml）的营养肉汤培养基中，用匀浆仪或其他适宜方法混匀，培养 18～24h。取上述培养物 1ml，接种于 10ml 四硫磺酸钠亮绿培养基中，培养 18～24h 后，分别划线接种于胆盐硫乳琼脂（或沙门、志贺菌属琼脂）培养基和麦康凯琼脂（或曙红亚甲蓝琼脂）培养基的平板上，培养 18～24h，必要时延长至 40～48h。

（2）结果及判定

① 若平板上无菌落生长，或生长的菌落不同于表 4-13 所列的特征，判供试品未检出沙门菌。

② 若平板上生长的菌落与表 4-13 所列的菌落形态特征相符或疑似，用接种针挑选 2～3 个菌落分别于三糖铁琼脂培养基高层斜面上进行斜面和高层穿刺接种，培养 18～24h，如斜面未见红色、底层未见黄色，或斜面黄色、底层无黑色，判供试品未检出沙门菌。

表 4-13　沙门菌菌落形态特征

培养基	菌落形态
胆盐硫乳琼脂	无色至浅橙色,半透明,菌落中心带黑色或全部黑色或无黑色
沙门、志贺菌属琼脂	无色至淡红色,半透明或不透明,菌落中心有时带黑褐色
曙红亚甲蓝琼脂	无色至浅橙色,透明或半透明,光滑湿润的圆形菌落
麦康凯琼脂	无色至浅橙色,透明或半透明,菌落中心有时为暗色

4. 铜绿假单胞菌

（1）检查　取供试液 10ml（相当于供试品 1g、1ml、10cm²），直接或处理后接种至适量（不少于 100ml）的胆盐乳糖培养基中，培养 18～24h。取上述培养物，划线接种于溴化十六烷基三甲铵琼脂培养基的平板上，培养 18～24h。铜绿假单胞菌典型菌落呈扁平、无定形、周边扩散、表面湿润、灰白色、周围时有蓝绿色素扩散。

（2）结果及判定

① 平板上无菌落生长或生长的菌落与上述菌落形态特征不符，判供试品未检出铜绿假单胞菌。

② 平板生长的菌落与上述菌落形态特征相符或疑似，应挑选 2～3 个菌落，分别接种于营养琼脂培养基斜面上，培养 18～24h。取斜面培养物进行革兰染色、镜检及氧化酶试验。若斜面培养物为非革兰阴性无芽孢杆菌或氧化酶试验阴性，均判供试品未检出铜绿假单胞菌。否则，应进行绿脓菌素试验。

5. 金黄色葡萄球菌

（1）检查　取供试液 10ml（相当于供试品 1g、1ml、10cm²），直接或处理后接种至适量（不少于 100ml）的亚碲酸钠（钾）肉汤（或营养肉汤）培养基中，培养 18～24h，必要时可延长至 48h。取上述培养物，划线接种于卵黄氯化钠琼脂培养基或甘露醇氯化钠琼脂培养基的平板上，培养 24～72h。

（2）结果及判定

① 若平板上无菌落生长或生长的菌落不同于表 4-14 所列特征，判供试品未检出金黄色葡萄球菌。

② 若平板上生长的菌落与表 4-14 所列的菌落特征相符或疑似，应挑选 2～3 个菌落，分别接种于营养琼脂培养基斜面上，培养 18～24h。取营养琼脂培养基的培养物进行革兰染色，并接种于营养肉汤培养基中，培养 18～24h，做血浆凝固酶试验。若上述疑似菌为非革兰阳性球菌、血浆凝固酶试验阴性，判供试品未检出金黄色葡萄球菌。

表 4-14　金黄色葡萄球菌菌落形态特征

培养基	菌落形态
甘露醇氯化钠琼脂	金黄色,圆形凸起,边缘整齐,外围有黄色环,菌落直径 0.7～1mm
卵黄氯化钠琼脂	金黄色,圆形凸起,边缘整齐,外围有卵磷脂分解的乳浊圈,菌落直径 1～2mm

6. 厌氧梭菌

（1）检查　取供试液 10ml 2 份,其中 1 份置 80℃保温 10min 后迅速冷却。上述 2 份供试液直接或处理后分别接种至 100ml 的 0.1% 新鲜庖肉培养基中。各培养基管在厌氧条件下培养 72～96h。

（2）结果及判定

① 试验管不出现混浊、产气、消化碎肉、臭气等现象,判供试品未检出梭菌。

② 不出现①的情况,则应取上述培养物 0.2ml,涂抹接种于含庆大霉素的哥伦比亚琼脂培养基平板上,在厌氧条件下培养 48～72h。若平板上无菌落生长,判供试品未检出梭菌;若平板上有菌落生长,应挑选 2～3 个菌落分别进行革兰染色和过氧化氢酶试验。

供试品检出控制菌或其他致病菌时,按一次检出结果为准,不再复试。供试品的细菌数、霉菌和酵母菌数其中任何一项不符合该品种项下的规定,应从同一批样品中随机抽样,独立复试两次,以 3 次结果的平均值报告菌数。眼用制剂检出霉菌和酵母菌数时,须以两次复试结果均不得长菌,方可判供试品的霉菌和酵母菌数符合该品种项下的规定。若供试品的细菌数、霉菌和酵母菌数及控制菌三项检验结果均符合该品种项下的规定,判供试品符合规定;若其中任何一项不符合该品种项下的规定,判供试品不符合规定。

课堂互动

1. 请思考,在无菌检查中,为什么抗生素经薄膜过滤时要用冲洗液冲洗多次?而青霉类抗生素甚至在冲洗液中要加入 β-内酰胺酶?

2. 请思考,为什么在细菌内毒素检查中,所有器皿都需要经过 250℃ 干热灭菌,如果选择湿热灭菌会如何?

小　结

1. 杂质的概念、来源与分类。

2. 杂质检查项目

（1）一般杂质的检查,主要项目有氯化物、硫酸盐、硫化物、铁盐、重金属、砷盐、酸碱度、溶液颜色、易炭化物、炽灼残渣、干燥失重、水分、可见异物等。

（2）特殊杂质是药品在生产和贮藏过程中可能引入的一些特有的杂质。包括生物污染物、产品相关杂质、工艺添加剂等。

（3）生物药品的安全性检查主要包括以下项目:热原、细菌内毒素、无菌检查、异常毒性、降压物质等。

3. 杂质限量是生物药物中杂质的最大允许量。杂质限量（L）的计算公式如下:

$$杂质限量 = \frac{允许杂质存在的最大量}{供试品量} \times 100\%$$

$$L = \frac{V \times C}{S} \times 100\%$$

4. 常用的杂质检查方法:（1）对照法;（2）灵敏度法;（3）比较法。

5. 特殊杂质的检查包括:

（1）有关杂质的检查：检测方法为色谱法和电泳法。

（2）蛋白类特殊杂质的检查：宿主细胞（或菌体）蛋白残留量的检查；鼠 IgG 残留量的检查；牛血清白蛋白残留量；白蛋白检查；酶类药物中的蛋白质检查。

（3）外源性 DNA 残留量的检查。

（4）残余抗生素的检查。

6. 安全性杂质检查

（1）细菌内毒素检查：检验原理，检验操作，结果判定，注意事项。

（2）热原检查：家兔法。

（3）异常毒性检查。

（4）降压物质检查。

（5）无菌检查：培养基的制备；供试品的抽验数量及最小接种量；方法验证；检查方法（薄膜过滤和直接接种法）。

（6）微生物限度检查：菌数计数和控制菌检查。

（7）特异性毒性检查。

习 题

一、单项选择题

1. 药物纯度符合要求是指（   ）。

A. 含量符合药典的规定　　　　　　　　　B. 药物中的杂质不超过限量规定

C. 不存在杂质　　　　　　　　　　　　　D. 对患者无不良作用

2. 药物中氯化物杂质检查的原理是：利用酸性溶液中杂质与硝酸银试液生成氯化银混浊。所用的酸是（   ）。

A. 硫酸　　　　　　　B. 硝酸　　　　　　　C. 盐酸　　　　　　　D. 乙酸

3. 在药物的重金属检查中，溶液的酸碱性通常是（   ）。

A. 强酸性　　　　　　B. 弱酸性　　　　　　C. 中性　　　　　　　D. 弱碱性

4. （   ）无需无菌检查。

A. 注射剂及输液剂　　　　　　　　　　　B. 眼科外伤用药

C. 口服药物　　　　　　　　　　　　　　D. 大面积烧伤创面外用制剂

5. 微生物限度检查法是针对（   ）的。

A. 粉末片剂　　　　　　B. 丸剂　　　　　　C. 动物脏器制剂　　　D. 以上均是

6. 注射剂及输液剂应采用的微生物检查项目为（   ）。

A. 微生物限度检查　　　B. 无菌检查　　　　C. 活螨　　　　　　　D. 控制菌

7. 口服制剂应采用的微生物检查项目为（   ）。

A. 控制菌　　　　　　　B. 染菌数量　　　　C. 活螨　　　　　　　D. 以上均是

8. 深部腔道及黏膜用剂应采用的微生物检查项目为（   ）。

A. 微生物限度检查　　　B. 无菌检查　　　　C. 活螨　　　　　　　D. 控制菌

9. 目前检查生物药品中残留外源性 DNA 的常用方法有（   ）。

A. 分子杂交技术　　　　　　　　　　　　B. 基于 DNA 结合蛋白分析系统

C. 实时定量 PCR 方法　　　　　　　　　　D. 以上均是

10. 《中国药典》（2010 年版）三部规定的微生物限度检查的指标菌包括（   ）。

A. 大肠埃希菌　　　　　B. 金黄色葡萄球菌　C. 铜绿假单胞菌　　　D. 以上均是

11. （   ）生物制品在进行安全检定时，需要进行解毒试验。

A. 抗毒素　　　　　　　B. 类毒素　　　　　C. 病毒类疫苗　　　　D. 血液制品

12. 单克隆抗体制品中小鼠骨髓瘤细胞 DNA 残留量用（   ）法进行检定。

A. 电泳法　　　　　　　B. 高效液相色谱法　C. 中和法　　　　　　D. DNA 分子杂交

13. 热原质试验以（　　）试验法作为基准方法。

A. 豚鼠　　　　　　　B. 小鼠　　　　　　　C. 家兔　　　　　　　D. 以上均是

14. 在安全检定时，（　　）不属于一般安全性试验。

A. 安全试验　　　　　B. 热原质试验　　　　C. 无菌试验　　　　　D. 防腐剂试验

15. 生物制品在制造过程中，常加入（　　）试剂作为防腐剂或灭活剂。

A. 硫柳汞　　　　　　B. 甲醛　　　　　　　C. 三氯甲烷　　　　　D. 以上均是

二、多项选择题

1. 在药物的一般杂质检查中必须严格控制限量的是（　　）。

A. 氯化物　　　　　　B. 铁盐　　　　　　　C. 砷盐

D. 以铅为代表的重金属　　　　　　　　　　E. 硫酸盐

2. 古蔡法检查砷盐时，酸性氯化亚锡的作用是（　　）。

A. 使正五价的砷转化成正三价　　　　　　　B. 除去硫化氢

C. 使生成的碘转化成碘离子　　　　　　　　D. 形成锌-锡齐

E. 除去其他杂质

3. 药物的干燥失重检查时常用的干燥剂是（　　）。

A. 五氧化二磷　　　　B. 硫酸　　　　　　　C. 变色硅胶

D. 无水氯化钙　　　　E. 无水硫酸钠

三、填空题

1. 微生物限度检查的项目包括_____、_____、_____、_____。

2. 无菌检查中药典选用的典型菌种为检定菌种：_____、_____、_____、_____、_____、_____。

3. 降压物质的检验原理是_____，比较组胺对照品与供试品引起麻醉猫血压下降的程度，以判定供试品中所含降压物质的限度是否符合规定。

4. 费休法又称卡尔·费休法，可测定药物中的_____、_____、_____，操作简便、专属性强、准确度高，是利用_____来测定样品中的水分含量。

5. 常用的杂质检查方法：_____；_____；_____。

四、问答题

1. 简述应用硫代乙酰胺检查药物中重金属杂质的原理。

2. 药物的砷盐检查中加入碘化钾、酸性氯化亚锡的作用是什么？

3. 试述细菌特殊杂质的概念及分类？

4. 我国目前采用的生物制品特殊杂质检测方法主要有哪些？

5. 无菌检查法的检查项目包括哪些？判定该供试品合格的标准是什么？

6. 微生物限度检查法的检查项目包括哪些？判定该供试品合格的标准是什么？

五、计算题

环孢素的重金属检查：取环孢素 0.5g，缓缓炽灼至完全炭化，放冷，加硫酸 0.5～1.0ml，使湿润，低温加热除尽硫酸，加硝酸 0.5ml，蒸干，至氧化氮蒸气除尽，放冷，加热 500～600℃ 使完全灰化，放冷，加盐酸 2ml，置水浴蒸干，加水 15ml，滴加氨试液至对酚酞指示液显中性，加乙酸盐缓冲液（pH3.5）2ml，微热溶解，移至纳氏比色管，加水稀释成 25ml。另取配制供试液的试剂，置瓷皿中蒸干后，加乙酸盐缓冲液（pH3.5）2ml 与水 15ml，微热溶解，移至纳氏比色管，加标准铅溶液 4.0ml，加硫代乙酰胺试液 2ml，供试管颜色不得更深，计算重金属限量。

项目五

生物药物含量测定

■【知识目标】
◆ 掌握碘量法测定维生素 C 含量的原理、操作及注意事项;
◆ 掌握紫外-可见分光光度法测定维生素 A 含量的原理、操作、注意事项、数据分析及结果判定;
◆ 掌握抗生素微生物检定法的原理、操作、注意事项、效价计算及结果判定;
◆ 熟悉生物药物各种容量分析法的原理、操作及应用;
◆ 熟悉生物药物的含量测定的各种生物测定法的原理、操作及应用;
◆ 了解气相色谱法的原理、操作及应用。

■【能力目标】
◆ 能独立并正确地进行滴定分析操作;
◆ 能独立并正确地使用紫外-可见分光光度计和高效液相色谱仪用于药物检验;
◆ 能独立并正确进行抗生素微生物检定的基本操作。

生物药物的定量检查是指准确测定生物药物中有效成分或指标性成分的含量,它是评价药品质量、判断药品优劣的重要手段。测定生物药物含量时,应严格按照药品质量标准进行测定。

含量测定是在鉴别无误、检查项合格的基础上进行。生物药物定量检查方法很多,包括化学测定法、仪器测定法和生物测定法等。化学测定法历史悠久,包括重量分析法、容量分析法,其中后者应用较多;仪器测定法包括光学分析法、色谱分析法和电化学分析法以及近年来发展起来的现代分析检测技术,如毛细管电泳法、液相色谱-质谱联用技术和气相色谱-质谱联用技术等,其中应用较多的有紫外-可见分光光度法、高效液相色谱法和气相色谱法;生物测定法对于生物药物的含量测定具有极其重要的地位,包括酶活力测定法、生物检定法等,因此,生物制品、抗生素、酶等生物药物的含量也通常用其效价来表示。

生物药物原料药含量测定结果的表示方法比较简单,常用百分含量来表示,即主成分的量占总量的百分数。

$$含量 = \frac{测得量}{取样量} \times 100\%$$

生物药物制剂的成分相对于原料药要复杂些,除含有主药外,还含有各种辅料,如赋形剂、助溶剂、防腐剂、抗氧化剂等,制剂的测定结果常用标示量的百分含量来表示,标示量是指某药物剂型单位剂量的制剂中规定的主药含量,通常在该剂型的标签上表示出来。

$$标示量 = \frac{测得量}{标示量} \times 100\%$$

子项目一 容量分析法

容量分析法是药物分析的重要方法之一，在生物药物的定量检查中占有重要地位。它是指将已知准确浓度的滴定液，滴加到待测溶液中至反应完成，由滴定液浓度和消耗体积计算待测物的含量，称为滴定分析法，因为滴定分析法中经常涉及溶液的配制和溶液体积的准确量取，所以这种分析方法也叫容量分析法。

容量分析法所用仪器价廉易得，操作简便、快速，方法耐用性高，测定结果准确，通常情况下其相对误差在 0.2% 以下，是《中国药典》（2010 年版）含量测定项下的常用方法之一。但容量分析法的专属性（选择性）较差，一般适用于含量较高的药物的定量检查。

检验任务一 维生素 C 片的含量测定

任务简介

本品为维生素 C 的片剂。维生素 C（vitamin C，ascorbic acid）又叫 L-抗坏血酸，是一种水溶性维生素，无色晶体，对人体健康至关重要，在体内参与多种反应，在生物氧化和还原作用以及细胞呼吸中起重要作用。《中国药典》（2010 年版）收载有维生素 C 原料及其片剂、颗粒剂、注射液等多种剂型的含量测定均采用碘量法测定维生素 C 的含量。

检验标准 （2010 年版《中国药典》节选）

本品含维生素 C（$C_6H_8O_6$）应为标示量的 93.0%～107.0%。

[含量测定] 取本品 20 片，精密称定，研细，精密称取适量（约相当于维生素 C 0.2g），置 100ml 量瓶中，加新沸过的冷水 100ml 与稀乙酸 10ml 的混合液适量，振摇使维生素 C 溶解并稀释至刻度，摇匀，迅速滤过，精密量取续滤液 50ml，加淀粉指示液 1ml，用碘滴定液（0.05mol/L）滴定，至溶液显蓝色并持续 30s 不褪。每 1 毫升碘滴定液（0.05mol/L）相当于 8.806mg 的 $C_6H_8O_6$。

仪器试剂

（1）仪器 酸式滴定管，电子天平。

（2）试剂 维生素 C 片；$Na_2S_2O_3$ 滴定液（0.1mol/L）；碘滴定液（0.05mol/L）；淀粉指示液。

检验操作

（1）检验方法 碘量法。

（2）检验步骤

① 碘滴定液的标定 吸取 25.00ml I_2 标准溶液，置于 250ml 锥形瓶中，加入 50ml 水，用已知准确浓度的 $Na_2S_2O_3$ 标准溶液滴定至溶液呈浅黄色时，加入 2ml 淀粉指示液，继续用 $Na_2S_2O_3$ 标准溶液滴定至蓝色恰好消失，即为终点。平行测定 3 次，计算 I_2 滴定液的浓度，相对偏差不超过 ±0.1%。

② 供试液的制备 取本品 20 片，精密称定后计算平均片重（$\overline{W}$），研细，精密称取适

量（约相当于维生素 C 0.2g），置 100ml 量瓶中，加新沸过的冷水 100ml 与稀乙酸 10ml 的混合液适量，振摇使维生素 C 溶解并稀释至刻度，摇匀，迅速滤过，即得供试液，应立即进行滴定操作。

③ 滴定操作　精密量取续滤液 50ml，加淀粉指示液 1ml，用碘滴定液（0.05mol/L）滴定，至溶液显蓝色并持续 30s 不褪。取 3 次样平行滴定三次，计算维生素 C($C_6H_8O_6$）的含量。

（3）结果及判定

① 碘滴定液的浓度计算

$$c(I_2) = 0.5 \times c(Na_2S_2O_3) \times 25.00/V(I_2)$$

式中，$c(I_2)$、$c(Na_2S_2O_3)$ 分别为 I_2 标准溶液和 $Na_2S_2O_3$ 标准溶液的浓度；$V(I_2)$ 为标定时所消耗的 I_2 标准溶液的体积。

根据标定结果计算相对偏差不超过 $\pm 0.1\%$；若超过 $\pm 0.1\%$，应重新标定。以三次标定的平均值作为碘滴定液的浓度。

② 维生素 C 片的含量计算

$$标示量 = \frac{2 \times V \times T \times F \times 10^{-3}}{(W/\overline{W}) \times 标示量} \times 100\%$$

式中，V 为所消耗滴定液的体积，ml；T 为每 1 毫升滴定液相当于被测组分的质量，mg/ml；F 为浓度校正因子（F＝实际浓度/规定浓度）；W 为供试品的量，g；$\overline{W}$ 为平均片重，g；标示量为单位片剂所含主成分的量，g/片。

根据滴定结果计算相对平均偏差不超过 0.2％，结果方为有效；若超过 0.2％，应重检。以三次滴定的平均值作为维生素 C 片的含量计算结果。

③ 结果判定，本品含维生素 C($C_6H_8O_6$）应为标示量的 93.0％～107.0％。

检验分析

（1）维生素 C 具有较强的还原性，在乙酸酸性条件下，可被碘定量氧化。根据消耗碘滴定液的体积，即可计算维生素 C 的含量。反应式如下：

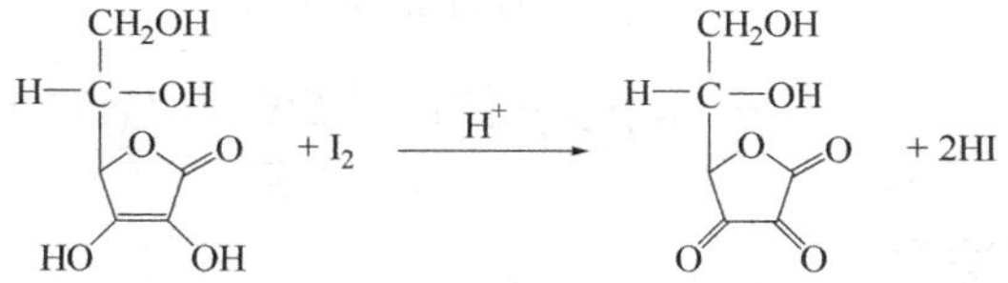

（2）测定中加入稀乙酸，是因为在酸性介质中，维生素 C 受空气中氧的氧化速度减慢，但供试品溶于稀乙酸后仍应立即进行滴定。

（3）测定中加入重新煮沸冷却的水，是为了减少水中溶解氧对测定的影响。

（4）预处理：测定维生素 C 制剂时，为消除辅料的干扰，滴定前要进行必要的处理。如测定片剂时，片剂溶解后应滤过，取续滤液测定；测定注射液前应加丙酮或甲醛，以消除注射液中抗氧剂亚硫酸氢钠的干扰。

注意事项

（1）碘滴定液具有挥发性与腐蚀性，通常先配制成近似浓度的溶液，然后再用 $Na_2S_2O_3$ 标准溶液标定；并应在配制后放置一周再行标定，使其浓度保持稳定。

（2）标定和滴定用的淀粉指示液应在日内使用；所配制的淀粉指示液遇碘应显纯蓝色；如显红色，则不宜使用；配制淀粉指示液时的加热时间不宜过长，并应快速冷却，以免降低其灵敏度。

（3）对于一般的滴定分析来讲，因测定次数不多，故常用相对偏差或相对平均偏差来表示实验结果的精密度；滴定分析测定常量成分时，分析结果的相对平均偏差一般应小于 0.2%。

课堂互动　请查阅《中国药典》（2010 年版）中维生素 C 原料及其制剂含量测定的方法，比较它们的操作步骤有何不同？为什么？

必需知识（一）

一、容量分析基本概念

1. 滴定度（T）及其计算

滴定度（T）系指每 1 毫升规定浓度的滴定液相当于被测药物的含量。《中国药典》（2010 年版）用毫克/毫升（mg/ml）表示。

在滴定分析中，被测药物（A）与滴定剂（B）之间按一定的物质的量比进行反应，生成产物（P），反应可表示为：

$$A + nB \longrightarrow P$$

反应中被测药物与滴定剂的物质的量比为 1∶n，滴定度的计算通式为：

$$T = cM/n$$

式中，c 为滴定液的物质的量浓度，mol/L；M 为被测药物的摩尔质量，g/mol。

2. 校正因子（F）

滴定液的实际配制浓度与规定浓度的比值称为校正因子，常用"F"表示。在药典中给出的滴定度都是根据滴定液的规定浓度计算得出，而在实际操作中，所配制的滴定液的浓度不可能恰好与规定值一致，此时，若直接应用检验标准中提供的滴定度（T）来计算含量，则会出现误差，需要用校正因子来调整实际的滴定度。

$$F = \frac{滴定液实际浓度}{滴定液规定浓度}$$

$$T' = T \times F = T \times \frac{c_{实际}}{c_{规定}}$$

二、容量分析滴定方法

在进行容量分析时，如何准确地确定等当点是容量分析的关键问题，必须借助相应指示剂的颜色变化来确定滴定终点，故需要选择合适的指示剂，使滴定终点尽可能地接近等当点。根据滴定方式的不同有直接滴定法、剩余滴定法和置换滴定法。

1. 直接滴定法

用滴定液直接滴定，以求得被测药物的含量。

$$供试品的含量 = \frac{V \times T \times F \times 10^{-3}}{W} \times 100\%$$

式中，V 为供试品消耗的滴定液的体积，ml；T 为滴定度，mg/ml；F 为滴定液的浓度校正因子；W 为供试品的质量，g。

在《中国药典》（2010 年版）收载的容量分析法中，均给出了滴定度（T）的值。根据供试品的称取量（W）、滴定体积（V）和滴定度（T），即可计算出被测物质的百分含量。

《中国药典》（2010 年版）收载的非水滴定法等方法测定时采用直接滴定法，但要将滴定结果用空白试验校正，因此计算公式为：

$$供试品的含量 = \frac{(V-V_0) \times T \times F \times 10^{-3}}{W} \times 100\%$$

式中，V_0 为空白试验消耗的滴定液的体积，ml。

2. 剩余滴定法

本法亦称返滴定法、回滴定法，是先加入一定量过量的滴定液 A，使其与被测药物定量反应，待反应完全后，再用另一滴定液 B 来回滴定反应后剩余的滴定液 A。本法常需进行空白试验校正。

$$供试品的含量 = \frac{(V_0-V_B) \times T \times F \times 10^{-3}}{W} \times 100\%$$

式中，V_0 为空白试验消耗的滴定液 B 的体积，ml；V_B 为供试品消耗的滴定液 B 的体积，ml；T 为滴定度，mg/ml；F 为滴定液的浓度校正因子；W 为供试品的质量，g。

三、常用容量分析法

根据检验原理的不同，容量分析法可分为酸碱滴定法、氧化还原滴定法、配位滴定法、沉淀滴定法和非水溶液滴定法。

1. 酸碱滴定法

以酸碱中和反应为基础的滴定分析方法称为酸碱滴定法。一般的酸碱药物以及能够与酸、碱直接或间接起反应的，且化学反应能按摩尔比定量进行，反应速度足够迅速，而无副反应的药物，都可以使用酸碱滴定法进行滴定。

其基本原理如下：　　　　　　　$H^+ + OH^- \Longrightarrow H_2O$。

【案例 5-1】谷氨酸的含量测定

取本品约 0.25g，精密称定，加沸水 50ml 使溶解，放冷，加溴麝香草酚蓝指示液 5 滴，用氢氧化钠滴定液（0.1mol/L）滴定至溶液由黄色变为蓝绿色。每 1 毫升氢氧化钠滴定液（0.1mol/L）相当于 14.71mg 的 $C_5H_9NO_4$。

2. 氧化还原滴定法

氧化还原滴定法是指以氧化还原反应为基础的滴定分析方法。该法能直接测定具有氧化性或还原性的物质，也可间接测定本身不具氧化还原性的物质，在药品检验中常用的有碘量法、亚硝酸钠法、溴酸钾法、铈量法、重铬酸钾法等。下面重点介绍碘量法。

碘量法是利用碘分子的氧化性或碘离子的还原型进行测定的滴定分析方法。

$$I_2 + 2e^- \longrightarrow 2I^-$$
$$2I^- - 2e^- \longrightarrow I_2$$

I_2 是较弱的氧化剂，可测定较强的还原剂的含量，而 I^- 是中等强度的还原剂，能与许多氧化剂作用析出定量的碘，再用硫代硫酸钠滴定液滴定析出的碘，间接计算出氧化物的含量。根据以上原理可以把碘量法分为直接碘量法和间接碘量法，其中间接碘量法又可分剩余碘量法和置换碘量法。

（1）直接碘量法　用碘滴定液直接滴定，用于测定具有较强还原性的药物。只能在酸性、中性或弱碱性溶液中进行。用淀粉指示剂指示终点。

（2）剩余碘量法　在供试品中加入定量过量碘滴定液，待 I_2 与测定组分反应完全后用硫代硫酸钠滴定剩余的碘，根据与药物作用的碘量计算药物含量。

（3）置换碘量法　用于强氧化剂的测定。在供试品中加入碘化钾，氧化剂将其氧化成碘，用硫代硫酸钠滴定。

在碘量法中，指示剂常用淀粉指示剂。原理是淀粉溶液遇 I_2 生成深蓝色的吸附化合物，故可根据其蓝色的出现或消失指示终点。此反应不仅可逆而且极其灵敏，碘液浓度小至 $1 \times 10^{-3} \, mol/L$ 仍能被淀粉指示剂吸附而呈蓝色。在操作中，指示剂滴加的时机很重要，直接碘量法中可在滴定前加入，间接碘量法中则须在近终点时加入，以防大量碘分子被淀粉吸附，使终点时的蓝色不易褪去而产生误差。

【案例 5-2】维生素 C 的含量测定

取本品约 0.2g，精密称定，加新沸过的冷水 100ml 与稀乙酸 10ml 使溶解，加淀粉指示液 1ml，立即用碘滴定液（0.05mol/L）滴定，至溶液显蓝色并在 30s 内不褪。每 1 毫升碘滴定液（0.05mol/L）相当于 8.806mg 的 $C_6H_8O_6$。

3. 非水溶液滴定法

即是在非水溶液中进行的滴定分析方法，以非水溶剂为滴定介质，不仅增大有机化合物溶解度，而且能改变物质化学性质，使水中不能进行完全的滴定反应顺利进行。

非水溶液滴定法除溶剂比较特殊外，具有一般滴定分析方法的优点，如准确、快速、无需特殊设备等，为各国药典普遍采用。氨基酸类药物的含量测定大多采用本法。

（1）溶剂的分类　非水溶剂可分为质子溶剂和非质子溶剂。

① 质子溶剂是指能给出或接受质子的溶剂。有酸性溶剂、碱性溶剂、两性溶剂三种。酸性溶剂：给出质子能力较强，适于作为滴定弱碱性物质介质，最常用的是冰醋酸；碱性溶剂接受质子能力较强，适于作为滴定弱酸性物质介质，最常用的是二甲基甲酰胺；两性溶剂适于作为滴定不太弱的酸、碱的介质，兼有酸碱两者性能，最常用的是甲醇。

② 非质子溶剂是指分子中无转移性质子的溶剂，可分为偶极亲质子溶剂和惰性溶剂。偶极亲质子溶剂具接受质子倾向和成氢键能力，适于作弱酸性或某些混合物滴定介质，如二甲基亚砜、吡啶等；惰性溶剂与质子溶剂混用，改善溶解性能增大突跃，如苯、三氯甲烷等。

（2）含量测定原理　酸碱的强度不仅取决于酸碱本身，还取决于溶剂的性质。根据弱酸在碱性溶液中能增加其酸性，而弱碱在酸性溶液中能加其碱性的特性，使原来在水溶液中不能滴定的某些弱酸弱碱，经选择适当溶剂，增强其酸碱性后，便可以进行滴定。

【案例 5-3】甘氨酸的含量测定

取本品约 70mg，精密称定，加无水甲酸 1.5ml 使溶解，加冰醋酸 25ml，照电位滴定法（附录 Ⅶ A），用高氯酸滴定液（0.1mol/L）滴定，并将滴定的结果用空白试验校正。每 1 毫升高氯酸滴定液（0.1mol/L）相当于 7.507mg 的 $C_2H_5NO_2$。

【案例 5-4】重酒石酸去甲肾上腺素的含量测定

取本品 0.2g，精密称定，加冰醋酸 10ml，振摇（必要时微温）溶解后，加结晶紫指示液 1 滴，用高氯酸滴定液（0.1mol/L）滴定至溶液显蓝绿色，并将滴定的结果用空白试验校正。每 1 毫升高氯酸滴定液（0.1mol/L）相当于 31.93mg 的 $C_8H_{11}NO_3 \cdot C_4H_6O_6$。

4. 配位滴定法

配位滴定法是以配位反应为基础的一种滴定分析法。配位反应种类繁多，但能适用于分析滴定的却有限，在药品检验中应用的配位滴定剂为乙二胺四乙酸二钠（EDTA-2Na），主要用于测定含金属离子的药物。

作为配位滴定的反应必须符合的条件如下：

（1）生成的配合物要有确定的组成；

（2）生成的配合物要有足够的稳定性；

（3）配合反应速度要足够快；

（4）要有适当的反映化学计量点到达的指示剂或其他方法。

5. 沉淀滴定法

沉淀滴定法是以沉淀反应为基础的一种滴定分析方法。生成沉淀的反应很多，但符合容量分析条件的却很少，实际上应用最多的是银量法，即利用 Ag^+ 与卤素离子的反应来测定 Cl^-、Br^-、I^-、SCN^- 和 Ag^+。银量法共分三种，分别以创立者的姓名来命名。

（1）莫尔法　在中性或弱碱性的含 Cl^- 试液中，加入指示剂铬酸钾，用硝酸银标准溶液滴定，氯化银先沉淀，当砖红色的铬酸银沉淀生成时，表明 Cl^- 已被定量沉淀，指示终点已经到达。此法方便、准确，应用很广。

（2）福尔哈德法

① 直接滴定法。在含 Ag^+ 的酸性试液中，加 $NH_4Fe(SO_4)_2$ 为指示剂，以 NH_4SCN 为滴定剂，先生成 AgSCN 白色沉淀，当红色的 $Fe(SCN)^{2+}$ 出现时，表示 Ag^+ 已被定量沉淀，终点已到达。此法主要用于测 Ag^+。

② 返滴定法。在含卤素离子的酸性溶液中，先加入一定量的过量的 $AgNO_3$ 标准溶液，再加指示剂 $NH_4Fe(SO_4)_2$，以 NH_4SCN 标准溶液滴定过剩的 Ag^+，直到出现红色为止。两种试剂用量之差即为卤素离子的量。此法的优点是选择性高，不受弱酸根离子的干扰。但用本法测 Cl^- 时，宜加入硝基苯，将沉淀包住，以免部分的 Cl^- 由沉淀转入溶液。

（3）法扬斯法　在中性或弱碱性的含 Cl^- 试液中加入吸附指示剂荧光黄，当用 $AgNO_3$ 滴定时，在等当点以前，溶液中 Cl^- 过剩，AgCl 沉淀的表面吸附 Cl^- 而带负电，指示剂不变色。在等当点后，Ag^+ 过剩，沉淀的表面吸附 Ag^+ 而带正电，它会吸附荷负电的荧光黄离子，使沉淀表面显示粉红色，从而指示终点已到达。此法的优点是方便。

【案例 5-5】硫唑嘌呤的含量测定

取本品约 0.6g，精密称定，置 200ml 量瓶中，加稀氨溶液 20ml 使溶解，精密加入硝酸银滴定液（0.1mol/L）50ml，加水稀释至刻度，摇匀，滤过，精密量取续滤液 100ml，加硝酸（1→2）20ml，放冷后，加硫酸铁铵指示液 2ml，用硫氰酸铵滴定液（0.1mol/L）滴定，并将滴定的结果用空白试验校正。每 1 毫升硝酸银滴定液（0.1mol/L）相当于 27.73mg 的 $C_9H_7N_7O_2S$。

子项目二　仪器分析法

仪器分析法是利用能直接或间接地表征物质的各种特性（如物理的、化学的、生理性质等）的实验现象，通过探头或传感器、放大器、分析转化器等转变成人可直接感受的已认识的关于物质成分、含量、分布或结构等信息的分析方法。与化学分析法比较，仪器分析法具有如下特点：①灵敏度高，检出限量可降低，如样品用量由化学分析的 ml、mg 级降低到仪器分析的 μg、μl 级，甚至更低，适合于微量、痕量和超痕量成分的测定；②选择性好，很多仪器分析方法可以通过选择或调整测定的条件，使共存的组分测定时，相互间不产生干扰；③操作简便，分析速度快，容易实现自动化。

《中国药典》（2010 年版）用于生物药物含量测定的仪器分析法主要有紫外-可见分光光度法、高效液相色谱法和气相色谱法等方法。

检验任务二　维生素 A 软胶囊的含量测定

任务简介

本品为维生素 A 加精炼食用植物油溶解后制成。维生素 A（vitamin A）包括维生素 A_1（视黄醇）、去氢维生素 A（维生素 A_2）和去水维生素 A（维生素 A_3）等，其中维生素 A_1 活性最高，故通常所说的维生素 A 系指维生素 A_1。在自然界中，维生素 A 天然产品多以各种酯类混合物的形式存在，其中主要为乙酸酯和棕榈酸酯；但目前主要采用人工合成方法制取。本品采用紫外-可见分光光度法测定维生素 A 的含量。

检验标准　（2010 年版《中国药典》节选）

> 本品系取维生素 A，加精炼食用植物油（在 0℃ 左右脱去固体脂肪）溶解并调整浓度后制成。每粒含维生素 A 应为标示量的 90.0%～120.0%。
>
> [含量测定]　取装量差异项下的内容物，照维生素 A 测定法（附录 Ⅶ J）项下紫外-可见分光光度法测定，根据每粒内容物的平均装量计算，即得。

仪器试剂

（1）仪器　紫外-可见分光光度计。

（2）试剂　乙醚；环己烷等。

检验步骤

（1）检验方法　紫外-可见分光光度法。

（2）检验步骤　本法测定维生素 A 的含量，以单位表示，每单位相当于全反式维生素 A 乙酸酯 0.344μg 或全反式维生素 A 醇 0.300μg。测定应在半暗室中尽快进行。

① 胶丸内容物平均重量的测定　取胶丸 20 粒，精密称定。用注射器将内容物抽出，再用刀片切开丸壳。丸壳用乙醚逐个洗涤 3～4 次，置烧杯中，再用乙醚浸洗 1～2 次，置通风处，使乙醚挥散，精密称定，得到总壳重，算出每丸内容物的平均重量。

② 供试品溶液的制备　取维生素 A 胶丸的内容物适量，精密称定，用环己烷溶解并定量稀释制成每 1 毫升中含 915U 的溶液。供试品溶液制备两份，分别测定。

③ 吸光度的测定　照紫外-可见分光光度法，测定其吸收峰的波长，并在 300nm、316nm、328nm、340nm、360nm 五个波长处分别测定吸光度。

（3）数据处理及结果判定

① 选择吸光度　如果吸收峰波长在 326～329nm 之间，计算各波长下的吸光度与 328nm 波长处吸光度的比值（A_i/A_{328}），并分别与《中国药典》规定的吸光度比值相减，即得到 5 个差值，见表 5-1。判断每个差值是否超过规定值的 ±0.02。

a. 如果吸收峰波长在 326～329nm 之间，且所测得的各波长吸光度比值不超过表 5-1 中规定值的 ±0.02，可直接用 328nm 波长处测得的吸光度（A_{328}）计算 $E_{1cm}^{1\%}$。

b. 如果吸收峰波长在 326～329nm 之间，但所测得的各波长吸光度比值如有超过表 5-1 中规定值的 ±0.02，应按下式求出校正后的吸光度 $[A_{328(校正)}]$，然后再计算含量。

表 5-1　《中国药典》规定的吸光度比值

波长/nm	测得吸光度	吸光度比值		差值 (计算值—规定值)
		计算值	药典规定值	
300	A_0	A_0/A_2	0.555	
316	A_1	A_1/A_2	0.907	
328	A_2	A_2/A_2	1.000	
340	A_3	A_3/A_2	0.811	
360	A_4	A_4/A_2	0.299	

$$A_{328(校正)} = 3.52(2A_{328} - A_{316} - A_{340})$$

如果 $\dfrac{A_{328(校正)} - A_{328}}{A_{328}} \times 100\%$ 所得数值在 $\pm 3.0\%$ 之间，则仍以未校正的吸光度（A_{328}）计算含量。

如果 $\dfrac{A_{328(校正)} - A_{328}}{A_{328}} \times 100\%$ 所得数值在 $-15\% \sim -3\%$ 之间，则以校正的吸光度（$A_{328(校正)}$）计算含量。

如果 $\dfrac{A_{328(校正)} - A_{328}}{A_{328}} \times 100\%$ 所得数值小于 -15% 或大于 $+3.0\%$，则根据《中国药典》规定，供试品需经皂化提取除去干扰后测定。

c. 如果吸收峰波长不在 $326 \sim 329\text{nm}$ 之间，则供试品同样需经皂化提取除去干扰后测定含量。

② 计算维生素 A 的效价

a. 先由选定的吸光度 $[A_{328}$ 或者 $A_{328(校正)}]$ 计算吸光系数 $E_{1cm}^{1\%}$，公式如下：

$$E_{1cm}^{1\%} = \frac{A}{cL}$$

式中，$E_{1cm}^{1\%}$ 为百分吸光系数；c 为供试液浓度，g/100ml；L 为吸收池厚度，1cm。

b. 再由 $E_{1cm}^{1\%}$ 计算出维生素 A 的效价（IU/g），公式如下：

$$每 1g 供试品含维生素 A 效价(IU/g) = E_{1cm}^{1\%}(供试品) \times 1900$$

式中，1900 为换算因子。

③ 计算维生素 A 的标示量百分含量　由前一步骤求得的效价计算维生素 A 的标示量百分含量（标示量），公式如下：

$$标示量 = \frac{维生素 A 效价(IU/g) \times 每丸内容物平均装量(g/丸)}{标示量(IU/丸)} \times 100\%$$

或者确定吸光度后可直接计算，公式如下：

$$标示量 = \frac{A \times D \times 1900 \times \overline{W}}{W \times 100 \times L \times 标示量} \times 100\%$$

式中，A 为选定的 A_{328} 或校正后的 $A_{328(校正)}$；D 为供试品的稀释倍数；$\overline{W}$ 为胶丸内容物的平均装量；W 为称取的内容物重量（即供试品取用量）；L 为比色池厚度，cm；标示量为处方中规定的每粒胶丸中含有维生素 A 的国际单位数。

④ 结果判定　供试品取两份，分别测定，两份测定结果的相对偏差不超过 1.5%，取其平均值作为含量测定结果。本品每粒含维生素 A 应为标示量的 $90.0\% \sim 120.0\%$。

检验分析

维生素 A 的含量测定方法有紫外-可见分光光度法、高效液相色谱法和三氯化锑比色法。紫外-可见分光光度法是各国药典收载的法定方法。三氯化锑比色法反应专属性差，呈色不稳定，已被紫外-可见分光光度法替代，目前多用于食品或饲料中的维生素 A 的测定。高效液相色谱法则是《中国药典》2010 年版新增的方法。采用紫外-可见分光光度法测得的吸光度并非维生素 A 独有的吸收，在规定的条件下，非维生素 A 物质的无关吸收所引入的误差可以用校正公式校正，以便得到正确结果，校正公式采用三点法，故本法亦称为"三点校正法"。

(1) 三点校正法的建立　维生素 A 具有共轭多烯醇的侧链，在 325～328nm 的波长范围内具有最大吸收，可用于含量测定。但是维生素 A 原料中常混有多种杂质，包括其多种异构体、氧化降解产物（维生素 A_2、维生素 A_3、环氧化物、维生素 A 醛、维生素 A 酸等）、合成中间体、反应副产物等有关物质，且维生素 A 制剂中常含稀释用油，这些杂质在维生素 A 的最大吸收波长附近也有吸收，干扰维生素 A 的测定。为消除这些杂质的干扰，《中国药典》采用三点校正法测定维生素 A 的含量。

维生素 A 在 325～328nm 处有最大吸收，其吸收峰的位置随着溶剂的不同而略有差异，维生素 A 在不同溶剂中的紫外吸收数据列于表 5-2。

表 5-2　维生素 A 在不同溶剂中的紫外吸收数据

溶剂	维生素 A 乙酸酯			维生素 A 醇		
	λ_{max}/nm	$E_{1cm}^{1\%}$	换算因子	λ_{max}/nm	$E_{1cm}^{1\%}$	换算因子
环己烷	327.5	1530	1900	326.5	1755	1900
异丙醇	325	1600	1830	325	1820	1830

(2) 三点校正法的测定原理　本法是在三个选定的波长处测得供试品的吸光度，在规定条件下根据校正公式计算吸光度的校正值后，再计算维生素 A 的真实含量。

该法原理基于两点：①在 310～340nm 波长范围内，杂质的无关吸收近似一条直线，且随波长的增大吸光度下降；②物质对光吸收呈加和性，即在每一波长下测得的吸光度 $A_样 = A_{维生素A} + A_{杂质}$。

(3) 三点校正法的波长选择　三点校正法必须选择三个波长，三点波长选择原则为一点选择在维生素 A 的吸收峰的波长处（λ_1），其他两点选在 λ_1 的两侧（λ_2 和 λ_3）。直接法与皂化法选择的这两点有所不同。

① 直接法（等波长差法）　使 $\lambda_3 - \lambda_1 = \lambda_1 - \lambda_2$。《中国药典》规定，测定维生素 A 及其制剂中维生素 A 的含量时，如供试品中干扰测定的杂质较少，可用溶剂溶解供试品后直接测定，选用的 3 个波长为 $\lambda_1 = 328nm$，$\lambda_2 = 316nm$，$\lambda_3 = 340nm$，$\Delta\lambda = 12nm$。

② 皂化法（等吸收比法）　使 $A_{\lambda_2} = A_{\lambda_3} = 6/7A_{\lambda_1}$。《中国药典》规定，测定维生素 A 的含量时，如供试品中干扰测定的杂质过多，即不适合用直接法时，需经皂化提取除去干扰后测定，选用的 3 个波长为 $\lambda_1 = 325nm$，$\lambda_2 = 310nm$，$\lambda_3 = 334nm$。

注意事项

(1) 在测定不同波长下的吸收度时每一次都要用空白液进行调零。

(2) 稀释用溶剂环己烷，需按紫外-可见分光光度法中"对溶剂的要求"进行检查，符合后才能使用；如溶剂不符合要求，应重蒸或处理后重蒸，收集中间馏分经检查合格后使用。

(3) 光线能引起维生素 A 的分解，故测定中所用乙醚，必须不含过氧化物，操作应在半暗室中尽快进行。一般在 15～25℃室温下进行，操作时应注意所用溶剂及供试品溶液与测定温度尽可能相近，以免溶剂在不同温度时体积不同，造成误差。

（4）剪胶丸所用的剪刀用前应用乙醚洗净，剪刀上黏附的内容物用乙醚洗入容器中；供试品胶壳要尽量洗干净，避免内容物残留，使粒重尽量准确。

（5）由于所取的样品量非常小，所以用于收集样品的小烧杯一定要用溶剂洗涤多次并合并入容量瓶中，容量瓶口也要冲洗使样品全部转入。

> **课堂互动** 用紫外-可见分光光度法测定维生素 A 的含量时，其换算因子 1900 与 1830 的含义是什么？如何计算而来？

必需知识（二）

一、紫外-可见分光光度法

分光光度法是通过被测物质在特定波长处或一定波长范围内的吸光度或发光强度，对该物质进行定性和定量分析的方法。《中国药典》（2010 年版）常用于生物药物含量测定的为紫外-可见分光光度法和荧光分光光度法。紫外-可见分光光度法系基于物质分子对紫外光区（200～400nm）和可见光区（波长 400～760nm）的单色光辐射的吸收特性建立的光谱分析法，该法操作简单、准确度高、重现性好。

1. 朗伯-比尔定律

朗伯-比尔定律是分光光度法的基本定律。当一束平行的单色光穿过被测物质溶液时，在一定的浓度范围内，溶液的吸光度与吸光物质的浓度和液层的厚度（光程长度）成正比，可表示为：

$$A = \lg \frac{1}{T} = Ecl$$

式中，A 为吸光度；T 为透光率；E 为吸收系数，一般用 $E_{1cm}^{1\%}$ 表示，其物理意义为当溶液浓度为 1%（1g/100ml）、液层厚度为 1cm 时的吸光度；c 为溶液浓度，g/100ml，即每 100 毫升溶液中所含被测物质的质量（按干燥品或无水物计算）；l 为液层厚度，cm。

2. 在含量测定中的应用

（1）对照品比较法 本法的优点是可以消除仪器、操作人员、操作时间等不同所带来的误差，亦可消除不同实验室之间的测量误差，但要求有对照品。

按各品种项下的方法，分别配制供试品溶液和对照品溶液，对照品溶液中所含被测成分的量应为供试品溶液中被测成分规定量的 100%±10%，所用溶剂也应完全一致，在规定的波长测定供试品溶液和对照品溶液的吸光度后，按下式计算供试品中被测溶液的浓度。

$$c_X = \frac{A_X}{A_R} c_R$$

式中，c_X 为供试品溶液的浓度；A_X 为供试品溶液的吸光度；c_R 为对照品溶液的浓度；A_R 为对照品溶液的吸光度。

原料药的百分含量可用下式计算：

$$含量 = \frac{c_X \times D \times V}{W} \times 100\% = \frac{c_R \times \dfrac{A_X}{A_R} \times D \times V}{W} \times 100\%$$

式中，W 为供试品的质量；D 为供试品溶液的稀释倍数；V 为供试品溶液的体积。

（2）吸收系数法　本法的优点是不需要对照品，简便、快速，但不能消除仪器、操作人员、操作时间等不同所带来的误差，且仪器的精度对测定结果有较大影响。因此，使用本法测定时，吸收系数通常应大于100，并注意仪器的校正和检定。

原料药的百分含量可用下式计算：

$$含量 = \dfrac{\dfrac{A}{E_{1cm}^{1\%} \times l} \times V}{W} \times 100\%$$

式中，A 为供试品溶液的吸光度；$E_{1cm}^{1\%}$ 为供试品在规定波长的百分吸光系数；l 为吸收池的宽度；V 为供试品溶液的体积；W 为供试品的质量。

【案例 5-6】维生素 B_2 注射液的含量测定

避光操作。精密量取本品适量（约相当于维生素 B_2 10mg），置 1000ml 量瓶中，加 10%乙酸溶液 2ml 与 14%乙酸钠溶液 7ml，加水稀释至刻度，摇匀，照紫外-可见分光光度法（附录Ⅳ A），在 444nm 的波长处测定吸光度，按 $C_{17}H_{20}N_4O_6$ 的吸收系数（$E_{1cm}^{1\%}$）为 323 计算，即得。

二、高效液相色谱法

高效液相色谱法测定含量的基本原理是：供试品经进样阀注入，由流动相带入色谱柱内，各组分在柱内被分离，并依次进入检测器，由积分仪或数据处理系统记录和处理色谱信号，根据峰面积或峰高与待测组分含量呈线性关系，进而计算出待测物质的含量。其含量测定方法如下。

1. 内标法

按各品种项下的规定，精密称（量）取对照品和内标物质，分别配成溶液，精密量取各适量，混合配成校正因子测定用的对照溶液。取一定量注入仪器，记录色谱图。测量对照品和内标物质的峰面积或峰高，按下式计算校正因子：

$$校正因子(f) = (A_S/c_S)/(A_R/c_R)$$

式中，A_S 为内标物质的峰面积或峰高；A_R 为对照品的峰面积或峰高；c_S 为内标物质的浓度；c_R 为对照品的浓度。

再取各品种项下含有内标物质的供试品溶液，注入仪器，记录色谱图，测量供试品中待测成分和内标物质的峰面积或峰高，按下式计算含量：

$$含量(c_X) = fA_X/(A_S'/c_S')$$

式中，A_X 为供试品的峰面积或峰高；c_X 为供试品的浓度；A_S' 为内标物质的峰面积或峰高；c_S' 为内标物质的浓度；f 为校正因子。

采用内标法，可避免因样品前处理寄进样体积误差对测定结果的影响。

2. 外标法

按各品种项下的规定，精密称（量）取对照品和供试品，配制成溶液，分别精密取一定量，注入仪器，记录色谱图，测量对照品溶液和供试品溶液中待测成分的峰面积（或峰高），按下式计算含量：

$$含量(c_X) = c_R(A_X/A_R)$$

式中各符号意义同上。

由于微量注射器不易精确控制进样量，当采用外标法测定供试品中成分或杂质含量时，以定量环或自动进样器进样为好。

3. 面积归一化法

按各品种项下的规定，配制供试品溶液，取一定量注入仪器，记录色谱图。测量各峰的面积和色谱图上除溶剂峰以外的总色谱峰面积，计算各峰面积占总峰面积的百分率。

三、气相色谱法

气相色谱法系采用气体为流动相（载气）流经装有填充剂的色谱柱进行分离测定的色谱方法，主要用于分离分析易挥发的物质。其测定含量的原理同高效液相色谱法类似，物质或者其衍生物汽化后，被载气带入色谱柱中进行分离，各组分先后进入检测器，用数据处理系统记录色谱信号，色谱峰的峰面积或峰高与物质的浓度（质量）呈线性关系，进而得出待测物质的含量。

1. 对仪器的一般要求

所用的仪器为气相色谱仪，由载气源、进样部分、色谱柱、柱温箱、检测器和数据处理系统等组成。进样部分、色谱柱和检测器的温度均应根据分析要求适当设定。

（1）载气源　气相色谱法的流动相为气体，称为载气，氦、氮和氢可用作载气，根据供试品的性质和检测器种类选择载气，除另有规定外，常用载气为氮气。

（2）进样部分　进样方式一般可采用溶液直接进样、自动进样或顶空进样。溶液直接进样采用微量注射器、微量进样阀或有分流装置的汽化室进样；采用溶液直接进样或自动进样时，进样口温度应高于柱温 $30\sim50℃$；进样量一般不超过数微升。顶空进样适用于固体和液体供试品中挥发性组分的分离和测定。将固态或液态的供试品制成供试液后，置于密闭小瓶中，在恒温控制的加热室中加热至供试品中挥发性组分在液态和气态达至平衡后，由进样器自动吸取一定体积的顶空气注入色谱柱中。

（3）色谱柱　色谱柱为填充柱或毛细管柱。填充柱的材质为不锈钢或玻璃，内径为 $2\sim4mm$，柱长为 $2\sim4m$，内装吸附剂、高分子多孔小球或涂渍固定液的载体，粒径为 $0.18\sim0.25mm$、$0.15\sim0.18mm$ 或 $0.125\sim0.15mm$。常用载体为经酸洗并硅烷化处理的硅藻土或高分子多孔小球，常用固定液有甲基聚硅氧烷、聚乙二醇等。毛细管柱的材质为玻璃或石英，内壁或载体经涂渍或交联固定液，内径一般为 $0.25mm$、$0.32mm$ 或 $0.53mm$，柱长 $5\sim60m$，固定液膜厚 $0.1\sim5.0\mu m$，常用的固定液有甲基聚硅氧烷、不同比例组成的苯基甲基聚硅氧烷、聚乙二醇等。

（4）柱温箱　由于柱温箱稳定的波动会影响色谱分析结果的重现性，因此柱温箱控温精度应在 $±1℃$，且温度波动小于每小时 $0.1℃$。温度控制系统分为恒温和程序升温两种。

（5）检测器　适合气相色谱法的检测器有火焰离子化检测器（FID）、热导检测器（TCD）、氮磷检测器（NPD）、火焰光度检测器（FPD）、电子捕获检测器（ECD）、质谱检测器（MS）等。火焰离子化检测器对碳氢化合物响应良好，适合检测大多数的药物；氮磷检测器对含氮、磷元素的化合物灵敏度高；火焰光度检测器对含磷、硫元素的化合物灵敏度高；电子捕获检测器适于含卤素的化合物；质谱检测器还能给出供试品某个成分相应的结构信息，可用于结构确证，除另有规定外，一般用火焰离子化检测器，用氢气作为燃气，空气作用助燃气。在使用火焰离子化检测器时，检测器的温度一般应高于柱温，并不得低于 $150℃$，以免水汽凝结，通常为 $250\sim350℃$。

（6）数据处理系统　可分为记录仪、积分仪以及计算机工作站等。

各品种项下规定的色谱条件、除检测器种类、固定液品种及特殊指定的色谱柱材料不得改变外，其余如色谱柱内径、长度、载体牌号、粒度、固定液涂布浓度、载气流速、柱温、进样量、检测器的灵敏度等，均可适当改变，以适应具体品种并符合系统适用性试验的要求。一般色谱图约于 30min 内记录完毕。

2. 系统适用性试验

除另有规定外，应照高效液相色谱法（附录 V D）项下的规定。

3. 含量测定方法

（1）内标法。

（2）外标法。

（3）面积归一法。

上述（1）～（3）法的具体内容均同高效液相色谱法（附录 V D）项下相应的规定。

（4）标准溶液加入法　精密称（量）取某个杂质或待测成分对照品适量，配制成适当浓度的对照品溶液，取一定量，精密加入到供试品溶液中，根据外标法或内标法测定杂质或主成分含量，再加除加入的对照品溶液含量，即得供试品溶液中某个杂质和主成分含量。

也可按下述公式进行计算，加入对照品溶液前后校正因子应相同，即：

$$\frac{A_{is}}{A_X}=\frac{c_X+\Delta c_X}{c_X}$$

则待测组分的浓度 c_X 可通过如下公式进行计算：

$$c_X=\frac{\Delta c_X}{(A_{is}/A_X)-1}$$

式中，c_X 为供试品中组分 X 的浓度；A_X 为供试品中组分 X 的色谱峰面积；Δc_X 为所加入的已知浓度的待测组分对照品的浓度；A_{is} 为加入对照品后组分 X 的色谱峰面积。

由于气相色谱法的进样量一般仅数微升，为减小进样误差，尤其当采用手工进样时，由于留针时间和室温等对进样量也有影响，故以采用内标法定量为宜；而采用自动进样器时，由于进样重复性的提高，在保证分析误差的前提下，也可采用外标法定量。当采用顶空进样时，由于供试品和对照品处于不完全相同的基质中，故可采用标准溶液加入法以消除基质效应的影响；当标准溶液加入法与其他定量方法结果不一致时，应以标准加入法结果为准。

【案例 5-7】维生素 E 片的含量测定

取本品 20 片，精密称定，研细，精密称取适量（约相当于维生素 E 20mg），置棕色具塞锥形瓶中，照维生素 E 含量项下的方法，精密加入内标溶液 10ml，密塞，振摇使维生素 E 溶解，静置，取上清液 1～3μl 注入气相色谱仪，并依法测定校正因子，计算，即得。本品含维生素 E（$C_{31}H_{52}O_3$）应为标示量的 90.0%～110.0%。

子项目三　生物测定法

生物测定法是利用生物药物的生物学特性来测定药物含量或者效价的方法，包括了生化测定法和生物检定法。生化测定法是根据生物药物的生物化学特性，如酶催化特性、荷电性质和免疫学特性等来进行测定，主要有酶分析法、电泳法和免疫分析法等。生物检定法是利用生物体包括整体动物、离体组织、器官、细胞和微生物评价生物药物效价或生物活性的一种方法，它是以生物药物的药理作用为基础，以生物统计学为工具，运用特定的实验设计，通过供试品和相应的标准品或对照品在一定条件下所产生的特定生物反应的剂量比例来测定供试品的含量或效价。由于生物差异的存在，生物活性测定结果误差较大，重现性较差，需要控制的条件较多，加上操作步骤多、测定费时、计算繁琐，所以，该法主要用于无适当理化方法进行检定的药物，补充了理化检验的不足；另一方面，生物测定法具有测定结果直观，测定原理与临床应用的要求一致，因而更能体现和确定生物药物的医疗价值，因此主要用于具有特定生物活性的生物制品以及蛋白质、多糖等生物大分子药物，如肝素的效价测定，也可用于抗生素的效价测定。

检验任务三　红霉素的效价测定

任务简介

本品是由红霉素链霉菌所产生的大环内酯类抗生素。临床上主要用于耐青霉素的金黄色葡萄球菌感染及对青霉素过敏的金黄色葡萄球菌感染，亦用于溶血性链球菌及肺炎球菌所致的呼吸道、军团菌肺炎、支原体肺炎、皮肤软组织等感染，此外，对白喉病人，以该品及白喉抗毒素联用则疗效显著。《中国药典》现行版收载有红霉素原料及其肠溶片、肠溶胶囊、软膏和眼膏，均采用微生物检定法（管碟法）测定红霉素的含量。

检验标准　（2010 年版《中国药典》节选）

> 本品按无水物计算，每 1 毫克的效价不得少于 920 红霉素单位。
> [含量测定] 精密称取本品适量，加乙醇（10mg 加乙醇 1ml）溶解后，用灭菌水制成每 1 毫升中约含 1000U 的溶液，照抗生素微生物检定法（附录 XI A 管碟法或浊度法）测定，可信限率不得大于 7%。1000 红霉素单位相当于 1mg 的 $C_{37}H_{67}NO_{13}$。

仪器试剂

（1）仪器　分析天平、双碟、陶瓦盖、小钢管、钢管放置器、灭菌刻度吸管、定量移液管、刻度吸管、容量瓶、称量瓶、滴管、游标卡尺、恒温培养箱、超净工作台。

（2）试剂　培养基 I（pH7.8～8.0）、磷酸盐缓冲液（pH7.8）、短小芽孢杆菌[CMCC(B)63202]悬液、红霉素供试品、红霉素标准品。

检验操作

（1）检验方法　管碟法。

（2）检验步骤

① 培养基的制备　以培养基 I（pH 7.8～8.0）作为效价测定培养基。依法配制后，用 1mol/L 氢氧化钠溶液仔细调节 pH 值，使其灭菌后 pH 为 7.8～8.0。

② 短小芽孢杆菌悬液的制备　取短小芽孢杆菌[CMCC(B)63202]的营养琼脂斜面培养物，接种于盛有营养琼脂培养基的培养瓶中，在 35～37℃培养 7 日，用革兰染色法涂片镜检，应有芽孢 85% 以上。用灭菌水将芽孢洗下，在 65℃加热 30min，备用。

③ 缓冲液的配制　磷酸盐缓冲液（pH7.8）：取磷酸氢二钾 5.59g 与磷酸二氢钾 0.41g，加水使成 1000ml，滤过，在 115℃温度下灭菌 30min。也可加热煮沸后放冷即用，应当天制备使用。

④ 标准品溶液的制备　精密称取本品适量（按该批号红霉素标准品的效价计），置 50ml 的量瓶中，加乙醇（红霉素每 10mg 加乙醇 1ml），振摇使其溶解，加灭菌水至量瓶约 3/4 体积处，摇匀，用灭菌水稀释至刻度，摇匀，制成每 1ml 中约含 1000U 的溶液，为标准品原液。再用磷酸盐缓冲液（pH7.8）制成抗生素浓度范围为 5.0～20.0U/ml 的高、低剂量溶液，即得。

⑤ 供试品溶液的制备 制备方法同标准品溶液。

⑥ 剂量选择 采用二剂量法，高、低浓度的剂量比为 2∶1 或 4∶1，常用 2∶1。

⑦ 双碟制备

a. 底层培养基：用灭菌大口吸管（20ml）或其他灭菌分装器，吸取已熔化的培养基Ⅰ 20ml 注入双碟内，待凝固后更换干燥的陶瓦盖，放置于 35～37℃培养箱中保温，使菌层易于摊布。

b. 菌层培养基：取出试验用菌悬液，按预试好的加菌量，用灭菌吸管吸取菌悬液适量，加入已熔化并保温在水浴中（水浴温度，细菌为 48～50℃，芽孢可至 60℃）的培养基Ⅰ内，摇匀，作为菌层培养基用。取出加有底层培养基的双碟，用灭菌大口吸管或其他适宜分装器，吸取菌层培养基Ⅰ5ml，加于底层培养基上，使其均匀摊布，用干燥陶瓦盖覆盖，放置待凝固后备用。菌层培养基内菌悬液的量约为培养基量的 2%，所加菌悬液量可视抑菌圈大小及清晰程度进行调整。

c. 放置钢管：用小眼科镊子夹持钢管，轻轻地放置在培养基上，在每个双碟中以等距离均匀安置不锈钢小管 4 个，相应剂量的钢管对角均匀放置。钢管放妥后，应使双碟静置 5～10min，钢管在琼脂上沉稳后，放置水平台上冷却，用陶瓦圆盖覆盖备用。

⑧ 滴加抗生素溶液 钢管在琼脂上沉稳后，再开始滴加抗生素溶液。在双碟的 4 个钢管中分别成"Z"字形滴加标准品（S）及供试品（T）高（H）、低（L）两种浓度的溶液，即按 SH→TH→SL→TL 顺序，分别滴加标准品和供试品高、低剂量溶液。每批供试品取不少于 6 个双碟。

⑨ 培养条件 滴加完毕，用陶瓦盖覆盖双碟，平稳置于双碟托盘内，然后将双碟托盘水平平稳地移入培养箱中间位置，在 35～37℃培养 14～16h。双碟叠放不可超过 3 层，以免受热不均，影响抑菌圈大小。

⑩ 抑菌圈测量 测量抑菌圈前，应检查抑菌圈是否圆整，如有破圈或圈不圆整，应舍弃该碟。使用的抑菌圈测量仪应经过检定，并符合检定规程的要求，操作时应按仪器的操作规程进行。

(3) 数据处理及效价计算 将以上数据按二剂量法（2.2法）效价计算，公式如下：

$$P = \lg^{-1}\left[\frac{T_2 + T_1 - S_2 - S_1}{T_2 + S_2 - T_1 - S_1} \times I\right] \times 100\%$$

式中，P 为供试品效价（相当于标示量或估计效价的百分数）；S_2 为标准品高浓度溶液所致抑菌圈直径（或面积）的总和；S_1 为标准品低浓度溶液所致抑菌圈直径（或面积）的总和；T_2 为供试品高浓度溶液所致抑菌圈直径（或面积）的总和；T_1 为供试品低浓度溶液所致抑菌圈直径（或面积）的总和；I 为高、低剂量之比的对数值，2∶1 时，$I=0.301$，4∶1 时，$I=0.602$。

结果判定

(1) 可靠性测验：管碟法系根据量反应平行线原理而设计，并要求在试验所用的剂量（浓度）范围内，对数剂量（浓度）与反应呈直线关系。可靠性测验即通过对剂间变异的分析，以测验标准品和供试品的对数剂量与反应的关系是否显著偏离平行直线。2.2法的剂间变异分析为试品间、回归和偏离平行三项。

统计学处理按药典附录的生物检定统计法进行 F 的显著性测验。2.2法要求直线回归和剂间要非常显著（$P<0.01$），偏离平行不应显著（$P>0.05$）。符合以上各项规定后，才能认为试验结果可靠，方可进行效价和可信限率计算。

(2) 可信限率 考核试验的精密度，除药典各论另有规定外，管碟法的可信限率不得超过 5%。上述各项都能符合者，试验结果成立。

（3）本品按无水物计算，每 1 毫克的效价应不得少于 920 红霉素单位。

（4）重试判定

① 抑菌圈大小不符合规定：二剂量法，抗生素高浓度所致抑菌圈直径应为 18～22mm；三剂量法，抗生素中间剂量浓度所致抑菌圈直径应为 15～18mm。

② 实验未通过可靠性检验。

③ 供试品效价测定结果（P_T）的可信限率除特殊规定外，不得大于 5%。

④ 试验计算所得效价低于估计效价的 90% 或高于估计效价的 110%，则检验结果仅作为初试，应调整供试品估计效价，予以重试。

⑤ 效价测定结果不符合规定时，需换人加倍复试。

检验分析

本法是利用红霉素在琼脂培养基内的扩散作用，比较标准品与供试品两者对接种的短小芽孢杆菌产生抑菌圈的大小，以测定供试品中红霉素的效价。

高剂量抗生素溶液所形成的抑菌圈直径在 20～24mm，个别抗生素的抑菌圈直径可在 18～24mm；高、低剂量所形成的抑菌圈直径之差最好大于 2mm，有些抗生素所形成的抑菌圈的直径差数可较小；高、低剂量之比一般用 2：1，当高、低剂量所致的抑菌圈直径差别较小时，可用高、低剂量之比为 4：1 的比率。

实验影响因素及注意事项

（1）试验环境：抗生素效价测定用实验室应注意防止抗生素及微生物的污染。实验室由两部分组成：用于样品处理的试验间和用于制备双碟的半无菌间。半无菌间要求有紫外灯、温控设备、稳固水平的试验台、隔水式培养箱（36℃±1℃）、恒温水浴箱。实验室温度应控制在 30℃ 以下。

（2）仪器用具：玻璃容器应清洗、灭菌；用于容量分析的玻璃容器应标化，校正后方可使用。双碟和钢管的规格应符合药典规定；均需清洗、灭菌后使用。

（3）培养基：配制培养基的各成分原料质量对抑菌圈边缘清晰度及试验结果影响较大，因此应对原材料进行预试验，挑选适当的品牌使用。另外，市售干燥培养基的质量也存在差异，注意选择合适的产品，目前一般采用商品脱水培养基。制成的培养基不应有沉淀，如产生沉淀，可在配制培养基后，于 115℃ 加热 20min 溶化，趁热过滤，调整 pH 值，分装灭菌备用。

（4）培养基 pH 值的影响：培养基临用时按照使用说明进行配制，但应注意核对培养基的 pH，在配制灭菌后调测培养基的 pH 值，使其符合规定。注意在用 1mol/L 氢氧化钠溶液调节培养基 pH 值时，操作应认真仔细，避免调过头再用酸或碱反复回调，以防止培养基无机盐离子浓度增大，影响效价测定结果。

（5）试验菌：试验菌的菌龄对抑菌圈有一定影响，故检定时应保持菌种及菌液的新鲜。一般菌种一个月转种一次，冰箱冷藏保存。对易变异的菌株，在制备菌悬液前进行单菌分离，其他菌株可半年分离一次。

（6）称量：标准品与供试品的称量尽量一次取样称取，不得将已取出的称取物倒回原容器内。标准品的称取量一般不少于 20mg，取样后立即将盛有样品的称量瓶或适宜的容器用盖盖好，以免吸水。

（7）供试品及标准品的溶解与稀释：应使用同一容器内同一批缓冲液，以避免因缓冲液的 pH 值或盐浓度不同影响测定结果。

（8）菌层培养基加入菌悬液时应注意混悬均匀，菌层培养基应注意摊布均匀。菌层培养基温度在加入菌悬液前，温度可保持在 50℃，使菌层培养基易于摊布。环境温度低时，可将底层的双碟放入培养箱中恒温，再摊布菌层。

> **课堂互动**
>
> 1. 管碟法测定抗生素类药物的效价时哪些情况下需要进行重试？
> 2. 为了减少误差，在实际操作过程中有哪些注意事项？

必需知识（三）

一、生物检定法

根据药物作用的对象，可以将生物检定法分为体内活性测定法和体外活性测定法。体内活性测定法的给药对象是整体动物，即将生物药物和相应的标准品或对照品分别通过一定的给药途径至给定的动物体内，通过检测给药期间动物的相关生理或生化指标的变化来测定生物药物的效价或生物学活性。体外活性测定法的给药对象包括了微生物、细胞和离体生物组织或者器官，一般也是通过将生物药物和相应的标准品或对照品进行比较来测定药物的效价。

（一）体内活性测定法

根据生物药物所具有的特定的体内生物活性，《中国药典》（2010 年版）附录收载了多种生物药物的生物测定法，如二部附录 XII 所收载的升压素生物测定法、绒促性素生物测定法、缩宫素生物测定法、胰岛素生物测定法、硫酸鱼精蛋白生物测定法、卵泡刺激素生物测定法、降钙素生物测定法、生长激素生物测定法等以及三部所收载的许多生物制品的效价测定方法，如疫苗的免疫力试验、抗毒素的效价测定等均属于体内活性测定法。例如绒促性素的效价测定方法为：精密称取本品和绒促性素标准品适量，按标示效价，分别加含 0.1% 牛血清白蛋白的 0.9% 氯化钠溶液溶解并定量稀释制成每 1 毫升中含有 10U 的溶液，临用新配。照绒促性素生物检定法测定，应符合规定，测得的结果应为标示量的 80%～125%。

【案例 5-8】绒促性素生物测定法

本法系比较绒促性素标准品（S）与供试品（T）对幼小鼠子宫增重的作用，以测定供试品的效价。

测定法：取健康合格、出生 17～23 日、体重 9～13g、同一来源的雌性幼小鼠，一次实验所用幼小鼠的出生日数相差不得超过 3 日，体重相差不得超过 3g；按体重随机分成 6 组，每组不少于 15 只。每日于大致相同的时间分别给每鼠皮下注入一种浓度的标准品或供试品稀释液 0.2ml，每日一次，连续注入 3 次，于最后一次注入 24h 后，将动物处死，称体重，解剖，于阴道和子宫交接处剪断，摘出子宫，剥离附着的组织，去掉卵巢，压干子宫内液，直接称重（天平精密度为 0.1mg）并换算成每 10g 体重的子宫重，照生物检定统计法（附录 XIV）中的量反应平行线测定法计算效价及实验误差。

本法的可信限率 FL（%）不得大于 25%。

（二）体外活性测定法

体外活性测定法中应用较多的是微生物检定法和细胞培养法，其中微生物检定法主要用于抗生素的效价测定，而细胞培养法则主要用于某些生物制品的效价检定，如大多数细胞因子类药物的效价测定。活病毒类疫苗的滴度测定则采用组织培养法或鸡胚感染法测定。

1. 细胞培养法

细胞因子类药物主要作用于不同的细胞而具有不同的治疗效果，故一般用细胞培养法来测定其效价，根据其对细胞作用的不同可以分为以下几类。

（1）促进细胞生长作用　大多数细胞因子都是能促进某种细胞生长或为某种细胞株生长依赖因子，利用其不同特点进行活性测定的产品有：重组人粒细胞刺激因子（NFS-60 细胞）、重组人粒细胞巨噬细胞刺激因子（TF-1 细胞）、重组人白介素-2（CTLL-2 细胞）、重组牛碱性成纤维细胞生长因子（小鼠胚胎成纤维细胞）、重组人表皮生长因子（小鼠胚胎成纤维细胞）等。

（2）抑制细胞生长作用　如利用 TNF 抑制 L929 细胞生长的作用测定其效价。测定方法是以 L929 为靶细胞，不同浓度 TNF 处理细胞后，用结晶紫对 L929 细胞染色，在 570nm 波长处比色，按标准品 50% 最大效应点的稀释倍数折算为样品 TNF 效价。

（3）间接保护细胞作用　IFN 可保护 WISH 细胞（人羊膜细胞）免受 VSV（滤泡性口炎病毒）的攻击，用结晶紫对存活 WISH 细胞染色后，在比色计中测定吸光度，吸光度值与染色细胞数成正比，从而得到 IFN 对 WISH 细胞的保护效应曲线，按 50% 保护点的稀释倍数可以折算为待检样品中 IFN 的效价。

【案例 5-9】重组人白介素-2 生物学活性测定法（CTLL-2 细胞/MTT 比色法）

本法系根据在不同白介素-2（IL-2）的浓度下，其细胞依赖株 CTLL-2 细胞存活率不同，以此检测 IL-2 的生物学活性。

测定法：CTLL-2 细胞用完全培养液于 37℃、5% 二氧化碳条件下培养至足够量，离心收集 CTLL-2 细胞，用 RPMI 1640 培养液洗涤 3 次，然后重悬于基础培养液中配制成每 1ml 含 6.0×10^5 个细胞的细胞悬液，置 37℃、5% 二氧化碳条件下备用。在加有标准品溶液和供试品溶液的 96 孔细胞培养板中，每孔加入细胞悬液 50μl，于 37℃、5% 二氧化碳培养 18~24h，然后每孔加入 MTT 溶液 20μl，于 37℃、5% 二氧化碳条件下培养 4~6h 后，每孔加入裂解液 150μl，于 37℃、5% 二氧化碳条件下保温 18~24h。以上操作均在无菌条件下进行。混匀细胞板中的液体，放入酶标仪，以 630nm 为参比波长，在波长 570nm 处测定吸光度，记录测定结果。

2. 微生物检定法

抗生素微生物检定法是国际上通用的、经典的抗生素效价测定方法，目前在各国药典中仍占有重要的地位。抗生素微生物检定法是在适宜条件下，根据量-反应平行线原理设计，通过检测抗生素对微生物的抑制作用，计算抗生素活性（效价）的方法。中国药典收载的微生物检定法包括两种方法，即管碟法和浊度法，下面主要介绍管碟法。

（1）管碟法的原理　管碟法，又称杯碟法，是利用抗生素在琼脂培养基内的扩散作用，比较标准品与供试品两者对接种的试验菌产生抑菌圈的大小，以测定供试品效价的一种方法。

① 抑菌圈的形成　将不锈钢小管（牛津杯）放置在摊布试验菌的琼脂培养基平板上，在小管内加入抗生素溶液后，在培养条件下，琼脂培养基中便产生两种互动作用：一种是抗生素溶液向培养基内呈球面扩散作用；另一种为试验菌的生长作用。抗生素在琼脂培养基中的浓度，随离开小管中心距离的增大而降低，即离开小管越远，琼脂培养基中抗生素浓度越低。当培养到一定时间，琼脂培养基中的两种互动作用达到动态平衡时，琼脂培养基中便形成透明的抑菌圈，即在抑菌圈中因抗生素浓度高于抑菌浓度，试验菌生长受到抑制，此处琼脂培养基呈透明状；在抑菌圈边缘抗生素浓度恰好等于抗生素最低抑菌浓度。

② 量-反应直线　抗生素溶液的浓度不同，抑菌圈的大小也不同（图 5-1）。抗生素在琼

脂培养基内可用琼脂球面扩散动力学公式表示：

$$r^2 = 9.21DT(\lg M - \lg c' - \lg 4\pi DTH)$$

式中，T 为扩散时间，h；M 为管中抗生素的量，μg 或 U；r 为抑菌圈的半径，mm；H 为培养基的厚度，mm；c' 为抗生素最低抑菌浓度，μg/mm^3 或 U/mm^3；D 为扩散系数，mm^2/h。

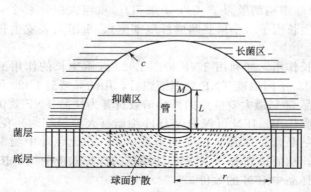

图 5-1 抑菌圈形成示意图

将琼脂球面扩散动力学公式简化、移行可得管碟法量-反应直线方程：

$$\lg M = \frac{1}{9.21DT}r^2 + \lg c' 4\pi DTH$$

由公式可知，抗生素总量的对数（$\lg M$）与所形成抑菌圈半径的平方（r^2）呈直线关系（图 5-2）。由此奠定了以抑菌圈的大小来测定抗生素抗菌活性物质量的理论基础。

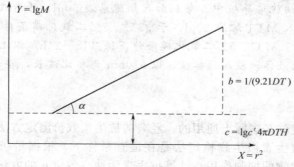

图 5-2 抗生素量-反应直线

③ 量-反应平行线原理 抗生素微生物检定法是基于量-反应平行线原理，即在量-反应的指标中，当抗生素浓度的对数剂量和反应呈直线关系，且供试品与标准品的作用性质相同时，供试品与标准品的两条量-反应关系曲线相互平行。

在管碟法实验中，在一定的剂量范围内，抗生素的对数剂量与其所致的抑菌圈的大小呈直线关系，这就在理论上决定了（活性）成分相同的抗生素标准品和供试品在一定剂量范围内产生的两条量-反应直线相互平行，符合量-反应平行线原理的基本要求。

管碟法就是利用抗生素在固体培养基中的平面扩散作用，采用量-反应平行线原理和交叉实验设计方法，在相同实验条件下通过比较抗生素标准品和供试品二者对试验菌产生的抑菌圈大小，来测定供试品效价的一种方法。

（2）抑菌圈的影响因素 在抗生素效价测定时，为消除各种干扰因素的影响，采用标准品和供试品在相同的试验条件下进行实验，测得相对效价的比率，再由已知的标准品效价计算出供试品的效价。

① 抑菌圈的形状　实验中抑菌圈常有破裂、不圆、甚至无圈的现象，其原因是多方面的，如在滴加抗生素溶液时药液溅出、毛细滴管碰到钢管使抑菌圈出现破裂、不圆等。双碟、钢管、钢管放置器内有残留抗生素污染（如庆大霉素等易吸附在钢管和玻璃容器的表面），试验菌菌龄过老，菌层培养基加菌液时，培养基温度偏高或受热时间过长，使检定菌部分被烫死，致使抑菌圈破裂甚至无圈。稀释抗生素溶液用的缓冲液 pH 值和盐浓度也可影响抑菌圈的圆整。如：四环素类抗生素，当缓冲液 pH 值过低或过高，相邻抑菌圈可相互影响而成椭圆形；氨基糖苷类抗生素当缓冲液 pH 值过低、盐浓度偏高或标准品与供试品溶液中盐浓度不等时，会出现无抑菌圈或呈向心形、椭圆形抑菌圈。当抑菌圈过大或钢管位置不规则时，相邻圈之间的抗生素浓度超过最低抑菌浓度，而使抑菌圈扩大呈椭圆形等。

② 抑菌圈大小的控制　由管碟法量-反应直线方程可知，抗生素抑菌圈的大小是受最低抑菌浓度 c'、琼脂层厚度 H、抗生素在琼脂内扩散系数 D、抗生素在小钢管中的量 M 以及抗生素的扩散时间 T 及其相互作用所控制的。当抗生素浓度 c' 不变时，$\lg M$ 与 r^2 呈直线关系。故钢管中滴加抗生素的量应保持一致，且应严格限定钢管的大小。抑菌圈的大小受 T 值增减的影响，故预先延长抗生素的扩散时间会使抑菌圈变大。操作中若各钢管中加液时间不同，会影响抑菌圈的大小，所以一组双碟加样时，应尽量缩短加液间隔时间，并保持加样速度的均匀性，以减小误差。

③ 抑菌圈边缘清晰度的控制　抑菌圈边缘的清晰度是影响测量误差的重要因素之一。导致抑菌圈不清晰的原因，有抑菌圈在形成过程中抗生素的扩散系数紊乱、不均一，不符合动力学公式中各项之间的关系或各种扩散系统交叉所致。如试验菌菌种放置时间过长，菌群中个体生长周期不一，则对抗生素的敏感度不同，往往使抑菌圈形成双圈或多层圈，造成边缘模糊不清。培养基原材料的成分及质量、pH、盐浓度及培养时间都有可能影响抑菌圈边缘的清晰度。多组分抗生素，各组分的抗菌活性不同，扩散系数也不完全一致，其交叉作用可能影响抑菌圈边缘的清晰度。

【案例 5-10】麦白霉素的含量测定

精密称取本品适量，加乙醇（每 4 毫克加乙醇 1ml）溶解后，用灭菌水定量制成每 1 毫升中约含 1000U 的溶液，照抗生素微生物检定法（附录Ⅺ A 管碟法或比浊法）测定，1000 麦白霉素单位相当于 1mg 麦白霉素。按干燥品计算，每 1 毫克的效价不得少于 850 麦白霉素单位。

二、生化测定法

生化测定法是根据生物药物的生物化学特性，如酶催化特性、荷电性质和免疫学特性等来进行测定，主要有酶分析法、电泳法和免疫分析法。

1. 酶分析法

酶分析法通常包括酶活力测定法和酶法分析两种类型。酶活力测定法是以酶为分析对象，目的在于测定样品中某种酶的含量或活性，测定方法有取样测定法和连续测定法；酶法分析则是以酶为分析工具或分析试剂，测定样品中酶以外的其他物质的含量，分析的对象可以是酶的底物、酶的抑制剂和辅酶活化剂，检测方法可采用动力学分析法和总变量分析法。两者检测的对象虽有所不同，但原理和方法都是以酶能专一而高效地催化某化学反应为基础，通过对酶反应速度的测定或对生成物等浓度的测定而检测相应物质的含量。

如重组链激酶生物学活性测定法，链激酶和纤溶酶原形成的复合物能激活游离的纤溶酶原为有活性的纤溶酶，纤溶酶能降解人纤维蛋白为可溶性的纤维蛋白片段，在不溶性纤维蛋白琼脂平板中形成透明的溶解圈，根据不同剂量产生的溶圈大小的量-效关系，计算样品效价单位。例如，注射用重组链激酶成品的生物学活性测定采用重组链激酶生物学活性测定法，应为标示量的 80%～150%。

2. 电泳法

电泳法是生物药物尤其是蛋白质类药物常用的分析方法，其基本原理是：在电解质溶液中，带电粒子或离子在电场作用下以不同的速度向其所带电荷相反方向迁移，电泳分离就是基于溶质在电场中的迁移速度不同而进行的。常用的电泳方法根据电泳时所选用的载体不同而有纸电泳法、醋酸纤维素薄膜电泳法、聚丙烯酰胺凝胶电泳法、SDS-聚丙烯酰胺凝胶电泳法、琼脂糖凝胶电泳法等。由于电泳法具有灵敏度高、重现性好、检测范围广、操作简单并兼备分离、鉴定、分析等优点，故已成为生物药物分析的重要手段之一。

【案例 5-11】注射用重组人干扰素 γ 的纯度检测（原液检定）：电泳法

用非还原型 SDS-聚丙烯酰胺凝胶电泳法，分离胶胶浓度为 15%，加样量应不低于 10μg（考马斯亮蓝 R250 染色法）或 5μg（银染法）。经扫描仪扫描，纯度应不低于 95.0%（包括单体和二聚体）。

3. 免疫分析法

免疫分析法是利用抗原抗体特异性结合反应检测各种生物药物的分析方法，如《中国药典》（2010 年版）三部附录 XI D 收载的类毒素絮状单位测定法。其中应用最多的是酶联免疫吸附剂测定法（ELISA），简称酶联免疫法，其基本原理是：把受检标本（测定其中的抗体或抗原）和酶标抗原或酶标抗体进行抗原抗体反应，然后通过酶与底物产生颜色反应，产物的量与标本中受检物质的量直接相关，故可根据颜色反应的深浅进行定量分析。由于酶的催化频率很高，故可极大地放大反应效果，从而使测定方法达到很高的敏感度。例如，人免疫球蛋白成品的抗体效价测定，按放射免疫法测定，每 1 克蛋白质应不低于 6.0IU。

>>>>> **知识拓展** >>>

一、制剂的含量计算

1. 片剂的含量计算

片剂除含主药外，还含有赋型剂和其他成分，故每片的实际重量超过标示量，片剂的含量测定结果按下式计算：

$$标示量 = \frac{每片的实际含量}{标示量} \times 100\%$$

由于片剂往往存在重量差异及含量差异，为排除差异，使含量测定结果更具代表性，在分析时，一般取样 10 片或 20 片，精密称定其总量，以平均片重（$\overline{W}$）来代替片重进行计算，并精密称取样品适量（W）进行测定，因此，其含量测定结果可表示为：

$$标示量 = \frac{测得量}{(W/\overline{W}) \times 标示量} \times 100\%$$

例如，采用直接滴定法测定片剂的含量时，其计算公式如下：

$$标示量 = \frac{V \times T \times F \times 10^{-3}}{(W/\overline{W}) \times 标示量} \times 100\%$$

式中，V 为供试品消耗的滴定液的体积，ml；T 为滴定度，mg/ml；F 为滴定液的浓度校正因子；W 为供试品的质量，g；$\overline{W}$ 为平均片重，g；标示量为单位片剂所含主成分的量，g/片。

【案例 5-12】烟酸片的含量测定

取本品 10 片，精密称定，研细，精密称取适量（约相当于烟酸 0.2g），加新沸过的冷水 50ml，置水浴上加热，并时时振摇，使烟酸溶解后，放冷至室温，加酚酞指示液 3 滴，用氢氧化钠滴定液（0.1mol/L）滴定。每 1 毫升氢氧化钠滴定液（0.1mol/L）相当于 12.31mg $C_6H_5NO_2$。

烟酸片的标示量为 100mg，即表示该片剂每片中应含有烟酸 100mg。《中国药典》2010 年版规定本品含烟酸应为标示量的 95.0%～105.0%。即表示每片中应含有烟酸为 95.0～105.0mg。含量在该范围内即认为该片剂的含量符合规定。

如果称取的片粉为 0.2516g，10 片的总质量为 1.1926g，滴定时消耗氢氧化钠滴定液（0.1004mol/L）的体积为 16.85ml，则：

$$标示量 = \frac{V \times T \times F \times 10^{-3}}{(W / \overline{W}) \times 标示量} \times 100\% = \frac{16.85 \times 12.31 \times (0.1004 / 0.1) \times 10^{-3}}{(0.2516 / 0.11926) \times 0.1} \times 100\% = 98.7\%$$

2. 注射剂的含量计算

注射剂含量测定结果的计算与片剂的计算一样，亦是计算标示量的百分含量，以判断结果是否符合药典规定的含量限度。

$$标示量 = \frac{每支注射液的含量}{标示量} \times 100\%$$

以直接滴定法测定注射剂的含量为例，其计算公式如下：

$$标示量 = \frac{V \times T \times F \times 10^{-3}}{V_s \times 标示量} \times 100\%$$

式中，V 为供试品消耗的滴定液的体积，ml；T 为滴定度，mg/ml；F 为滴定液的浓度校正因子；V_s 为供试品的取样量，ml；标示量为单位制剂所含主成分的量，g/ml。

【案例 5-13】维生素 C 注射液（标示量 5ml∶0.5g）的含量测定

精密量取本品 2ml，加水 15ml 与丙酮 2ml，摇匀，加稀乙酸 4ml 与淀粉指示液 1ml，用碘滴定液（0.1020mol/L）滴定至溶液显蓝色，并持续 30s 蓝色不消褪，消耗滴定液 22.11ml。试计算本品是否符合药典规定的含量限度。每 1 毫升碘滴定液（0.1mol/L）相当于 8.806mg 的维生素 C（$C_6H_8O_6$）。《中国药典》2010 年版规定本品应为标示量的 90.0%～110.0%。

该注射液的标示量计算如下，故本品维生素 C 含量符合《中国药典》2010 年版的规定。

$$标示量 = \frac{22.11 \times 8.806 \times \dfrac{0.1012}{0.1} \times 10^{-3}}{2 \times (0.5 / 5)} \times 100\% = 98.5\%$$

二、皂化法测定维生素 A 的含量

用紫外-可见分光光度法直接测定供试品中维生素 A 的含量时，如果校正吸光度超出未校正吸光度的 -15% 至 3% 的范围，或者吸收峰波长不在 326～329nm 之间，则说明供试品中干扰测定的杂质较多，应按照下列方法经皂化提取除去干扰后测定，本法也称皂化法，是一种等吸收比法，测定对象是维生素 A 醇，适用于纯度较低，或无法用直接法测定的维生素 A 的含量测定。

【案例 5-14】维生素 A 的含量测定（皂化法）

精密称取供试品适量（约相当于维生素 A 总量 500U 以上，质量不多于 2g），置皂化瓶中，加乙醇 30ml 与 50% 氢氧化钾溶液 3ml，置水浴中煮沸回流 30min，冷却后，自冷凝管顶端加水 10ml 冲洗冷凝管内部管壁，将皂化液移至分液漏斗中（分液漏斗活塞涂以甘油淀粉润滑剂），皂化瓶用水 60～100ml 分数次洗涤，洗液并入分液漏斗中，用不含过氧化物的乙醚振摇提取 4 次，每次振摇约 5min，第一次 60ml，以后各次 40ml，合并乙醚液，用水洗涤数次，每次约 100ml，洗涤应缓缓旋动，避免乳化，直至水层遇酚酞指示液不再显红色，乙醚液用铺有脱脂棉与无水硫酸钠的滤器滤过，滤器用乙醚洗涤，洗液与乙醚液合并，放入 250ml 量瓶中，用乙醚稀释至刻度，摇匀；精密量取适量，置蒸发皿内，微温挥去乙醚，迅速加异丙醇溶解并定量稀释制成每 1 毫升中含维生素 A 9～15U，照紫外-可见分光光度法，在 300nm、310nm、325nm 与 334nm 四个波长处测定吸光度，并测定吸收峰的波长。

（1）选择吸光度

① 如果吸收峰的波长在 323～327nm 之间，且 300nm 波长处的吸光度与 325nm 波长处的吸光度的比值（A_{300}/A_{325}）不超过 0.73，按下式计算校正吸光度：

$$A_{325(校正)} = 6.815A_{325} - 2.555A_{310} - 4.260A_{334}$$

如果 $\dfrac{A_{325(校正)} - A_{325}}{A_{325}} \times 100\%$ 所得数值在 ±3% 之间，则仍以未校正的吸光度（A_{325}）计算含量；若所得数值超过 ±3%，则以校正的吸光度 [$A_{325(校正)}$] 计算含量。

② 如果吸收峰的波长不在 323～327nm 之间，或 300nm 波长处的吸光度与 325nm 波长处的吸光度的比值（A_{300}/A_{325}）超过 0.73，说明供试品中杂质含量过高，则需经处理后过色谱柱分离纯化，再行测定。

（2）计算维生素 A 的效价

① 先由选定吸光度（A_{325} 或者 $A_{325(校正)}$）计算吸光系数 $E_{1cm}^{1\%}$，公式如下：

$$E_{1cm}^{1\%} = \frac{A}{cL}$$

式中，$E_{1cm}^{1\%}$ 为百分吸光系数；c 为供试液浓度，g/100ml；L 为吸收池厚度，1cm。

② 再由 $E_{1cm}^{1\%}$ 计算出维生素 A 的效价（IU/g），公式如下：

每 1 克供试品中含维生素 A 效价（IU/g）= $E_{1cm}^{1\%}$（供试品）×1830

式中，1830 为换算因子。

（3）计算维生素 A 的标示量百分含量　由前一步骤求得的效价计算维生素 A 的标示量百分含量（标示量），公式如下：

$$标示量 = \frac{维生素 A 效价(IU/g) \times 每丸内容物平均装量(g/丸)}{标示量(IU/丸)} \times 100\%$$

或者确定吸光度后可直接计算，公式如下：

$$标示量 = \frac{A \times D \times 1830 \times \overline{W}}{W \times 100 \times L \times 标示量} \times 100\%$$

式中，A 为选定的 A_{325} 或校正后的 $A_{325(校正)}$；D 为供试品的稀释倍数；$\overline{W}$ 为胶丸内容物的平均装量；W 为称取的内容物重量（即供试品取用量）；L 为比色池厚度，cm；标示量为处方中规定的每粒胶丸中含有维生素 A 的国际单位数。

小　结

1. 生物药物的定量检查是指准确测定生物药物中有效成分或指标性成分的含量，通常用含量或效价（或生物学活性）来表示，它是评价药品质量、判断药品优劣的重要手段。生物药物的定量检查方法包括化学测定法、仪器测定法和生物测定法等。生物药物原料药的含量测定结果常用百分含量来表示，而其制剂的测定结果则用标示量的百分含量来表示。

2. 容量分析法又称为滴定分析法，一般适用于含量较高的药物的定量检查。维生素 C 分子中因有烯二醇基结构而具有还原性，《中国药典》2010 年版采用碘量法测定维生素 C 原料及其制剂的含量。应充分理解维生素 C 的原料与其制剂分析方法的不同，学会正确计算结果。

3. 仪器分析法与化学分析法比较，具有灵敏度高、选择性好、操作简便、分析速度快、容易实现自动化等优点。《中国药典》用于生物药物含量测定的仪器分析法主要有紫外-可见分光光度法、高效液相色谱法和气相色谱法等方法。

4. 维生素 A 分子中具有共轭多烯醇结构，对紫外光有特征吸收，可用于鉴别和含量测定。因为维生素 A 合成品中含有多种杂质，需充分理解三点校正法建立的意义、原理及方法，并根据不同情况下，对测得的吸光度利用不同公式加以校正。

5. 生物测定法是利用生物药物的生物学特性来测定药物含量或者效价的方法，包括了生化测定法和生物检定法。生化测定法主要有酶分析法、电泳法和免疫分析法。生物检定法是利用生物体包括整体动物、离体组织、器官、细胞和微生物评价生物药物效价或生物活性的一种方法。

6. 抗生素微生物检定法是一种专门用于检定抗生素效价的定量分析方法，包括管碟法和比浊法。管碟法的操作方法较繁琐，要求熟练掌握管碟法测定抗生素效价的检验步骤及其注意事项，并掌握管碟法测定原理、数据处理及结果判定。

习　题

一、单项选择题

1. 用碘量法测定维生素 C 的含量：已知维生素 C 的相对分子质量为 176.13，每 1 毫升碘滴定液（0.1mol/L）相当于维生素 C 的量为（　　　）。

　A. 17.61mg　　　　　　　B. 1.761mg　　　　　　　C. 176.1mg　　　　　　　D. 8.806mg

2. 《中国药典》2010 年版收载维生素 A 的含量测定采用（　　　）。

　A. 紫外分光光度法　　　　　　　　　　B. 差示分光光度法

　C. 比色法　　　　　　　　　　　　　　D. 导数光谱法

3. 三点校正紫外分光光度法测定维生素 A 乙酸酯含量时，吸光度的校正公式为（　　　）。

　A. $A_{328(校正)}=3.52 (2A_{328}+A_{316}+A_{340})$

　B. $A_{328(校正)}=3.52 (2A_{316}-A_{328}-A_{340})$

　C. $A_{328(校正)}=3.52 (2A_{340}-A_{328}-A_{316})$

　D. $A_{328(校正)}=3.52 (2A_{328}-A_{316}-A_{340})$

4. 三点校正紫外分光光度法测定维生素 A 乙酸酯含量时，采用的溶剂为（　　　）。

　A. 甲醇　　　　　　　B. 丙酮　　　　　　　C. 乙醚　　　　　　　D. 环己烷

5. 下列说法不正确的是（　　　）。

　A. 标准品系指用于生物检定、抗生素或生化药品中含量或效价测定的标准物质

　B. 抗生素国际标准品由各国指定检定机构或药厂协作标定后决定

　C. 凡是国际上已制备的国际标准品的品种，在制备国家标准品时，均与国际标准品比较而定出效价

　D. 每当中检所下发新批标准品后，原有批号的标准品则自动作废。

　E. 标准品必须能久贮不变质

6. 下列关于管碟法的特点叙述不正确的是（　　　）。

　A. 影响因素多　　　　B. 操作繁琐　　　　C. 专属性差

　D. 样品用量多　　　　E. 灵敏度高

7. 下列哪个不是影响抗生素效价测定的因素（　　　）。

　A. 抑菌圈的大小　　　B. 抑菌圈的形状　　　C. 抑菌圈边缘清晰度

　D. 标准品与供试品的同质性　　　　　　E. 高、低剂量供试液滴加的顺序

8. 可靠生物检验的方法是（　　　）。

　A. t 检验　　　　　　B. P 检验　　　　　　C. F 检验

D. K 检验　　　　　　　　E. M 检验

9. 下列关于维生素 C 含量测定的说法不正确的是（　　）。

A. 利用了维生素 C 的还原性　　　　　　　B. 以碘量法测定

C. 终点溶液由蓝色变为无色且保持 30s 不显色

D. 使用新沸过的冷水作溶剂，是为了减少水中溶解氧对测定的影响

E. 滴定前加入稀乙酸是为了保证整个反应在酸性环境下进行

10. 抗生素类药物的效价测定是（　　）。

A. 证明是何种抗生素　　　　　　　　　B. 检查有无杂菌污染

C. 限制产品中的致热杂质　　　　　　　D. 测定有效成分的含量

11. 原料药的含量（　　）。

A. 以百分数表示　　　　　　　　　　　B. 以标示量百分数表示

C. 以杂质总量表示　　　　　　　　　　D. 以干重表示

E. 以理化常数值表示

12. 药典规定某药物按干燥品计算，含该药物不得少于 98.5%。如果实验测得值为 102.0%，则此结果（　　）。

A. 为该药物的标示量　　　　　　　　　B. 符合规定

C. 不符合规定　　　　　　　　　　　　D. 无法确定是否符合规定

二、填空题

1. 一般药典选用_____法进行红霉素的效价测定，采用高低二剂量对照的方式，而被测菌种则选用_____。

2. 测定维生素 C 注射液的含量时，在操作过程中要加入丙酮，这是为了_____。

3. 三点校正紫外分光光度法测定维生素 A 乙酸酯含量时，采用的溶剂为_____；吸光度的校正公式为_____，计算维生素 A 乙酸酯含量时的换算因子为_____。

4. 制剂的分析要考虑_____对测定的影响。注射剂中常加入的抗氧剂均为还原性物质，对氧化还原滴定法产生干扰，可用加_____、_____和_____加以消除。

5. 利用高效液相色谱法测定含量时，可采用的含量测定方法有_____、_____和_____。

三、问答题

1. 在用碘量法测定维生素 C 时，为什么要在稀乙酸介质中进行测定？并要用新煮沸过冷却后的水？

2. 三点校正紫外分光光度法测定维生素 A 乙酸酯的依据是什么？三点波长分别是什么？

3. 测定维生素 A 的含量时，吸光度校正公式是怎样的？如何选择吸光度？

4. 在紫外-可见分光光度法测定维生素 A 的含量时，计算公式中的换算因子 1900 与 1830 的含义是什么？如何计算而来？

5. 微生物检定法的原理是什么？

6. 管碟法测定抗生素效价是怎样进行的？在操作时有哪些基本要求？

7. 哪些因素会影响管碟法测定结果？

四、计算题

1. 用碘量法测定维生素 C 片。称取维生素 C（规格：50mg）20 片，精密称重为 1.9876g，研细，精密称取细粉重 0.4212g，置 100ml 量瓶中，加新煮沸过的冷水与稀乙酸 10ml 的混合液 70ml，振摇使溶解，并用混合液稀释至刻度，摇匀，经干燥滤纸迅速过滤，精密量取滤液 50ml，加淀粉指示液 1ml，用碘滴定液（0.1mol/L）滴定，至溶液显蓝色并持续 30s 不褪色，碘滴定液（0.1mol/L）共消耗 11.36ml。已知每 1 毫升碘滴定液（0.1mol/L）相当于维生素 C 为 8.806mg，滴定溶液浓度校正因子为 1.039。计算维生素 C 片中维生素 C 占标示量的百分含量？

2. 按下列操作步骤制备供试品溶液，请计算应取维生素 A 胶丸内容物多少克（已知胶丸规格为 25000U/丸，胶丸内容物平均质量为 0.116g）。精密称取胶丸内容物 Xg，置 100ml 量瓶中，加环己烷稀释至刻度，摇匀，再精密量取 2ml，置另一 25ml 量瓶中，加环己烷稀释至刻度，摇匀，即得（9~15U/ml）。

3. 维生素 A 乙酸酯胶丸的含量测定：取内容物 39.1mg，加环己烷溶解并稀释至 100ml，在规定波长处测得的吸光度如下：

波长/nm	吸光度(A)	理论比值
300	0.390	0.555
316	0.607	0.907
328	0.671	1.000
340	0.550	0.811
360	0.224	0.299

已知胶丸内容物平均质量为 0.08736g，其每丸标示量为 3000IU。计算占标示量的百分含量？

4. 某药厂对单硫酸卡那霉素进行效价测定，结果如下（单位：mm）：

双碟号	d_{S1}	d_{S2}	d_{T1}	d_{T2}	$\sum y_{(m)}$
1	15.56	18.50	16.56	16.50	
2	16.08	18.44	16.06	18.44	
3	15.88	17.96	16.04	18.34	
4	16.08	17.96	15.80	18.04	
5	15.96	18.06	15.88	18.14	
6	16.22	18.40	16.36	18.32	
$\sum y_{(k)}$	S_1	S_2	T_1	T_2	$\sum y$

注：S 为卡那霉素国家标准品；稀释液浓度 d_{S1} 为 1U/ml、d_{S2} 为 2U/ml；T 为卡那霉素原料，估计效价为 800U/mg。

对此测定结果进行可靠性测验、效价计算及可信限率计算。

模块三

生物药物质量综合检验

项目六

生物制品类药物质量检验

■【知识目标】
 ◆ 掌握生物制品成品质量检定的主要内容：鉴别、检查、效价测定方法及原理；
 ◆ 熟悉生物制品分类，熟悉生物制品的特殊杂质检查方法与原理；
 ◆ 了解生物制品质量监控要点。
■【能力目标】
 ◆ 能独立并正确完成生物制品水分测定；
 ◆ 能独立并正确完成免疫中和试验；
 ◆ 能独立并正确完成 $CCID_{50}$ 法病毒滴定；
 ◆ 能独立并正确完成热稳定性试验。

生物制品是以微生物、细胞、动物或人源组织和体液等为原料，应用传统技术或现代生物技术制成，用于人类疾病预防、治疗和诊断。

目前，我国人用生物制品包括细菌类疫苗（含类毒素）、病毒类疫苗、抗毒素及免疫血清、血液制品、细胞因子、体内及体外诊断制品以及其他活性制剂（包括毒素、抗原、变态反应原、单克隆抗体、重组 DNA 产品、抗原-抗体复合物、免疫调节剂、微生态制剂）等。

1. 疫苗

（1）细菌类疫苗　由有关细菌、螺旋体或其衍生物制成的减毒活疫苗、灭活疫苗、重组 DNA 疫苗、亚单位疫苗等。

灭活全菌体疫苗：将细菌培养物经化学或物理方法，把活的细菌体杀死而制成的灭活全菌体疫苗。属于此类疫苗的有：伤寒疫苗、百日咳疫苗、霍乱全菌体疫苗、钩端螺旋体疫苗、肺炎球菌菌体疫苗等。

减毒活菌体疫苗：即经过长期传代或诱变等方法使有关毒株毒力降低或丧失毒力，用获得的减毒菌株培养制备的疫苗。属于此类疫苗的有：卡介苗、鼠疫减毒活疫苗、炭疽减毒活疫苗、布氏菌减毒活疫苗等。

亚单位疫苗：将有关细菌菌体培养物，经灭活和破碎菌体细胞壁后，对其细菌菌体有效抗原成分进行精制纯化，去掉非抗原的菌体杂蛋白，保留有效抗原蛋白或多糖等的成分制备而成。属于此类疫苗的有：无细胞百日咳疫苗、伤寒 Vi 多糖疫苗、A 群脑膜炎球菌多糖疫苗、钩端螺旋体外膜疫苗等。

类毒素疫苗：白喉杆菌、破伤风梭状芽孢杆菌等在其各自适宜培养条件下，均能产生致病力很强的外毒素。外毒素是生物活性很强的蛋白，经甲醛脱毒后，变成失去毒性而保留相应抗原性的类毒素。用这些类毒素可制成相应的疫苗，通常是制成吸附制剂或与其他预防制剂配成混合制剂使用，如吸附白喉疫苗、吸附破伤风疫苗、吸附白喉破伤风联合疫苗、吸附百白破联合疫苗等。

（2）病毒类疫苗　包括以传统的病毒培养技术制备的全病毒灭活疫苗、减毒活疫苗及利用分子生物学、分子免疫学和生物合成等现代生物技术制备的疫苗。

病毒灭活疫苗：使各种病毒株在其适应的细胞系上繁殖，制备出一定量全病毒体的病毒液，通过加热或加入甲醛等理化方法将活病毒体杀死，从而使其丧失感染性和毒性而仍保持其免疫原性，并结合相应的佐剂而制成的疫苗。属于此类疫苗的有：乙型脑炎灭活疫苗、流感全病毒灭活疫苗、人用狂犬病疫苗等。

减毒病毒活疫苗：通过自然强毒株在细胞中繁殖传代，使其致病毒力减弱或消失，但仍具有在细胞内复制繁殖能力以及良好的免疫原性。属于此类疫苗的有：脊髓灰质炎减毒活疫苗、麻疹减毒活疫苗、乙型脑炎减毒活疫苗等。

重组蛋白疫苗：将某种病毒的目的抗原基因构建到表达载体上，再将已构建的表达载体转化到细菌、酵母、哺乳动物细胞或昆虫细胞上，在一定诱导条件下，表达出大量的抗原蛋白，通过纯化工艺对抗原蛋白纯化后制备的疫苗。如乙肝病毒表面抗原基因被成功地在酵母菌和 CHO 细胞中表达，制备出重组乙型肝炎疫苗，早已被批准上市使用。

（3）联合疫苗　由两种或两种以上疫苗抗原原液配制成的具有多种免疫原性的灭活疫苗或活疫苗，如百日咳、白喉、破伤风联合疫苗，麻疹、流行性腮腺炎、风疹联合疫苗等。

2. 抗毒素及免疫血清

由特定抗原免疫动物所得血浆制成的抗毒素或免疫血清，如破伤风抗毒素、抗狂犬病血清等，用于治疗或被动免疫预防。

3. 血液制品

由健康人的血浆或经特异免疫的人血浆经分离、提纯或由重组 DNA 技术制成的血浆蛋白组分，以及血液细胞有形成分统称为血液制品。如人血白蛋白、人免疫球蛋白、人凝血因子（天然或重组的）等，用于诊断、治疗或被动免疫预防。

4 细胞因子及重组 DNA 产品

由健康人血细胞增殖、分离、提纯或由重组 DNA 技术制成的多肽类或蛋白质类制剂，如干扰素、白细胞介素、集落刺激因子、红细胞生成素等，用于治疗。

5. 诊断制品

（1）体外诊断制品　由特定抗原、抗体或有关生物物质制成的免疫诊断试剂或诊断试剂盒，如沙门菌属诊断血清、HBsAg 酶联免疫诊断试剂盒等，用于体外免疫诊断。

（2）体内诊断制品　由变态反应原或有关抗原材料制成的免疫诊断试剂，如卡介菌纯蛋白衍生物、布氏菌纯蛋白衍生物、锡克试验毒素、单克隆抗体等，用于体内免疫诊断。

6. 其他制品

由有关生物材料或特定方法制成，不属于上述五类的其他生物制剂，用于治疗或预防疾病。如治疗用 A 型肉毒毒素制剂、微生态制剂和卡介菌多糖、核酸制剂等。

检验任务　麻疹减毒活疫苗质量检测

任务简介

麻疹减毒活疫苗系用麻疹病毒减毒株接种原代鸡胚细胞，经培养、收获病毒液，加入适宜稳定剂后冻干制成。用于预防麻疹。

生物制品类药物大多收载在《中国药典》三部，其药品质量标准内容主要包括生产原料、生产过程、原液质控、成品检定以及使用说明、贮藏等内容，本检验任务主要针对成品检定进行。

检验标准　（2010 年版《中国药典》三部节选）

麻疹减毒活疫苗
Mazhen Jiandu Huoyimiao
Measles Vaccine，Live

3　检定

3.4　成品检定

除水分测定外，应按标示量加入灭菌注射用水，复溶后进行以下各项检定。

3.4.1　鉴别试验　将稀释至 $500 \sim 2000 \ CCID_{50}/ml$ 的病毒液与适当稀释的抗麻疹病毒免疫血清等量混合后，置 37℃水浴 60min，接种 FL 细胞或 Vero 细胞，在适宜的温度下培养 7～8 天判定结果。麻疹病毒应被完全中和（无细胞病变）；同时设血清和细胞对照，均应为阴性；病毒对照的病毒滴度应不低于 $500 \ CCID_{50}/ml$。

3.4.2　外观　应为乳酪色疏松体，复溶后应为橘红色或淡粉红色澄明液体，无异物。

3.4.3　水分　应不高于 3.0%。

3.4.4　病毒滴度　取疫苗 3～5 瓶混合，按病毒滴定的方法进行滴定，病毒滴度应不低于 $3.3 \lg \ CCID_{50}/ml$。

3.4.5　热稳定性试验　疫苗出厂前应进行热稳定性试验，应与病毒滴定同时进行。于 37℃放置 7 天后，按病毒滴定法进行，病毒滴度应不低于 $3.3 \lg \ CCID_{50}/ml$，病毒滴度下降应不高于 1.0lg。

仪器试剂

（1）仪器　细胞培养仪；水分测定仪；96 孔板；微量移液器；具塞无菌试管。

（2）试剂　FL 细胞或 Vero 细胞；抗麻疹病毒免疫血清；卡尔-费休液。

检验操作

（1）鉴别（免疫中和法）

① 病毒稀释液制备　按标示量用灭菌注射用水将病毒液稀释至 $500 \sim 2000 \ CCID_{50}/ml$。

② 检验步骤　与适当稀释的抗麻疹病毒免疫血清等量混合后，置 37℃水浴 60min，接种 FL 细胞或 Vero 细胞，在适宜的温度下培养 7～8 天判定结果。以血清和细胞为阴性对照，稀释病毒液为阳性对照。

③ 结果判定　麻疹病毒应被完全中和（无细胞病变）；同时血清和细胞对照，均应为阴性；病毒对照的病毒滴度应不低于 $500 \ CCID_{50}/ml$。

（2）外观

① 检验方法　目视法，观察拆封后的固体的颜色和形态；以及复溶后的液体特征。

② 结果判定　应为乳酪色疏松体，复溶后应为橘红色或淡粉红色澄明液体，无异物。

（3）水分（费休法）

① 费休试液的标定　精密称取纯化水 10～30mg，置干燥的具塞玻璃瓶中，除另有规定外，加无水甲醇 3ml，在避免空气中水分侵入的条件下用本液滴定至溶液由浅黄色变为红棕色；另做空白试验，按下式计算：

$$F = \frac{W}{A - B}$$

式中，F 为每 1 毫升费休试液相当于水的质量，mg；W 为称取纯化水的质量，mg；A 为滴定所消耗费休试液的量，ml；B 为空白所消耗费休试液的量，ml。

标定应取 3 份以上，3 次连续标定结果应在 ±1％ 以内，以平均值作为费休试液的强度。

② 供试品的测定　精密称取供试品适量（消耗费休试液 1～5ml），置干燥的具塞玻璃瓶中，加无水甲醇 3ml，在不断振摇下用费休试液滴定至溶液由浅黄色变为红棕色；另做空白试验，按下式计算：

$$供试品水分含量 = \frac{(A - B) \times F}{W} \times 100\%$$

式中，W 为称取供试品的质量，mg；F 为每 1 毫升费休试液相当于水的质量，mg；A 为供试品所消耗费休试液的量，ml；B 为空白所消耗费休试液的量，ml。

③ 结果判定

（4）病毒滴定（$CCID_{50}$ 法）

① 检验步骤

a. 细胞悬液准备：用 DMEM 2％ 制备 10^5/ml FL 细胞或 Vero 细胞液适量。

b. 病毒稀释液制备

取 8 支无菌具塞试管并标记序号。

制备 10 倍系列稀释病毒液：第 1 管中加入 0.9ml DMEM 2％，其余加入 1.8ml；第 1 管中再加入 0.1ml 病毒保存液；从第 1 管中吸取 0.2ml 加入第 2 管中；反复稀释至最高稀释度；做 1 个平行。

c. 加样培养：稀释液加入 96 孔板，每孔 0.1ml，每个稀释度 10 孔，2 孔为阴性对照。阴性对照孔中加入 0.1ml DMEM 2％ 监测细胞存活情况。加样时从最高稀释度开始。37℃ 培养 7～8 天。

② 结果处理

a. 有效性判断：如果阴性对照中无任何 CPE 且细胞生长良好，最低稀释度 100％ 阳性而最高稀释度 100％ 阴性，则本测试即为有效。

b. 观察 CPE。观察并计算出现出现细胞病变效应（CPE）的孔数。只要有一小点或是一些细胞出现 CPE 即为阳性，如果无法确定，可与阴性对照比较。

c. 计算 $CCID_{50}$，计算病毒滴度。

③ 结果判定　病毒滴度不得低于 3.3lg $CCID_{50}$/ml，即病毒滴度符合规定，反之，则不符合规定。

（5）热稳定性试验

① 检验步骤

a. 取供试品 6～10 瓶，分 2 份，标记为 A。

b. A 放入 37℃ 放置 7 天；B 放入冰箱 2～8℃ 贮藏 7 天。

c. 检验方法如上。

② 结果判定　病毒滴度不得低于 3.3lg $CCID_{50}$/ml，且病毒滴度下降不得高于 1.01g，判为符合规定；反之，则不符合规定。

检验分析

（1）麻疹减毒活疫苗是减毒活病毒，能与抗麻疹病毒免疫血清发生特异性结合，当两者发生等量混合后，病毒被充分中和，混合液接种 FL 细胞或 Vero 细胞，则不能导致细胞病变，可根据这个性质进行本疫苗的鉴别。

（2）$CCID_{50}$ 法是根据病毒接种细胞后，会致细胞病变的基本原理，通过计算半数细胞病变时病毒的稀释度浓度来判断病毒的感染力的强弱，利用此种病变效应可进行病毒定量。

（3）常见的病毒滴度测定方法，包括两类：物理方法（VP-病毒颗粒）和生物学方法（GTU、PFU、$TCID_{50}$）。

① 测定 VP 的方法是测定病毒颗粒在 260nm 处的吸光度（病毒 DNA 和蛋白的总吸光度中主要为 DNA），1 个 OD 值相当于 $1.1×10^{12}$ 个病毒颗粒。用这种方法进行测定在各个实验室中都较为稳定，但它不能区分感染性和缺陷性病毒颗粒。因此这种方法只能提供病毒的量，至于质，比如是否含有缺陷性颗粒则没有考虑在内。

② GTU 即基因转移单位或转导颗粒，是测定感染后能表达报告基因的细胞数量。这个方法中，病毒将 DNA 转入细胞，在一个感染周期结束前立即测定表达报告基因的细胞。

③ PFU 即空斑形成单位，是测定病毒滴度最早的标准方法，主要测定单层细胞培养中病毒裂解空斑的形成。空斑形成需要许多个感染周期，得到最终结果通常需要 3 周。一般这种方法得到的结果很少能在其他实验室重复，即使在同一实验室内，不同技术员操作也很少能得到相同的结果。

④ $CCID_{50}$（$TCID_{50}$）细胞（组织）培养半数感染量；已被用于测定许多种病毒的滴度，病毒稀释液与细胞在 96 孔板进行培养，然后监测每孔是否 CPE。本法相对 PFU 方法而言有几个优点，如速度是 PFU 的 2 倍，结果更具预料性，在不同操作个体间也更稳定。

所有生物学方法所得到的结果在不同实验室之间往往有所差异，它主要与病毒感染方法有关。许多因素如加入的病毒贮存液的量、管子的类型、培养的时间、细胞和培养液的量等都会影响结果。

注意事项

（1）病毒滴度检查中每次吸液都要更换枪头。

（2）当病毒原液高浓度时采用高稀释度，如 1∶10；如果是低浓度时则采用低稀释度。

>>>>> **知识链接** >>

细胞病变效应

英文名：cytopathic effect（CPE）

定义：在体外实验中，通过细胞培养和接种杀细胞性病毒，经过一定时间后，可用显微镜观察到细胞变圆、坏死、从瓶壁脱落等现象，称为细胞病变效应。指病毒对组织培养细胞侵染后产生的细胞变性。利用此种病变效应可进行病毒定量。一般肿瘤病毒的此种效应较弱，或是不具 CPE。

主要有以下几种：① 整个细胞都发生改变，有两种情况，其一是胞核及整个细胞都发生肿胀，胞浆呈颗粒样变化，胞膜边缘不整齐；其二是，整个细胞皱缩，变圆直至碎裂、脱落等，多见于肠道病毒、痘病毒、呼吸病毒、鼻病毒、科萨奇病毒。②细胞发生聚合，如腺病毒。③细胞融合形成合胞体，即多数细胞发生相互融合而成"巨细胞"，但各个细胞核仍然能分辨清楚，如副黏病毒、疱疹病毒。④细胞仅产生轻微病变，如正黏病毒、狂犬病毒、冠状病毒、逆转录病毒以及沙粒病毒。

>>

课堂互动

1. 比较 $CCID_{50}$ 与 $TCID_{50}$ 的区别。
2. 病毒滴度检查必须进行细胞培养，分析细胞培养有哪些注意事项？

必需知识

一、生物制品质量监控

生产生物制品的企业，其质控部门工作人员应具备适合的专业技术知识，能够对生产部门的建立、生产设施、起始材料、生产工业、质量检测程序的产品规范进行评价，决定它们是否达到了国际或国内规范要求。

质控活动应完全独立，以保证执行国家药监局指令性任务时具有独立性、权威性和公平性。实验室人员应包括在控制生物制品方面合格的和有经验的人员以及在多方面训练有素的专家。各级人员的资格和经验能胜任生物制品的审核和指控工作。生物制品质控基本要求包括三个方面：起始材料，生产过程，成品。

1. 起始材料的质量控制

（1）生产用原料及辅料　生物制品生产用原料及辅料购入后，在生产之前，企业的质检部门必须按现行版《中国药典》的要求进行质量检验，未纳入上述国家标准的化学试剂应不低于化学纯。

（2）生产用水　生物制品生产用水，因其使用的范围不同可分为饮用水、纯化水、注射用水及灭菌注射用水。

①原水　通常为饮用水，为天然水经净化处理所得的水，可作为生物制品生产用具初次漂洗。其质量应符合中国标准《生活饮用水卫生标准》。

②纯化水　饮用水经蒸馏水、离子交换法、反渗透法或其他事宜方法制备的生产用水。不含任何附加剂，其质量应符合现行版《中国药典》标准。可作为配制普通试剂用的溶剂或试验用水，细菌性疫苗、病毒性疫苗等所用的中间品的提取溶剂，口服制剂配制用溶剂或稀释剂，非灭菌制剂或灭菌制剂用器具的精洗用水。不得用于注射剂的配制。

③注射用水　纯化水经蒸馏所得的水，应符合细菌内毒素试验要求。注射用水必须在防止内毒素产生的条件下生产、贮藏。其质量应符合现行版《中国药典》标准。可作为配制注射剂的溶剂或稀释剂及注射用容器（安瓿等）的精洗。

④灭菌注射用水　主要用作注射剂的稀释剂。质量应符合灭菌注射用水的规定。

（3）生产用器具　直接用于生产的金属器具和玻璃器具，必须严格进行清理及去热原处理，清洗处理后的器具必须进行灭菌消毒。

生物制品生产操作过程中，凡接触活细菌或病毒污染过的一切器具和物品，必须进行灭菌处理后，才能清洗。清洗过的器具、物品及未清洗过的器具、物品必须严格分开存放，消毒灭菌后的器具、物品必须与未消毒灭菌的器具、物品严格分开存放，并有明显状态标记。

（4）生产及检定用动物　生产及检定用的小鼠、豚鼠应符合清洁级实验动物标准，即排除人畜共患病及动物主要传染病病原体的动物。

（5）生产用菌毒种种子批系统　生物制品生产用菌种（包括 DNA 重组工程菌）、毒种应建立菌、毒种种子批系统。原始种子批应验明菌、毒种记录、历史、来源和生物学特性。生产用菌、毒中原始种子批，只有该菌种或病毒种原始研发单位才能具有。通过技术转让或其他方式，而获得生产用菌、毒种，只能建立主代种子批或工作种子批。

从原始种子批传代和扩增后保存的为主代种子批，从主代种子批传代和扩增后保存的为工作种子批。工作种子批的生物学特性应与原始种子批、主代种子批保持一致。工作种子批用于相应疫苗及重组 DNA 产品的生产制造。

（6）生产用细胞种子批系统　生物制品生产用细胞（包括二倍体细胞、传代细胞、工程细胞和原始细胞等）应建立细胞种子库系统。

原始细胞库是由一个原始细胞群体发展成为细胞系或经过克隆培养而形成的均一的细胞群体，通过检定证明适用于疫苗及重组 DNA 产品的生产及检定。

从原始细胞库通过相应方法进行细胞传代、增殖一定数量细胞，将所有细胞均匀混合成一批，定量分装安瓿，保存于液氮或 −100℃ 以下备用，为主细胞库。

从主细胞库传代、增殖，达到一定代次水平的细胞，全部合并成一批均质细胞全体，定量分装安瓿，保存于液氮或 −100℃ 以下备用，为工作细胞库，工作细胞库可用于相应疫苗或重组 DNA 产品的生产制造。

（7）原料血浆　生产人血白蛋白、凝血因子等血液制品的原料血浆应符合现行版《中国药典》中血液制品原料血浆规程规定的要求，只有血浆经丙氨酸氨基转移酶、乙型肝炎表面抗原、梅毒、HIV-1/HIV-2、丙肝病毒抗体等项用国家药品管理当局批准的试剂盒检测为阴性后，才能投入血液制品的制造。

2. 生产过程控制

（1）生产用菌毒种和细胞库　生产用菌毒种和细胞应建立种子批系统，在原始菌毒种和细胞库的基础上，建立主代菌毒种和细胞库以及工作菌种和细胞库，工作菌毒种和细胞库用于生产。各代菌毒种库、细胞库均应进行全面的检定，并归档保存。采用新的种子批时，应重新做全面检定。根据菌毒种和细胞的稳定性资料，确定在生产过程中允许的最高细胞倍增数或传代代次。

（2）生产过程　生产过程应严格按照药品生产 GMP 的要求组织生产，确保生产过程无交叉污染，并保证生产的一致性。对于生产过程中的每一次培养物或单一收获物应进行细菌、霉菌和支原体检查。生产周期结束时，要求细菌培养物、病毒悬液或细胞培养物，都必须是生产用菌毒种或细胞培养的单一菌培养物、病毒悬液或细胞培养物，不仅不能污染杂菌、霉菌和支原体等，而且必须通过鉴别试验确证是生产用菌毒种或细胞。

（3）原液　应按照现行版《中国药典》的相关要求进行全面的检定。疫苗类制品的原液应进行鉴别试验、无菌试验、细菌浓度测定、病毒滴度、效价测定、免疫力试验；血液制品的原液应进行残余乙醇含量、蛋白质含量、纯度、pH 值、热原试验；重组 DNA 制品的原液应进行生物学活性测定，蛋白质含量、比活性、纯度、分子量、等电点测定，外源性DNA、宿主菌蛋白质、抗生素残留量测定，紫外光谱、肽图、N 末端氨基酸序列测定。

3. 半成品质量控制

（1）制备　半成品制备是由适当含量的原液与适宜的保护剂混合，应符合临床安全有效的制品规范标准。可加入防腐剂，其含量应采用国家药监局批准的方法进行检测，并且应对人不引起意外的副反应。

（2）无菌试验　每批半成品应按现行版《中国药典》无菌检查法进行检查。

4. 成品质量控制

对最终产品的质控主要包括：制品的稳定性、有效性、安全性等内容。

（1）定性分析　包括鉴别试验、外观。

（2）纯度检查　包括 pH 值，水分，真空度，溶解度，抗生素残留量，牛血清白蛋白残留，防腐剂残留，外源细胞 DNA 残留等。

（3）效价测定　一般通过动物实验或细胞学实验来达到，但测定的结果变化较大，需要采用标准品对实验结果进行校正。

（4）安全性检查　主要指无菌试验、热原试验、异常毒性试验、支原体测定、特异性毒性检查等。

（5）稳定性　已分装的成品贮藏在建议的温度下进行稳定性试验，应符合国家食品药品监督管理总局规定的要求。

二、生物制品的质量检定

生物制品质量检定的依据是《中国药典》2010年版三部，其中对每个制品的检定项目、检定方法和质量指标都有明确的规定。生物制品的成品检定一般也包括鉴别试验、物理检查和化学检定、效力检定和安全检定五个方面。

（一）鉴别试验

也称同质性试验。生物制品结构复杂，往往具有多种组分，分子结构不明晰，无明确的分子量等量化特征，决定生物制品的鉴别不能采用简单的化学反应来进行，而往往采用生物学方法，如抗体中和法、免疫电泳法、免疫双扩散法等。例如重组人干扰素 α1b 注射液的鉴别即可按免疫印迹法（附录Ⅷ A）或免疫斑点法（附录Ⅷ B）测定。

一般采用已知特异血清（国家检定结构发给的标准血清或参考血清）和适宜方法对制品进行特异性鉴别。

【案例 6-1】风疹减毒活疫苗的鉴别

将稀释至 $100\sim500$ CCID$_{50}$/ml 的病毒液与适当稀释的风疹病毒特异性免疫血清等量混合后，置 37℃水浴 60min，接种 RK-13 细胞，在 32℃培养 7～10 天判定结果。风疹病毒应被完全中和（无细胞病变）；同时设血清和细胞对照，均应为阴性；病毒对照的病毒滴度应不低于 100 CCID$_{50}$/ml。

（二）物理检查

物理检查的项目往往包括外观、装量、可见异物、不溶性微粒检查、渗透压摩尔浓度、溶解度、溶解时间、热稳定性试验等。

1. 外观

外观异常往往涉及制品的安全和效力问题，必须认真检查。通过特定的人工光源检测澄明度，对外观类型不同的制品有不同的标准要求。例如，冻干人用狂犬病疫苗的外观应为白色疏松体，复溶后应为澄明液体，无异物；伤寒疫苗的外观应为乳白色悬液，无摇不散的菌块或异物；腮腺炎减毒活疫苗外观应为乳酪色疏松体，复溶后应为橘红色或淡粉红色澄明液体，无异物。

2. 热稳定性试验

生物制品的热稳定性直接关系到制品的治疗效果，制品的质量水平，不仅表现在出厂时效力检定结果，而且还表现于效力稳定性，药物对热的稳定性高低决定了药物的用药安全，是非常重要的一个指标，因而需进行测定和考核。

一般方法是将制品放置不同温度，观察不同时间的效力下降情况。

【案例 6-2】人血白蛋白热稳定性试验

取供试品置 57℃±1℃水浴中保温 50h 后，用可见异物检查装置，与同批未保温的供试品比较，除允许颜色有轻微变化外，应无肉眼可见的其他变化。

【案例 6-3】口服脊髓灰质炎减毒活疫苗热稳定性试验

疫苗出厂前应进行热稳定性试验，应与病毒滴度同时进行。37℃放置48h后，采用微量细胞病变法进行病毒滴定，每1次人用剂量病毒滴度下降应不高于0.5lg。

（三）化学检定

生物制品中常规的化学检定项目主要包括水分测定、pH值测定、抗生素残留、防腐剂残留、金属离子测定、蛋白质残留、分子量和分子大小测定等。

1. 抗生素残留

虽然现行版药典对抗生素在生物制品中的使用提出了更高的要求，但是鉴于生物制品的大分子的特性，抗生素在生物制品中的使用还是不可避免，因此，抗生素残留量的控制就显得非常重要，在检测过程中往往采用酶联免疫法进行测定。

【案例 6-4】麻疹腮腺炎联合减毒活疫苗

抗生素残留量：生产过程中加入抗生素的应进行该项检查。采用酶联免疫法，应不高于50ng/剂。

2. 防腐剂残留

生物制品在制造过程中，为了脱毒、灭活或防止杂菌污染，常加入苯酚、甲醛、三氯甲烷、硫柳汞等试剂作为防腐剂或灭活剂。但是防腐剂的含量过高能引起制品有效成分的破坏，注射时也易引起疼痛等不良反应。

（1）硫柳汞的残留量检查　目前常见硫柳汞的检查方法有两种，一为滴定法，其基本原理是汞有机化合物经强酸消化成无机汞离子后，无机汞离子可与双硫腙溶液生成橙黄色化合物，根据双硫腙滴定液的消耗量，可计算供试品中硫柳汞的含量。二为原子吸收光度法，其检查原理则为有机汞在氧化条件下消化成无机汞离子后，可以再氯化亚锡作用下还原成汞原子，经过原子吸收测定其含量。

（2）苯酚的检查　苯酚的检测一般利用苯酚能与溴生成三溴苯酚这一反应，溴酸盐与盐酸反应生成游离溴，溴与苯酚充分反应后，剩余溴与碘化钾置换成游离碘，用硫代硫酸钠滴定液滴定，从消耗的碘的量计算溴的剩余量，从而可以知道溴的消耗量，与苯酚含量成正比。

（3）甲醛的检查　游离甲醛的检查常用比色法，甲醛在酸性溶液中能与品红亚硫酸生成紫色复合物，该复合物可用比色法测定其含量。

【案例 6-5】抗狂犬血清防腐剂残留

防腐剂含量：如加硫柳汞，含量应不高于0.1g/L（附录ⅧB）；如加间甲酚，含量应不高于2.5g/L（附录ⅥN）。

3. 分子量和分子大小测定

提纯的蛋白质制品如白蛋白、丙种球蛋白等。在必要时需测定其单体、聚合体或裂解片段的分子量及其分子的大小；提纯的多糖体菌苗需测定多糖体的分子大小及其相对含量，常用还原型 SDS-PAGE 和凝胶过滤法测定。

（1）还原型 SDS-PAGE　应用非常广泛的测定蛋白质分子量的方法。

检验原理为蛋白质的电泳迁移率在一般的电泳中，主要取决于它在某pH值下所带的净电荷量、分子大小（即分子量）和形状的差异性。阴离子表面活性剂十二烷基硫酸钠（SDS）可与大多数蛋白质按质量比结合成复合物，使蛋白质所带的负电荷远远超过天然蛋白质分子的净电荷，消除了不同蛋白质分子间原有的电荷差异；同时在水溶液中，不同的蛋白质-SDS 复合物具有相同的近似雪茄烟形的长椭圆棒构象，克服了蛋白质间原有的形状差异。所以在 SDS-PAGE 中，大多数蛋白质的迁移率主要取决于它们的分子量，而与原有的电荷量和形状无关。所以要检测蛋白质的分子量，可以通过比较它和一系列已知分子量的蛋白质在 SDS-PAGE 电泳时的迁移率。

根据样品缓冲液中是否加入还原剂，将 SDS-PAGE 分为还原型和非还原型两种，前者的样品缓冲液中含有一定量的还原剂，而后者则不含。常用的还原剂为 DTT 或巯基乙醇，可使蛋白质分子的链内二硫键和链间二硫键断裂，使通过二硫键连接的各亚单位彼此分离，在电泳凝胶上显现多个蛋白条带。所以对于由多亚基或两条以上肽链组成的蛋白质，SDS-PAGE 测定的只是他们的亚基或单条肽链的分子量，而不是完整的分子量，为了得到全面的资料，还必须用其他方法测定其分子量及分子中肽键的数目等。

【案例 6-6】注射用重组人促红素原液的分子量测定

依法测定（附录 Ⅳ C），用还原型 SDS-聚丙烯酰胺凝胶电泳法，考马斯亮蓝 R250 染色，分离胶胶浓度为 12.5%，加样量应不低于 1μg，分子质量应为 36～45kD。

（2）分子排阻色谱法　是根据蛋白质分子大小和形状进行测定，目前常用来免疫球蛋白类分子大小分布的检查。例如，抗人 T 细胞兔免疫球蛋白分子大小分布检查就规定 IgG 单体与二聚体含量之和应不低于 90.0%，多聚体含量应不高于 5.0%，基本检查方法则为分子排阻色谱法。

4. 蛋白质残留检查

（1）蛋白质纯度检查　精制抗毒素、类毒素、血液制品以及基因工程产品在制造过程中经过精制提纯后，需要进行纯度检查或做鉴别试验。检查纯度的方法通常采用非还原型 SDS-PAGE、醋酸纤维素薄膜电泳和 HPLC 等技术。

（2）牛血清蛋白残留　由于目前很多生物制品，特别是疫苗类生物制品，由于在培养过程中需要添加一定量的牛血清，为细胞生长提供必需的营养成分，尽管经过后续的纯化等步骤，但生物制品中不可避免的仍会有一定的残留，作为异种蛋白接种人体后有可能引起严重的过敏反应，因此牛血清白蛋白残留的检测是生物制品特别是疫苗重要的质控指标，直接关系到疫苗使用的安全性。常用的检测方法是酶联免疫法，如麻疹减毒活疫苗中的牛血清白蛋白残留检测。

（3）宿主细胞的残余蛋白质　所有的重组 DNA 制品很难做到绝对无宿主细胞的残余蛋白质的污染，为了防止多次注射后引起机体免疫反应，对于大肠埃希菌、假单胞菌、酵母工程菌菌体残余蛋白质需要采用酶联免疫吸附法（ELISA）进行检测。

5. 残余细胞 DNA 检查

由于重组 DNA 制品在生产过程中所使用的各种表达系统中都含有大量的 DNA，尤其是哺乳动物的 DNA 带有癌基因，当它进入人体时，理论上存在发生重组进而导致肿瘤的可能性。另外单抗生产过程中也有可能带入小鼠骨髓瘤细胞 DNA，所以对于这两类制品必须进行残余 DNA 检查。

（四）安全检定

生物制品中的某些痕量杂质，可对生物体产生特殊的生理作用，所以必须进行安全方面的检定，排除可能存在的不安全因素，以保证制品用于人体时不致引起严重反应或意外事故。

1. 一般安全试验

一般性安全试验是指在各个生物制品中均会出现的安全性杂质，如无菌检查、热原质试验、异常毒性、支原体检查、过敏试验等。

（1）无菌检查　生物制品主要检查内容之一，除了口服制剂如脊髓灰质炎疫苗等目前尚不能做到绝对无菌，其他生物制品不得含有杂菌（有专门规定者除外）。

菌苗、疫苗、类毒素、抗毒素等一般采用直接接种法进行无菌试验；血液制品及免疫球蛋白等制品，按《中国生物制品规程》规定，采用薄膜过滤法进行无菌试验。

细菌活疫苗应做纯菌检查，以检查是否有杂菌生长，基本原则同无菌检查，但培养基不宜采用培养疫苗菌生长时的培养基，以免抗原菌的迅速繁殖抑制了少数杂菌的生长。

（2）过敏试验　过敏试验多用于含有过敏原的制品，以观察过敏原是否除去。过敏试验是将一定量的供试品溶液注入豚鼠体内，间隔一定时间后静脉注射供试品进行激发，观察动物出现过敏反应的情况，以判定供试品是否引起动物全身过敏反应。

（3）支原体检查　主细胞库、工作细胞库、病毒种子批、对照细胞以及临床治疗用细胞进行支原体检查时，应同时进行培养法和指示细胞法（DNA染色法）。病毒类疫苗的病毒收获液、原液采用培养法检查支原体。

培养法介绍如下。

① 培养基　支原体半流体培养基和支原体肉汤培养基（或支原体琼脂培养基）。

② 检查　半流体培养基（或琼脂培养基）使用前应煮沸 $10 \sim 15 \text{min}$，冷却至 $56 ℃$ 左右，然后加入灭活小牛血清，并可酌情加入适量青霉素，充分摇匀。液体培养基除无需煮沸外，使用前也应同样补加上述成分。

取每支装量为 10ml 的支原体半流体培养基（冷至 $36 ℃ \pm 1 ℃$）和支原体肉汤培养基各 4 支，每支培养基接种供试品 $0.5 \sim 1 \text{ml}$，置 $36 ℃ \pm 1 ℃$ 培养 21 天。于接种后第 7 天从 4 支中取两支进行次代培养，每一支转种支原体半流体培养基及支原体肉汤培养基各 2 支，置 $36 ℃ \pm 1 ℃$ 培养 21 天，每隔 3 天观察 1 次。

③ 结果判定　培养结束时，如接种供试品的培养基均无支原体生长，则供试品判为合格；如疑有支原体生长，可取加倍量供试品复试，如无支原体生长，供试品判为合格，如仍有支原体生长，则供试品判为不合格。

2. 杀菌、灭活和脱毒情况的检查

一些死菌苗、灭活疫苗以及类毒素等制品的菌毒种多为致病性强的微生物，若未被杀死或解毒不完善，就会在使用时发生严重事故，故需严格检查。

（1）杀菌检查　主要用于检查死菌苗，基本和无菌检查方法相同。但由于本试验的目的主要是检查杀菌是否完善（有无本菌生长），故应采用适于本菌生长的培养基，同时要先用液体培养基进行稀释和增菌再作移种。

（2）病毒灭活验证试验　主要是检查灭活病毒疫苗。如制品中残留未灭活的病毒，则能在动物体内繁殖，使动物发病或死亡。需要用对原毒种敏感的动物进行试验。例如，乙型脑炎灭活疫苗的病毒灭活验证试验系将制品接种于小鼠脑内，并盲传三代，在观察期间，各代小鼠应全部健存（非特异性死亡者除外）。

（3）脱毒检查　主要用于检查类毒素等需要脱毒的制品。如脱毒不完全而有游离毒素存在，可使动物发生一定的症状以致死亡。需用敏感的动物检查，如检查破伤风类毒素用豚鼠试验，白喉类毒素用家兔做皮肤试验，反应应为阴性。

以上三种检查一般在疫苗类生物制品在制造过程中进行，在生物制品的检定部分的内容中往往用异常毒性和特异性毒性等项目来检查生物制品的杀菌、灭活和脱毒情况。

3. 残余毒力和毒力检查

无论是细菌类活疫苗，还是病毒类活疫苗，其生产用减毒活菌、活毒株都是由自然界分离获得的弱毒株或者实验室经人工诱变而获得的减毒株。这些减毒株必须保持一定的免疫原性试验残余毒力，才能具有相应免疫原性。所以对于活疫苗，允许有一定的轻微毒力存在，但不得超过现行版《中国药典》所规定的标准。例如，脊髓灰质炎减毒活疫苗糖丸（猴肾细胞）毒力检查必须检查猴体神经毒力试验。

课堂互动	1. 试比较生物制品纯度检查与一般药物纯度检查在内容上的异同点。 2. 分析支原体检查的原理是什么？

（五）效力检定

生物制品是具有生物活性的制剂，一般采用生物学方法测定效力。

1. 免疫力试验

将疫苗或类毒素免疫动物后，再用同种的活菌、活毒或毒素攻击，从而判定制品的保护力水平。

（1）定量免疫定量攻击法　先以定量抗原（制品）免疫试验动物（豚鼠、小鼠或家兔）2～5周后，再以相应的定量毒菌或毒素攻击，观察动物的存活数或不受感染的情况，以判定制品的效力。但要设立对照组，只有在对照试验成立时，试验组的检定结果才有效。该法多用于活菌苗的效力检定。

【案例 6-7】伤寒疫苗免疫力试验

将经 $56℃$ 30min 加温供试品稀释为 $2.5×10^8/ml$。用该菌液免疫体重为 14～16g 小鼠至少 30 只，每只皮下注射 0.5ml，注射 2 次，间隔 7 天，末次免疫后 9～11 天进行毒菌攻击。免疫组小鼠每只腹腔注射 0.5ml 含 1MLD 的毒菌，同时应用同批饲养或体重与免疫组相同的小鼠 3 组（每组至少 5 只）作对照，分别于腹腔注射 2MLD、1MLD 及 1/2MLD 的毒菌（各含于 0.5ml 中）。

观察 3 天，对照组小鼠感染 2MLD 及 1MLD 者应全部死亡，感染 1/2MLD 者有部分死亡。免疫组小鼠存活率应不低于 70%。

（2）变量免疫定量攻击法　即 50% 有效免疫剂量测定法。疫苗经系列稀释成不同的免疫剂量，分别免疫各组动物（小鼠），间隔一定日期后，各免疫组均用同一剂量的毒素或活毒攻击．观察一定时间，用统计学方法计算出能使 50% 的动物获得保护的免疫剂量。此法优点是极为敏感和简便，有不少制品，如百日咳菌苗、狂犬疫苗常用此法检定效力。

【案例 6-8】人用狂犬疫苗效价测定

用不同稀释度的供试品及参考疫苗分别免疫 12～14g 小鼠 16 只，每只小鼠腹腔注射 0.5ml，间隔 1 周再免疫 1 次。小鼠于第一次免疫后 14 天，用经预先测定的含 5～100 个 LD_{50} 的病毒量进行脑内攻击，每只 0.03ml。同时将攻击毒稀释成 10^0、10^{-1}、10^{-2} 和 10^{-3} 进行毒力滴定，每个稀释度均不少于 8 只小鼠。

小鼠攻击后逐日观察 14 天，并记录死亡情况，统计第 5 天后死亡和呈典型脑症状的小鼠。

（3）定量免疫变量攻击法　即保护指数（免疫指数）测定法。动物经抗原（制品）免疫后，其耐受毒菌或活毒攻击量相当于未免疫动物耐受量的倍数称为保护指数。实验时，将动物分为对照组及免疫组，免疫动物先用同一剂量制品免疫，间隔一定日期后，与对照组同时以不同稀释度的毒菌或活毒攻击，观察两组动物的存活率，按 LD_{50}（半数致死量）计算结果。如对照组 10 个菌有 50% 动物死亡，而免疫组需要 1000 个菌，则免疫组的耐受量为对照组 100 倍，表明免疫组能保护 100 个 LD_{50}，即该制品的保护指数为 100，此法常用于疫苗的效力检定。

（4）被动保护力测定　先将免疫血清注射动物后，待一至数日，用相应的毒菌或活毒攻击，观察血清抗体的被动免疫所引起的保护作用。如抗炭疽血清效价测定常用此方法。

【案例 6-9】抗炭疽血清效价测定

取体重 350～400g 豚鼠 8 只，各皮下注射供试品 0.5ml，24h 后，攻击 1MLD 的炭疽杆菌 PNo.2 菌株芽孢液，并用未注射血清的同体重豚鼠 4 只，各注射 1MLD 作为对照，观察 14 天判定结果，试验组有 6/8（75%）以上动物存活，对照组至少有 3 只动物死亡（允许另 1 只较晚死亡或发病），判为合格。

2. 活疫苗的效力测定

（1）活菌数测定　活菌苗多以制品中的抗原菌的存活数表示其效力。先用比浊法测出制品含菌浓度，然后作 10 倍或 2 倍系列稀释，由最后几个稀释度（估计接种后能长出 1～100 个菌），取一定量菌液涂布接种于适宜的平皿培养基上，培养后计取菌落数，并计算活菌率。

（2）活病毒滴度测定　活疫苗多以病毒滴度表示其效力，常用组织培养法或鸡胚感染法测定。

3. 血清学试验

所谓血清学试验系指体外抗原抗体试验。抗原抗体反应具有高度的特异性，已知抗原，即可检测抗体；反之亦然。基于抗原和抗体的相互作用，常用以下血清学方法检查抗体或抗原活性，并多在体外进行试验，包括凝集反应、沉淀反应、中和反应、补体结合反应、间接血凝试验、间接血凝抑制试验等。

（1）中和法　抗毒素的效力即抗毒素中含有中和毒素的效力，抗毒素的生物学活性比较稳定，其效价是以单位表示。目前国际上都用国际单位（IU）代表抗毒素的效价，常用体外中和法测定。白喉抗毒素选用家兔皮肤试验方法。破伤风抗毒素、肉毒抗毒素、抗狂犬病血清、抗蛇毒血清等的效价测定方法皆用小鼠试验法，试验方法与家兔皮肤法类似。

【案例 6-10】白喉抗毒素效价测定

（1）检验原理　本法系根据抗毒素能中和毒素的作用，将供试品与标准品进行对比试验，推算出每 1 毫升供试品中所含抗毒素的国际单位数（IU/ml）。

（2）检验步骤

① 实验动物处理：选用体重 2～3kg 的健康白皮肤家兔，试验前 1 日用适宜方法进行背部脱毛。

② 溶液配制

a. 标准品溶液配制：白喉抗毒素标准品用硼酸盐缓冲盐水稀释至每 1 毫升含 1/15IU，即与毒素等量混合后每 0.1 毫升注射量中含 1/300IU。

b. 标准毒素溶液配制：稀释至每 1 毫升含 20 个试验量（1/300Lr），即与抗毒素等量混合后每 0.1 毫升注射量中含 1 个试验量（1/300Lr）。

c. 供试品溶液配制：用稀释液将待检抗毒素稀释数个稀释度，使每 1 毫升含抗毒素约

1/15IU。

③ 测定法：定量吸取稀释后的抗毒素标准品溶液及不同稀释度的供试品溶液分别加入小试管中，每管加入等量的稀释毒素溶液，混匀，加塞，37℃结合 1h 后，立即注射。每份供试品溶液注射 2 只家兔，每只家兔不能超过 4 份供试品溶液。每稀释度注射 0.1ml 于家兔皮内。

（3）结果判定　注射 48h 及 72h 各观察 1 次，并测量反应面积。注射对照部位轻度发红，其直径应为 10～14mm。供试品之效价应以与多数对照的反应强度相同的最高稀释度判定，并求出每毫升单位数。

（2）沉淀试验　沉淀试验是指可溶性抗原和相应的抗体结合，在适量电解质存在下，经过一段时间反应后，形成肉眼可见的白色沉淀。可用来测定抗原抗体类的效价。

类毒素的效力常用絮状单位表示，所谓絮状单位是指能和一个单位抗毒素首先发生絮状沉淀反应的类毒素量，即为一个絮状单位（Lf）值。类毒素常用絮状单位测定法来检测效价。

该法系根据类毒素与相应抗毒素在适当的含量、比例、温度、反应时间等条件下，可在试管中发生抗原抗体结合，产生肉眼可见的絮状凝集反应。根据抗毒素絮状反应标准品可测定供试品的絮状单位（Lf）值。

测定法：精密量取每 1 毫升含 100Lf 的抗毒素絮状反应标准品溶液 0.3ml、0.4ml、0.5ml、0.6ml、0.7ml，分别加入絮状反应管，精密量取供试品溶液 1ml 快速准确加入上述各反应管内，摇匀，置 45℃水浴中，连续观察，并记录絮状出现次序和时间。

再取 5 支反应管，重复上述试验，将最先出现絮状之管放中间，前后各加两管不同量标准抗毒素絮状反应标准品溶液，每管间隔 0.05ml，再向各管中加入供试品 1ml，观察絮状出现情况。根据结果，再重复试验一次，将最先出现管放中间，前后各加两管不同量抗毒素絮状反应标准品溶液，每管间隔 0.02ml，同上法观察并记录结果，以 2～3 次相同值为最终测定值。

按下式计算：

$$供试品絮状单位(Lf/ml) = E \times F \times 100$$

式中，E 为最先出现絮状时使用的每 1 毫升含 100Lf 的抗毒素絮状反应标准品溶液的体积，ml；F 为供试品稀释倍数。

4. 细胞测定法

（1）体外细胞测定法

① 促进细胞生长作用：大多数细胞因子都是能促进某种细胞生长或为某种细胞株生长依赖因子，利用其不同特点进行活性测定的产品有：重组人粒细胞刺激因子（NFS-60 细胞）、重组人粒细胞巨噬细胞刺激因子（TF-1 细胞）、重组人白介素-2（CTLL-2 细胞）、重组牛碱性成纤维细胞生长因子（小鼠胚胎成纤维细胞）、重组人表皮生长因子（小鼠胚胎成纤维细胞）等。

② 抑制细胞生长作用：如利用 TNF 抑制 L929 细胞生长的作用测定其效价。测定方法是以 L929 为靶细胞，不同浓度 TNF 处理细胞后，用结晶紫对 L929 细胞染色，在 570nm 波长处比色，按标准品 50% 最大效应点的稀释倍数折算为样品 TNF 效价。

③ 间接保护细胞作用：IFN 可保护 WISH 细胞（人羊膜细胞）免受 VSV（滤泡性口炎病毒）的攻击，用结晶紫对存活 WISH 细胞染色后，在比色计中测定吸光度，吸光度值与染色细胞数成正比，从而得到 IFN 对 WISH 细胞的保护效应曲线，按 50% 保护点的稀释倍数可以折算为待检样品中 IFN 的效价。

（2）体内细胞测定法　利用动物体内某些指标的变化，测定制品的单位。如 EPO（促红细胞生成素）活性测定，在小鼠体内注射 EPO 后，计算小鼠网织红细胞增加的数量，并与标准品比较，确定其活性单位。

课堂互动

1. 请比较免疫力试验中几种方法之间的优缺点？
2. 请分析下细胞测定法中体内测定与体外测定的区别？

小　结

1. 生物制品分类：疫苗、抗毒素及免疫血清、血液制品、细胞因子、体内及体外诊断制品以及其他活性制剂等。

2. 麻疹减毒活疫苗的检验：鉴别、外观、水分、病毒滴度、热稳定性试验。

3. 生物制品的质控内容

（1）起始材料的质量控制：生产用原料及辅料；生产用水；生产用器具；生产及检定用动物；生产用菌毒种子批系统；生产用细胞种子批系统；原料血浆。

（2）生产过程控制：生产用菌毒种和细胞库；生产过程；原液。

（3）半成品质量控制。

（4）成品质量控制。

① 定性分析　包括鉴别试验、外观。

② 纯度检查　包括 pH 值、水分、真空度、溶解度、抗生素残留量、牛血清白蛋白残留、防腐剂残留、外源细胞 DNA 残留等。

③ 效价测定。

④ 安全性检查　主要指无菌试验、热原试验、异常毒性试验、支原体测定、特异性毒性检查、残余毒力和毒力试验等。

⑤ 稳定性　已分装的成品贮藏在建议的温度下进行稳定性试验。

习　题

一、单项选择题

1. 冻干制品应进行真空度检查，凡有真空度者瓶内应出现（　　）色辉光。
A. 蓝紫　　　　　　B. 红　　　　　　　　C. 黄　　　　　　　　D. 绿

2. 下列哪类制品需要检查外源性 DNA 残留量（　　）。
A. 细菌类疫苗　　　B. 血液制品　　　　　C. 重组 DNA 制品　　D. 抗毒素

3. 下列哪类生物制品在进行安全检定时，需要进行脱毒检查（　　）。
A. 抗毒素　　　　　B. 类毒素　　　　　　C. 病毒类疫苗　　　　D. 血液制品

4. 活菌苗的效力测定可以用（　　）表示。
A. 活菌数　　　　　B. 病毒滴度　　　　　C. 絮状单位　　　　　D. 抗毒素单位

5. 活疫苗的效力测定可以用（　　）表示。
A. 活菌数　　　　　B. 病毒滴度　　　　　C. 絮状单位　　　　　D. 抗毒素单位

6. 类毒素效价以（　　）表示。
A. 活菌数　　　　　B. 病毒滴度　　　　　C. 絮状单位　　　　　D. 抗毒素单位

7. 抗毒素效力常用（　　）法测定。
A. 活菌数　　　　　B. 病毒滴度　　　　　C. 中和法　　　　　　D. 絮状单位

8. 单克隆抗体制品中小鼠骨髓瘤细胞 DNA 残留量用（　　）法进行检定。

A. 电泳法 B. 高效液相色谱法 C. 中和法 D. DNA 分子杂交

9. 血液制品中残余乙醇含量采用（ ）法测定。

A. 康卫皿扩散法 B. 免疫双扩散法 C. 免疫电泳法 D. 挥发法

10. 热原质试验以（ ）试验法作为基准方法。

A. 豚鼠 B. 小鼠 C. 家兔 D. 猴

二、多项选择题

1. 在进行理化检定时，测定蛋白质含量的方法有（ ）。

A. 凯氏定氮法 B. 双缩脲法 C. Lowry 法

D. 紫外吸收法 E. 免疫电泳法

2. 下列哪些方法可用于测定蛋白质分子量（ ）。

A. 凝胶色谱 B. 还原型 SDS-PAGE C. 超速离心分析

D. 免疫电泳 E. 紫外吸收法

3. 鼠源性单克隆抗体的腹水检定项目包括（ ）。

A. 效价测定 B. 鼠源性病毒检查 C. 支原体检查

D. 化学检定 E. 物理检查

4. 生物制品在制造过程中，常加入（ ）试剂作为防腐剂或灭活剂。

A. 苯酚 B. 甲醛 C. 三氯甲烷

D. 硫柳汞 E. 乙醇

5. 效力检定时，免疫力试验常采用的方法有（ ）。

A. 定量免疫定量攻击 B. 定量免疫变量攻击 C. 变量免疫定量攻击

D. 变量免疫变量攻击 E. 被动保护力测定

6. 理化检定时，冻干制剂应进行下列哪些项目检查（ ）。

A. 水分 B. 真空度 C. 溶解度

D. 外观 E. 装量

7. 在安全检定项目中，灭活病毒疫苗需要进行（ ）。

A. 病毒灭活验证试验 B. 牛血清含量测定 C. 支原体检查

D. 脱毒检查 E. 杀菌检查

8. 注射用重组人干扰素 γ 需要进行（ ）。

A. 无菌检查 B. 牛血清含量测定 C. 宿主菌蛋白残留量检查

D. 支原体检查 E. 外源性 DNA 残留量检查

三、填空题

1. 常见的病毒滴度测定方法有_____和_____。

2. 细菌类疫苗是有关细菌、螺旋体或其衍生物制成_____、_____、_____、_____等。

3. 物制品在制造过程中，为了脱毒、灭活或防止杂菌污染，常加入_____、_____、_____、_____等试剂作为防腐剂或灭活剂。

4. 提纯的蛋白质制品需测定多糖体的分子大小及其相对含量，常用_____和_____测定。

5. 残余毒力是指_____。

四、问答题

1. 简述生物制品的定义及分类。

2. 生物制品的理化检定主要包括哪些方面？

3. 生物制品的安全检定主要包括哪些方面？

4. 皮内注射用卡介苗和麻疹减毒活疫苗这两种活疫苗效力测定的方法有何异同？

5. 如何检定灭活的人用狂犬病疫苗证明其是安全的？

项目七

抗生素类药物质量检验

■ 【知识目标】
- ◆ 掌握头孢拉定颗粒质量检验的各个项目、基本原理、检验方法和注意事项;
- ◆ 掌握各种抗生素类药物的鉴别方法及其原理;
- ◆ 熟悉抗生素类药物的基本结构及其特征,以及与分析方法之间的关系;
- ◆ 熟悉抗生素类药物的各种含量测定方法及其原理;
- ◆ 了解抗生素类药物中特殊杂质检查的方法。

■ 能力目标
- ◆ 能独立并正确进行头孢拉定颗粒的性状、鉴别、检查及含量测定;
- ◆ 能独立并正确分析抗生素类药物的结构特点,并选择相应的质量检验方法;
- ◆ 能独立并正确分析抗生素类药物的特殊杂质及其检查方法。

　　抗生素是临床上常用的一类重要药物,是有些细菌、放线菌和真菌等微生物的次级代谢产物,或用化学方法合成的相同化合物或结构类似物,在低微浓度下即可对某些微生物的生命活动有特异的抑制作用。抗生素类药物主要由微生物发酵,经化学纯化、精制和化学修饰等过程,最后制成适当制剂,也可通过化学全合成或半合成方法制得。与化学合成药相比,由于生产工艺特殊,生物合成产生的抗生素结构组成复杂,稳定性差,导致其化学纯度较低、活性组分易发生变异,使其疗效降低或失效,甚至引起毒副作用。为保证临床用药的安全和有效,根据抗生素的性质以及生产方法的特殊性和复杂性,各国药典都制定了抗生素药物的检测标准,严格控制其质量。如检查项下除规定了水分、溶液的澄清度与颜色、酸碱度、炽灼残渣、重金属等常规分析项目外,还对异常毒性、热原或细菌内毒素、降压物质、无菌、聚合物等项目进行检查。

　　抗生素类药物的检测项目包括鉴别、检查和含量(效价)测定。根据抗生素类药物的特点,其分析方法可分为理化方法和生物学方法两大类,其中,管碟法测定抗生素的含量(效价)在本书项目五中已经介绍。

检验任务　头孢拉定颗粒的质量检验

任务简介

　　本品为头孢拉定的颗粒剂。头孢拉定(Cephradine,Velosef)为第一代半合成头孢菌素,抗菌作用与头孢氨苄相似。其特点是耐 β-内酰胺酶,对耐药性金葡菌及其他多种对广谱抗生素耐药的杆菌等有迅速而可靠的杀菌作用。本品适用于敏感菌所致的急性咽炎、扁桃体炎、中耳炎、支气管炎和肺炎等呼吸道感染以及泌尿生殖道感染和皮肤软组织感染等。《中国药典》2010 年版收载有头孢拉定原料及片剂、颗粒剂、胶囊剂等多种剂型，可用高效液相色谱法进行鉴别、特殊杂质检查和含量测定。

检验标准 （2010 年版《中国药典》节选）

> 本品含头孢拉定（$C_{16}H_{19}N_3O_4S$）应为标示量的 90.0%～110.0%。
>
> [性状] 本品为可溶颗粒或混悬颗粒；气芳香，味甜。
>
> [鉴别] 取本品，照头孢拉定项下的鉴别（1）或（2）项试验，显相同的结果。
>
> [检查] 头孢氨苄 取本品，照含量测定项下的方法制备供试品溶液，照头孢拉定项下的方法检查，含头孢氨苄不得过头孢拉定和头孢氨苄总量的 6.0%。
>
> 其他 应符合颗粒剂项下有关的各项规定（附录 I N）。
>
> [含量测定] 取装量差异项下的内容物，研细，混合均匀，精密称取细粉适量（约相当于头孢拉定 70mg），置 100ml 量瓶中，加流动相 70ml 超声 15min，再振摇 10min，使头孢拉定溶解，再用流动相稀释至刻度，摇匀，滤过，取续滤液，照头孢拉定项下的方法测定，即得。

仪器试剂

（1）仪器 一号和五号药筛；高效液相色谱仪。

（2）试剂 头孢拉定颗粒，头孢拉定对照品，头孢氨苄对照品，甲醇，3.86% 乙酸钠溶液，4% 乙酸溶液。

检验操作

（1）性状

① 检验方法 取本品颗粒，目视检查，并尝试药品味道和闻药品的气味。

② 结果判定 本品为可溶颗粒或混悬颗粒；气芳香，味甜。若发生粘连、结块或变色，也应判为不符合规定。

（2）鉴别

① 检验方法 高效液相色谱法，同含量测定。

② 结果判定 供试品溶液主峰的保留时间应与对照品溶液主峰的保留时间一致。

（3）检查

① 头孢氨苄

a. 检验方法：高效液相色谱法。

b. 结果判定：按外标法以峰面积计算，含头孢氨苄不得过头孢拉定和头孢氨苄总量的 6.0%。

② 粒度

a. 检验操作：取本品 5 袋，称定重量，置上层一号药筛中（下层为五号药筛且筛下配有密合的接收容器），保持水平状态过筛，左右往返，边筛动边拍打 3min。取不能通过一号药筛和能通过五号药筛的颗粒及粉末，称定重量，计算其所占比例（%）。

b. 结果判定：不能通过一号筛与能通过五号筛的总和应不得超过供试量的 15%。

③ 溶化性

a. 检验操作：取供试品 10g，加热水 200ml，搅拌 5min，观察供试品溶解情况。

b. 结果判定：供试品应全部溶化或轻微混浊，但不得有异物。

（4）含量测定

① 检验方法 高效液相色谱法。

② 色谱条件 色谱柱：十八烷基硅烷键合硅胶为填充剂；流动相：水-甲醇-3.86％乙酸钠溶液-4％乙酸溶液（1564：400：30：6）；流速：0.7～0.9ml/min；柱温：35～40℃；检测波长：254nm；进样体积：10μl。

③ 检验步骤

a. 溶液配制 头孢拉定对照品溶液的配制：取头孢拉定对照品约70mg，精密称定，置100ml量瓶中，加水溶解并稀释至刻度，摇匀，用合适的0.45μm微孔滤膜滤过，超声脱气20min，即得。

头孢氨苄对照品贮备液的配制：取头孢拉定对照品约40mg，精密称定，置100ml量瓶中，加水溶解并稀释至刻度，摇匀，用合适的0.45μm微孔滤膜滤过，超声脱气20min，即得。

供试品溶液的配制：取装量差异项下的内容物，研细，混合均匀，精密称取细粉适量（约相当于头孢拉定70mg），置100ml量瓶中，加流动相70ml超声15min，再振摇10min，使头孢拉定溶解，再用流动相稀释至刻度，摇匀，滤过，取续滤液，即得。

b. 系统适用性试验 取头孢拉定对照品溶液10份和头孢氨苄对照品贮备液（0.4mg/ml）1份，混匀，取10μl注入液相色谱仪，记录色谱图，头孢拉定峰和头孢氨苄峰的分离度应符合要求。

c. 供试品含量测定 精密量取供试品溶液10μl注入液相色谱仪，记录色谱图；另取对照品溶液10μl，同法测定。供试品溶液和对照品溶液各进样4次，按外标法以平均峰面积计算，即得。

④ 计算及结果判定

a. 含量计算：按外标法以峰面积计算出供试品中 $C_{16}H_{19}N_3O_4S$ 占标示量的百分比。

$$标示量 = \frac{A_供 \times V_供 \times W_对}{A_对 \times V_对 \times (W_供 / \overline{W}) \times 标示量} \times 100\%$$

式中，标示量为单位制剂所含主成分的量，g/袋；$A_供$、$A_对$ 分别为供试品溶液和对照品溶液所对应的色谱峰面积；$V_供$、$V_对$ 分别为供试品溶液和对照品溶液配制时所用体积，ml；$\overline{W}$为平均装量，g；$W_供$、$W_对$ 分别为供试品和对照品的质量，g。

b. 结果判定：按干燥品计算，本品含头孢拉定（$C_{16}H_{19}N_3O_4S$）应为标示量的90.0％～110.0％。

检验分析

本品为抗生素类药物，在生产过程中容易引入各种结构特异性的杂质，且在贮存过程中也容易受环境因素的影响而产生杂质，尤其是头孢氨苄杂质的引入对本品的影响较大，故本品需要检查头孢氨苄。因此，本品的鉴别也主要采用色谱法，包括薄层色谱法和高效液相色谱法。高效液相色谱法在抗生素类药物的质量检验中应用越来越多，可以用于药物的鉴别、检查和含量测定，尤其是特殊杂质的检查，高效液相色谱法相比其他方法具有很多的优势。

注意事项

检查粒度进行筛分试验时需注意环境温度，防止样品吸水或失水。对易产生静电的样品，可加入0.5％胶质二氧化硅和（或）氧化铝等抗静电剂，以减小静电作用产生的影响。

━━ **必需知识** ━━

一、抗生素类药物的分类

抗生素类药物种类繁多，根据其化学结构，大致可以分为以下几种。

（1）β-内酰胺类抗生素　指化学结构中具有 β-内酰胺环的一大类抗生素，包括临床最常用的青霉素与头孢菌素，以及新发展的头霉素类、硫霉素类、单环 β-内酰胺类等其他非典型 β-内酰胺类抗生素。此类抗生素具有杀菌活性强、毒性低、适应证广及临床疗效好等优点。其抗菌机制是能抑制胞壁黏肽合成酶，即青霉素结合蛋白，从而阻碍细胞壁黏肽的合成，使细菌胞壁缺损，菌体膨胀裂解。

（2）氨基糖苷类抗生素　由氨基糖分子和非糖部分的苷元结合而成，包括链霉素、庆大霉素、卡那霉素、西索米星以及人工半合成的妥布霉素、阿米卡星、奈替米星。该类抗生素对各种需氧革兰阴性菌等具有高度抗菌活性。其抗菌机制是阻碍细菌蛋白质的合成。

（3）四环素类抗生素　有四环素、金霉素、土霉素、去甲金霉素、多西环素和米诺环素等。抗菌谱广，对多数革兰阳性菌和革兰阴性菌及某些厌氧菌都有效。

（4）大环内酯类抗生素　目前使用的主要有红霉素、麦迪霉素、麦白霉素、乙酰螺旋霉素、交沙霉素及吉他霉素等。此类抗生素主要作用于需氧革兰阳性菌和阴性球菌、厌氧菌，以及军团菌、胎儿弯曲菌、衣原体和支原体等。

（5）喹诺酮类抗生素　是人工合成的，含 4-喹诺酮基本结构，对细菌 DNA 螺旋酶具有选择性抑制作用的药物，主要有吡哌酸、诺氟沙星、氧氟沙星、依诺沙星等，目前发展迅速，临床广为使用。抗菌谱广，尤其对革兰阴性杆菌包括铜绿假单胞菌在内有强大的杀菌作用，对金葡菌及产酶金葡菌也有良好的抗菌作用。

（6）其他抗生素　氯霉素类，如氯霉素、甲砜霉素；林可酰胺类，如克林霉素、林可霉素；糖肽类，如万古霉素、替考拉宁等。

二、抗生素的效价及测定方法

1. 抗生素效价的表示方法

抗生素的活性以效价单位表示，即指每毫升或每毫克中含有某种抗生素的有效成分的多少。用单位（U）或微克（μg）表示。按照抗生素效价单位的定义，分为四种表示方法。

（1）质量单位　以抗生素的生物活性部分的质量作为单位，1 微克为 1 个单位（$1\mu g=1U$，$1mg=1000U$）。如硫酸链霉素、硫酸庆大霉素、硫酸卡那霉素等大部分抗生素均用质量单位表示。用这种方法表示不同酸根的同一抗生素时，只要单位一样或有效部分的质量一样，则这一抗生素的各种盐类，虽然称重不同，而其实际有效含量是相同的。

（2）类似质量单位　以特定的纯粹抗生素盐类的质量作为单位，如纯粹金霉素盐酸盐及四环素盐酸盐（包括无生物活性的盐酸根在内）。这是根据国际使用习惯而来的。如 1mg 氯霉素作 1000U 计。四环素、新生霉素酸等以此为效价单位。

（3）质量折算单位　以特定的纯抗生素盐的质量为单位而加以折算，如青霉素的单位，最初是指在 50ml 肉汤培养基内能完全抑制金黄色葡萄球菌生长的最小青霉素量为 1 个单位（IU），以后得到纯品，这一量相当于青霉素钠 $0.5988\mu g$，因而国际上一致定 $0.5988\mu g$ 为 1U，则 $1mg=1670U$。例 1mg 青霉素钾的单位（U）$=1670\times356.4/372.5=1598$（U/mg）。

（4）特定单位　以特定的抗生素样品的某一质量作为单位，经国家的有关机构认可而定的。如特定的一批杆菌肽称重 $1mg=55U$，又如制霉素，第一批标准品 $1mg=3000U$。

以上均为抗生素的理论效价，实际样品往往低于该理论效价。

2. 抗生素的含量（效价）测定方法

（1）微生物检定法　微生物检定法是以抗生素对微生物的杀伤或抑制程度为指标来衡量抗生素效价的一种方法。本法的优点是灵敏度高、需用量小、测定结果直观；测定原理与临床应用的要求一致，更能确定抗生素的医疗价值；而且适用范围广，较纯的精制品、纯度较差的制品、已知的或新发现的抗生素均能应用；对同一类型的抗生素不需分离，可一次测定其总效价，是抗生素药物效价测定最基本的方法。但其存在操作步骤多、测定时间长、误差大等缺点。

（2）理化方法　是根据抗生素的分子结构特点，利用其特有的化学或物理化学性质及反应而进行的。对于提纯的产品以及化学结构已确定的抗生素，能较迅速、准确地测定其效价，并具有较高的专属性。缺点是：化学方法一定要运用其化学结构上官能团的特殊化学反应，对含有具相同官能团的杂质的供试品就不适用，或需采取适当方法加以校正。而且当该法是利用某一类型抗生素的共同结构部分的反应时，所测得的结果往往只代表药物的总含量，并不一定能代表抗生素的生物效价。

3. 抗生素微生物检定用标准品

标准品系指用于生物检定、抗生素或生化药品中含量或效价测定的标准物质，按效价单位（或 μg）计，以国际标准品进行标定。抗生素标准品是与供试品同质的纯度较高的抗生素，用作效价测定时的标准，每1毫克含有一定的单位，它分为国际标准品与国家标准品。经国际协议，每1毫克含有一定的单位的标准品，其单位称为国际单位（IU）。通过一定的检定方法，以原有的国际标准品的效价单位为基准，测得的效价以 IU 表示。抗生素国际标准品由世界卫生组织邀请有条件的国家检定机构或药厂协作标定后，由生物检定专家委员会最后通过决定。国际标准品制备量有限，主要供各国在检定国家标准品时作对照用，不宜用于常规检验和具体科研工作中。

我国的标准品由国家食品药品监督管理总局下设单位中国药品生物制品检定所（简称中检所）统一负责选样、分装、协作标定、确定效价单位等，并统一向全国各使用单位分发。凡是国际上已制备的国际标准品的品种，在制备国家标准品时，均与国际标准品比较而定出效价，对于我国特有的品种则根据一定的原则自定效价单位。每当中检所下发新批标准品后，原有批号的标准品则自动作废。

标准品必须能久贮不变质，一般制成干燥粉末，熔封于装有惰性气体或真空安瓿里，或准确分装后冷冻干燥，置于－20℃避光保存。

三、β-内酰胺类抗生素的质量检验

1. β-内酰胺类抗生素的结构及性质

β-内酰胺类抗生素的结构及性质如表 7-1 所示。

表 7-1　β-内酰胺类抗生素的结构及性质

类别	青霉素类	头孢菌素类
化学结构	RCOHN　S　CH₃ O　N　CH₃ COOH　母核：6-氨基青霉烷酸（6-APA）	RCOHN　S O　N　CH₂R COOH　母核：7-氨基头孢烷酸（6-ACA）
酸性	分子中具有游离羧基,故具有酸性,pK_a 在 2.5～2.8,能与碱成盐	
溶解性	分子中游离羧基能与碱成盐;其碱金属盐易溶于水,有机碱盐难溶于水,易溶于甲醇等有机溶剂;盐遇酸即析出白色沉淀	

类别	青霉素类	头孢菌素类
旋光性	含有 3 个手性碳原子。都具有旋光性,可用于定性和定量分析	含有 2 个手性碳原子
紫外吸收特性	母核无紫外吸收,如侧链取代基上具苯环等共轭系统则有紫外吸收	母核中具有 O═C─N─C═O 结构,取代基苯环等具有共轭系统,故有紫外特征吸收
不稳定性	干燥、纯净的青霉素很稳定,对热也稳定,但水溶液不稳定,这主要是由于 β-内酰胺环不稳定引起的。β-内酰胺环容易受酸及碱、重金属、青霉素酶、羟胺等影响发生环的破裂而失去抗菌作用,甚至引起过敏反应	干燥条件下稳定,水溶液易失活。酸及碱介质、β-内酰胺酶、胺类(氨、氨基酸、羟胺等)均能使本品降解。β-内酰胺环也会发生开裂,但稳定性比青霉素要高一些

2. β-内酰胺类抗生素的鉴别

(1) 呈色反应

① 羟肟酸铁反应：青霉素及头孢菌素与羟胺在碱性条件下发生作用,β-内酰胺环开环生成羟肟酸,进一步与高铁离子生成有色配合物。

【案例 7-1】头孢哌酮的鉴别

取本品约 10mg,加水 2ml 与盐酸羟胺溶液 3ml,振摇溶解后,放置 5min,加酸性硫酸铁铵试液 1ml,摇匀,显红棕色。

② 茚三酮反应：氨苄西林、头孢他啶、头孢克洛等结构中的侧链具有氨苄基,具有类似 α-氨基酸的结构,可与茚三酮反应显蓝紫色。《中国药典》2010 年版用 TLC 法鉴别氨苄西林、头孢他啶、头孢克洛时,以茚三酮为显色剂。

③ 三氯化铁反应：头孢羟氨苄分子结构中具有酚羟基,能与三氯化铁反应显色。

【案例 7-2】头孢羟氨苄的鉴别

取本品适量,加水适量超声使溶解并稀释制成每 1 毫升中约含 12.5mg 的溶液,取溶液 1ml,加三氯化铁试液 3 滴,即显棕黄色。

④ 其他呈色反应：侧链含有酚羟基时,还可以发生与重氮苯磺酸试液的偶合反应,显橙黄色;苯环可发生硫酸-甲醛反应显色;头孢菌素类可与铜盐络合,显特征性的橄榄绿色等。

(2) 沉淀反应

① 白色沉淀反应：青霉素钠盐或钾盐的水溶液,加稀盐酸 2 滴,即可观察到有白色沉淀生成,此为游离青霉素,可在乙醇、三氯甲烷、乙醚或过量盐酸中溶解。

② 重氮化-偶合反应：普鲁卡因青霉素的水溶液酸化后,生成具有芳香伯胺的普鲁卡因,可发生重氮化-偶合反应,生成红色沉淀。

(3) 光谱法

① 紫外分光光度法：头孢菌素类抗生素母核 7-ACA 结构中有共轭体系,具有紫外特征吸收,可直接用紫外分光光度法鉴别。

【案例 7-3】头孢替唑钠的鉴别

取本品,加水制成每 1 毫升中约含 16μg 的溶液,照紫外-可见分光光度法(附录 Ⅳ A)测定,在 272nm 的波长处有最大吸收。

② 红外吸收光谱法：红外吸收光谱可以反映分子的结构特征,各国药典对收载的 β-内

酰胺类抗生素几乎均采用本法鉴别。

（4）色谱法 薄层色谱法（TLC）和高效液相色谱法（HPLC）广泛应用于本类药物的鉴别，二者同时出现时，一般两项选做一项。

（5）焰色反应 本类药物多制成钾盐或钠盐供注射使用，故可利用钾离子或钠离子的特征焰色反应来鉴别，钾盐火焰显紫色，钠盐火焰显鲜黄色。

3. β-内酰胺类抗生素的特殊杂质检查

（1）聚合物检查 β-内酰胺类抗生素临床上常见的不良反应就是过敏反应。经研究证明，其过敏反应是由其中存在的高分子聚合物引起的。目前国内外对 β-内酰胺类抗生素中聚合物杂质的分离方法有凝胶过滤色谱法、离子交换色谱法、反相色谱法等。《中国药典》2010 年版采用了葡聚糖 G-10 自身对照外标法测定头孢他啶、头孢噻吩、头孢哌酮、头孢曲松的高分子聚合物杂质。

【案例7-4】注射用头孢曲松钠中头孢曲松聚合物检查

取装量差异项下的内容物，照头孢曲松钠项下的方法测定，含头孢曲松聚合物以头孢曲松计不得超过 0.8%。

（2）有关物质检查 本类药物多为半合成抗生素，在合成工艺中或贮存期间可能引入原料、中间体、副产物、异构体、降解产物等杂质，如头孢氨苄在合成过程中容易引入 α-苯甘氨酸和 7-氨基去乙酰氧基头孢烷酸，另外生产中的一些副反应产物也会混杂在产品中。《中国药典》2010 年版收载的大多数原料及制剂均采用 HPLC 法检查"有关物质"。

（3）异构体检查 本类药物通常存在不同异构体，例如头孢呋辛酯的主要杂质是热降解产生的头孢呋辛酯 Δ^3-异构体，光解产生的头孢呋辛酯 E 异构体，以及其他各种合成中带入的副产物和其他杂质。《中国药典》2010 年版采用 HPLC 法检查头孢呋辛酯中"异构体"，规定头孢呋辛酯 A 异构体峰面积与头孢呋辛酯 A、B 异构体峰面积和之比应为0.48～0.55。

> **课堂互动** 注射用 β-内酰胺类抗生素药物是为什么需做皮试？口服抗生素类药物后出现过敏反应时应该如何处置？

4. β-内酰胺类抗生素的含量测定

《中国药典》2010 年版对 β-内酰胺类抗生素的含量测定除了磺苄西林钠等几个药物采用微生物检查法外，目前大多数采用 HPLC 法。因 β-内酰胺类药物含有异构体、有关物质等杂质，采用 HPLC 法不但可快速、高效测定药物含量，更能够将供试品中可能存在的降解产物、原料等杂质分离及定量。此外，利用本类药物 β-内酰胺环的不稳定性，药典曾采用碘量法、汞量法、酸碱滴定法、硫醇汞盐法测定含量。

四、氨基糖苷类抗生素的质量检验

1. 氨基糖苷类抗生素的结构及性质

本类抗生素都含有氨基糖和氨基环醇，分子中含有多个羟基，也称为多羟基抗生素，分子中还有多个碱性基团。链霉素是由链霉胍、链霉糖和 N-甲基-L-葡萄糖胺以糖苷键彼此相结合而成的苷，其中，链霉糖通过苷键与 N-甲基-L-葡萄糖胺连接成链霉双糖胺，临床上多用其硫酸盐，其结构式如下：

链霉素的结构

庆大霉素是由绛红糖胺、2-脱氧-D-链霉胺和加洛糖胺缩合而成的苷。临床应用的是庆大霉素 C 复合物的硫酸盐，主要成分为 C_1、C_{1a}、C_2、C_{2a}，结构式如下及表 7-2 所示。

庆大霉素的结构

表 7-2   庆大霉素 C 组分及结构

庆大霉素	分子式	R^1	R^2	R^3
C_1	$C_{21}H_{43}N_5O_7$	CH_3	CH_3	H
C_{1a}	$C_{19}H_{39}N_5O_7$	H	H	H
C_2	$C_{20}H_{41}N_5O_7$	H	CH_3	H
C_{2a}	$C_{20}H_{41}N_5O_7$	H	H	CH_3

氨基糖苷类抗生素的性质如表 7-3 所示。

表 7-3   氨基糖苷类抗生素的性质

性质	内容
碱性	分子中有多个羟基和多个碱性基团，属于碱性、水溶性抗生素，能与矿酸或有机酸成盐。如链霉素分子中有 3 个碱性中心，其中两个是链霉胍的强碱性胍基（$pK_a=11.5$），一个是葡萄糖胺上甲氨基（$pK_a=7.7$）；庆大霉素也有 5 个碱性基团
溶解性	硫酸盐易溶于水，不溶于乙醇、三氯甲烷、乙醚等有机溶剂
旋光性	分子中均含有多个手性碳原子，都具有旋光性，可用于定性和定量分析。如硫酸庆大霉素的比旋度为 $+107°\sim+121°$（水）；硫酸阿米卡星的比旋度为 $+76°\sim+84°$（水）
水解性	本类药物中不稳定的结构因素是分子中的苷键，即糖苷键易于水解。链霉素结构中，氨基葡萄糖与链霉糖之间的苷键结合强，不易水解；链霉胍与链霉双糖胺间的苷键结合较弱，易于水解，故水解后生成生成链霉胍和链霉双糖胺，进一步水解则得到 N-甲基-L-葡萄糖胺
稳定性	链霉素的硫酸盐水溶液在 pH5～7.5 最为稳定，过酸或过碱条件下易水解失效；硫酸庆大霉素、硫酸阿米卡星等对光、热、空气均较稳定，水溶液也稳定，pH2～12 时，100℃加热 30min 活性无明显变化
紫外吸收特性	链霉素在 230nm 处有紫外吸收；庆大霉素、奈替米星等无紫外吸收

2. 氨基糖苷类抗生素的鉴别

（1）呈色反应

① 茚三酮反应：本类抗生素中的氨基糖苷结构具有特征的羟基胺和 α-氨基酸的性质，

易与茚三酮试液反应生成蓝紫色化合物。

【案例 7-5】硫酸小诺霉素的鉴别

取本品约 5mg，加水溶解后，加 0.1％茚三酮的水饱和正丁醇溶液 1ml 与吡啶 0.5ml，在水浴中加热 5min，即显紫蓝色。

② N-甲基葡萄糖胺反应：本类药物在水解时均会产生葡萄糖胺衍生物，在碱性溶液中与乙酰丙酮缩合生成吡咯衍生物，再与对二甲氨基苯甲醛的酸性醇溶液作用下，多羟基断开生成特征性的樱桃红色缩合物。

③ 坂口反应：此反应为链霉素水解产物链霉胍的特征反应。

【案例 7-6】硫酸链霉素的鉴别

取本品约 0.5mg，加水 4ml 溶解后，加氢氧化钠试液 2.5ml 与 0.1％ 8-羟基喹啉的乙醇溶液 1ml，放冷至约 15℃，加次溴酸钠试液 3 滴，即显橙红色。

④ 麦芽酚反应：此反应为链霉素的特征反应。在碱性条件下，链霉素水解生成链霉糖，后者经分子重排扩环为六元环，然后消除 N-甲基葡萄糖胺和链霉胍，生成麦芽酚（α-甲基-β-羟基-γ-吡喃酮），麦芽酚与可与铁离子在微酸性溶液中形成紫红色配合物。

【案例 7-7】硫酸链霉素的鉴别

取本品约 20mg，加水 5ml 溶解后，加氢氧化钠试液 0.3ml，置水浴上加热 5min，加硫酸铁铵溶液 0.5ml，即显紫红色。

⑤ Molisch 反应：本类抗生素具有五碳糖或者六碳糖，在酸性条件下水解可生成糠醛或羟甲基糠醛，可与蒽酮试液反应显蓝紫色。

【案例 7-8】硫酸卡那霉素的鉴别

取本品约 1mg，加水 2ml 溶解后，加 0.2％蒽酮的硫酸溶液 4ml，在水浴中加热 15min，冷却，即显蓝紫色。

（2）硫酸盐反应 本类药物多为硫酸盐，各国药典均用硫酸盐的反应来鉴别本类药物。

（3）色谱法 本类药物大多采用 TLC 法或 HPLC 法鉴别，二者同时出现时，一般两项选做一项。TLC 法鉴别时，多以硅胶为薄层板，三氯甲烷-甲醇-氨水为展开剂，茚三酮或碘蒸气为显色剂。

（4）光谱法 国内外药典均采用 IR 法鉴别本类药物。本类药物分子大多无紫外吸收，故其鉴别试验中很少采用紫外法。

3. 氨基糖苷类抗生素的特殊杂质检查

（1）有关物质的检查 本类抗生素均要求进行"有关物质"的检查。例如硫酸链霉素中的有关物质（特殊杂质）主要是链霉素 B，又名甘露糖链霉素，是链霉素分子中 N-甲基葡萄糖胺 C4 位上的羟基连接一个 D-甘露糖组成的。链霉素 B 本身是发酵中由球形孢子放线菌菌种产生，其生物活性仅为链霉素的 20％～25％，能被甘露糖链霉素 B 苷酶水解成链霉素和甘露糖，因此，如果提取、精制不当，链霉素中很可能残存活性较低的链霉素 B 或者其他相关杂质。本类抗生素大多采用 HPLC 法进行"有关物质"的检查，硫酸链霉素中"有关物质"的检查规定供试品溶液色谱图中如有杂质峰（硫酸峰除外），用线性回归方程计算，单个杂质不得过 2.0％，杂质总量不得过 5.0％。

（2）庆大霉素 C 组分检查　尽管生产庆大霉素的发酵工艺相近，但发酵菌种不同，提炼工艺略有差别，以至于各厂家产品中 C 组分的含量比例不完全一致。各组分对微生物的活性无明显差异，但其毒副作用和耐药性有差异，从而影响产品的效价和临床疗效。因此，药典规定应控制各组分的相对百分含量。《中国药典》2010 年版采用 HPLC 法检查硫酸庆大霉素的 C 组分，规定各组分中，C_1 应为 25％～50％、C_{1a} 应为 15％～40％、$C_2 + C_{2a}$ 应为 20％～50％。因庆大霉素无紫外吸收，故采用蒸发光散射检测器检测。

4. 氨基糖苷类抗生素的含量测定

《中国药典》2010 年版对氨基糖苷类抗生素原料及其制剂的含量测定，多数药物仍采用抗生素微生物检定法测定，但对收载的阿米卡星、硫酸阿米卡星、硫酸卡那霉素、硫酸依替米星采用了 HPLC 法。

五、大环内酯类抗生素的质量检验

1. 大环内酯类抗生素的结构及性质

大环内酯类抗生素是由链霉菌产生的一类弱碱性抗生素，其结构特点是分子内含有一个十四元或十六元的内酯环，并通过内酯环上的羟基和去氧氨基己糖或 6-去氧糖缩合成碱性糖。例如红霉素和麦迪霉素的结构分别如下所示，其结构均由两部分组成：一部分为非糖部分即具有 14～16 元骨架的大环内酯；另一部分为糖基部分，一般含有 1～3 个糖或氨基糖，两部分以苷键结合。

红霉素的结构

麦迪霉素的结构

大环内酯类抗生素的性质如表 7-4 所示。

表 7-4　大环内酯类抗生素的性质

性质	内容
酸碱性	一般具有氨基结构而显碱性，能与酸作用成盐，具有多羟基结构
溶解性	易溶于有机溶剂，与酸生成易溶于水的盐
旋光性	分子中均具有多个手性碳原子，都具有旋光性，药典规定应测定比旋光度
稳定性	在干燥状态下很稳定，在 pH6～8 的水溶液中也较稳定，但在酸性溶液中苷键易水解，在碱性溶液中内酯环易破坏。为了克服红霉素对酸不稳定及味苦等缺点，常制成多种红霉素酯化物，如红霉素琥珀酸乙酯
还原性	结构中含有去氧氨基糖、红霉素糖等还原单糖，具有还原糖的一般反应，如能使斐林试剂还原生成红色氧化亚铜，与氨制硝酸银试剂作用发生银镜反应，与浓硫酸作用显色等，可用于鉴别
紫外吸收特性	在紫外光区有特征吸收，如红霉素的最大吸收波长为 280nm，可用于鉴别和含量测定

2. 大环内酯类抗生素的鉴别

（1）呈色反应

① 硫酸反应：本类抗生素遇浓硫酸可被氧化生成不同颜色的产物，可用于鉴别和区别。

【案例 7-9】罗红霉素颗粒的鉴别

取鉴别（2）项下的供试品溶液 1ml，加浓硫酸 5 滴，1min 内溶液颜色呈墨绿色。

② 还原糖的反应：本类药物分子中含有去氧氨基己糖、红霉素糖等还原单糖，具有还原糖的一般反应，如能使斐林试剂还原生成红色氧化亚铜。

（2）色谱法　《中国药典》2010 年版所收载的本类抗生素均采用了 HPLC 法或 TLC 法鉴别，例如，乙酰螺旋霉素和阿奇霉素均同时给出了 TLC 法和 HPLC 法，可任选其一进行鉴别。

【案例 7-10】阿奇霉素的鉴别

取本品，加无水乙醇使溶解并制成每 1 毫升中约含阿奇霉素 5mg 的溶液，作为供试品溶液；另取阿奇霉素对照品，加无水乙醇使溶解并制成每 1 毫升中约含 5mg 的溶液，作为对照品溶液。照薄层色谱法试验，吸取上述两种溶液各 2μl，分别点于同一硅胶 G 薄层板上，以乙酸乙酯-正己烷-二乙胺（10∶10∶2）为展开剂，展开，晾干，喷以显色剂（取钼酸钠 2.5g、硫酸铈 1g，加 10％硫酸溶液溶解并稀释至 100ml），置 105℃加热数分钟。供试品溶液所显主斑点的位置和颜色应与对照品溶液所显主斑点的位置和颜色相同。

（3）光谱法　各国药典均利用本类药物的红外吸收光谱特征进行鉴别，必要时需要对样品进行处理。本类抗生素在紫外区均有特征吸收，可用于鉴别。

【案例 7-11】克拉霉素的鉴别

本品的红外光吸收图谱应与对照的图谱（光谱集 756 图）一致，必要时取供试品与对照品适量，溶于三氯甲烷，于室温挥发至干，经真空干燥后取残渣测定，应与对照品的图谱一致。

3. 大环内酯类抗生素的特殊杂质检查

（1）有关物质的检查　大环内酯类抗生素中的有关物质主要是指在发酵生产和贮藏过程中引入的异构体、降解产物等，故均需进行有关物质检查。各国药典均采用 HPLC 法控制本类药物中有关物质的限量。

【案例 7-12】克拉霉素胶囊的有关物质检查

取本品内容物适量，加流动相溶解并稀释制成每 1 毫升中含克拉霉素 1.0mg 的溶液，作为供试品溶液，以 3000r/min，离心 5min，取上清液作为供试品溶液，照克拉霉素项下的方法测定。单个杂质峰面积不得过对照溶液主峰面积的 0.7 倍（3.5％）。

（2）组分测定　大环内酯类抗生素在发酵生产过程中会产生多种组分，一般通过高效液相色谱法检查。如红霉素的生产过程中会同时产生红霉素 A、红霉素 B、红霉素 C 三种类似物及红霉素 D 生物合成中间体，其中以红霉素 A 活性最高，为红霉素的有效成分，国产红霉素为红霉素 A 和红霉素 C，红霉素 C 的理化性质和抗菌谱与红霉素 A 相似，但其抗菌活性只有红霉素 A 的 30％～60％，故《中国药典》中需进行红霉素 B、C 组分及有关物质、红霉素 A 组分的检查。又如，乙酰螺旋霉素需要进行乙酰螺旋霉素组分测定的检查。

【案例 7-13】红霉素肠溶片的红霉素 A 组分检查

取本品 20 片，除去包衣，精密称定，研细，精密称取适量（相当于红霉素 0.1g），加甲醇 5ml 溶解，用磷酸盐缓冲液（pH7.0）-甲醇（15：1）定量稀释制成每 1 毫升中约含 4mg 的溶液，滤过，取续滤液作为供试品溶液，照红霉素项下的方法测定。按标示量计算，含红霉素 A 不得少于 83.5％。

4. 大环内酯类抗生素的含量测定

目前，各国药典多采用抗生素微生物检定法测定本类药物的含量。高效液相色谱法由于其分离效能高，可有效分离各种组分并准确测定各组分的含量，各国药典也采用 HPLC 法测定大环内酯类抗生素的含量。

【案例 7-14】乙酰螺旋霉素的含量测定

精密称取本品适量，加乙醇使溶解（每 5 毫克加乙醇 2ml），用灭菌水定量制成每 1 毫升中约含 1000U 的溶液，照抗生素微生物检定法测定。按干燥品计算，每 1 毫克的效价不得少于 1200 个乙酰螺旋霉素单位。

六、四环素类抗生素的质量检验

1. 四环素类抗生素的结构及性质

四环素类抗生素的化学结构中均有十二氢化并四苯环，其基本结构如下：

四环素类抗生素的结构

结构中取代基的变化，构成了不同的四环素类抗生素。《中国药典》2010 年版收载的四环素类药物见表 7-5。

表 7-5　《中国药典》2010 年版收载的四环素类药物

名称	R	R′	R″	R‴
盐酸四环素	H	CH_3	OH	H
盐酸金霉素	Cl	CH_3	OH	H
盐酸土霉素	H	CH_3	OH	OH
盐酸多西环素	H	CH_3	H	OH
盐酸美他环素	H	—CH_2	—CH_2	OH
盐酸米诺环素	$N(CH_3)_2$	H	H	H

四环素类抗生素的性质如表 7-6 所示。

表 7-6　四环素类抗生素的性质

性质	内容
酸碱性	C4 位上的二甲氨基,显弱碱性;C10 位上的酚羟基以及两个含有酮基和烯醇羟基的共轭双键,显弱酸性;故本类抗生素为两性化合物,遇酸或碱,均能成盐,临床上多用其盐酸盐
溶解性	其游离碱在水中的溶解度很小,且溶解度与溶液的 pH 有关;其盐酸盐易溶于水,略溶于乙醇,不溶于三氯甲烷、乙醚等有机溶剂
旋光性	分子中均具有多个手性碳原子,都具有旋光性,药典规定应测定比旋光度
稳定性	在弱酸性(pH2～6)溶液中,此类抗生素的 C4 位构型改变,发生差向异构化,形成差向四环素类;在酸性(pH＜2)条件下,可生成脱水四环素类,进而生成差向脱水四环素;在碱性条件下,可生成无活性的具内酯结构的异四环素类

续表

性质	内容
与金属离子的反应	结构中具有酚羟基、烯醇基等基团,可与多种金属离子不溶性盐或有色配合物,如与钙形成不溶性钙盐,与铁形成红色配合物
紫外吸收特性	分子中具有共轭双键体系,在紫外光区有特征吸收;在紫外光照射下可激发荧光,降解产物也可产生荧光,可供鉴别。如四环素降解后产生黄色荧光

2. 四环素类抗生素的鉴别

（1）呈色反应

① 硫酸反应：本类抗生素遇浓硫酸可被氧化生成有颜色的产物,不同药物由于产物的颜色不同,可用于鉴别和区别。例如,盐酸四环素呈深紫色;盐酸土霉素呈深朱红色,加水变为黄色。

② 三氯化铁反应：本类药物分子中具有酚羟基,与三氯化铁试液即呈色。

【案例 7-15】盐酸四环素的鉴别

取本品约 0.5mg,加硫酸 2ml,即显深紫色,再加三氯化铁试液 1 滴,溶液变为红棕色。

（2）氯化物反应　药典收载的此类药物均为盐酸盐,故可采用氯化物的鉴别反应。

（3）色谱法　《中国药典》2010 年版所收载的本类抗生素均采用了 HPLC 法鉴别,其中,盐酸土霉素同时给出了 TLC 法和 HPLC 法,可任选其一进行鉴别。

（4）光谱法　各国药典均利用本类药物的红外吸收光谱特征进行鉴别。本类抗生素分子中含有多个共轭体系,有特征紫外吸收,可用于鉴别。

3. 四环素类抗生素的特殊杂质检查

（1）有关物质的检查　四环素类抗生素中的有关物质主要是指在生产和贮藏过程中引入的异构体、降解产物等,包括差向四环素类、脱水四环素类、差向脱水四环素等。这些杂质的存在不仅是抗菌活性降低,而且会使部分患者出现恶心、呕吐、糖尿、蛋白尿及酸中毒等急性或亚急性毒副反应。因此,各国药典均采用 HPLC 法控制本类药物中有关物质的限量,例如盐酸四环素中有关物质就是采用 HPLC 法的加校正因子的主成分自身对照法检查。

（2）杂质吸光度的检查　杂质吸光度的检查主要是为了控制本类药物中的异构体、降解产物等杂质。四环素类抗生素多为黄色结晶性粉末,其水溶液的吸收峰波长在 250～350nm 之间,在 430nm 以上无吸收,而异构体、降解产物颜色较深,会导致药品外观色泽变深。所以,《中国药典》2010 年版通过限制其在 430～530nm 波长处的吸光度来控制有色杂质的量。

【案例 7-16】盐酸多西环素片的杂质吸收光检查

取本品 5 片,研细,加盐酸溶液（9→100）的甲醇溶液（1→100）溶解并定量稀释制成每 1 毫升中含 9mg 的溶液,滤过,取续滤液,照紫外-可见分光光度法（附录ⅣA）,在 490nm 的波长处测定,吸光度不得过 0.20。

4. 四环素类抗生素的含量测定

高效液相色谱法分离效能高,可有效分离异构体、降解产物等杂质,使测定结果更加准确,因此,各国药典对四环素类抗生素的含量测定多采用了 HPLC 法。

| 课堂互动 | 试从抗生素药物的结构分析并比较各类抗生素药物中所含的特殊杂质？如何进行检验分析？ |

小　结

1. 在抗生素的鉴别试验中，化学鉴别法应用得很多，包括呈色反应、沉淀反应、硫酸盐鉴别、氯化物鉴别等，尤其是一些特征性很强的化学反应，在此类药物的鉴别中是必不可少的。

2. 抗生素类药物种类较多，结构多样、成分复杂，使其质量控制难度较大。应熟记抗生素的分类及各种抗生素的结构特点，建立相应的分析方法，并充分理解结构、性质与分析方法的关系。

3. 抗生素类药物的特殊杂质检查项目主要有有关物质、聚合物、杂质吸光度等。其中有关物质是抗生素类药物的重要特殊杂质，药典基本采用高效液相色谱法检查。要结合抗生素类药物的生产工艺来理解各检查项目的制定及其相应的分析方法。

习　题

一、单项选择题

1. 下列那个药物可以发生羟肟酸铁反应（　　）。

A. 青霉素　　　　　　　B. 庆大霉素　　　　　　C. 红霉素

D. 链霉素　　　　　　　E. 维生素 C

2. 具有氨基糖苷结构的药物是（　　）。

A. 链霉素　　　　　　　B. 青霉素 G　　　　　　C. 头孢拉定

D. 金霉素　　　　　　　E. 红霉素

3. 《中国药典》测定氨基糖苷类药物的含量采用（　　）。

A. 微生物法　　　　　　B. 碘量法　　　　　　　C. 汞量法

D. 比色法　　　　　　　E. 反相高效液相色谱法

4. 聚合物检查一般可以采用下列哪种方法（　　）。

A. RP-HPLC 法　　　　　B. TLC 法　　　　　　　C. 葡聚糖凝胶色谱

D. 离子对色谱法　　　　E. 以离子表面活性剂为流动相的胶束色谱

5. 青霉素和头孢菌素类抗生素所具有的下列性质中描述错误的是（　　）。

A. 酸性　　　　　　　　B. 旋光性　　　　　　　C. 能与三氯化铁反应

D. 在酸、碱和某些氧化剂的作用下，分子中的 β-内酰胺环破裂或发生分子重排

E. 能与碱金属形成溶于水的盐

6. 不属于 β-内酰胺类的抗生素药物的是（　　）。

A. 阿莫西林　　　　　　B. 青霉素钠　　　　　　C. 头孢克洛

D. 头孢钠咪唑　　　　　E. 多西环素

7. 《中国药典》规定，颗粒剂粒度检查不能通过一号筛与能通过五号筛的总和不得超过供试量的（　　）。

A. 5%　　　　　　　　　B. 7.5%　　　　　　　　C. 10%

D. 15%　　　　　　　　E. 20%

8. 2010 年版《中国药典》中为头孢拉定的含量测定方法为（　　）。

A. 微生物法　　　　　　B. 高效液相色谱法　　　C. 气相色谱法

D. 紫外-可见分光光度法　　　　　　　　　　　E. 酸碱滴定法

9. 链霉素可用下列哪种方法鉴别（　　　）。
　　A. 坂口反应　　　　　　B. 硫色素反应　　　　C. 三氯化铁反应
　　D. 羟肟酸铁反应　　　　E. 柯柏反应
10. 三氯化铁反应可以鉴别（　　　）。
　　A. 头孢拉定　　　　　　B. 庆大霉素　　　　　C. 麦迪霉素
　　D. 盐酸四环素　　　　　E. 阿莫西林
11. 下列关于 β-内酰胺类药物的不稳定的理化性质，说法错误的是（　　　）。
　　A. 在酸碱环境中比较稳定
　　B. 四元环张力大导致内酰胺环不稳定
　　C. 酰胺键容易水解导致不稳定
　　D. 干燥纯净的状态下，稳定性相对较好，水溶液中很不稳定
12. 四环素类药物的分子结构特点为（　　　）。
　　A. 分子结构中含酚羟基　　　　　　　　B. 分子结构中具有氨基糖
　　C. 分子结构中具氢化四并苯母核　　　　D. 分子结构中具有内酯环
13. β-内酰胺类抗生素临床上常见的不良反应是过敏反应，是因为含有下列哪种杂质（　　　）。
　　A. 高分子聚合物　　　　　　　　　　　B. 异构体
　　C. 降解产物　　　　　　　　　　　　　D. 中间体副产物
14. 抗生素类药物中的有关物质检查一般采用（　　　）。
　　A. 微生物检定法　　　　　　　　　　　B. 高效液相色谱法
　　C. 气相色谱法　　　　　　　　　　　　D. 紫外-可见分光光度法
15. 下列关于抗生素类药物的叙述不正确的是（　　　）。
　　A. 主要由微生物发酵生产，也可通过化学全合成或半合成方法制得
　　B. 由于生产工艺特殊，生物合成产生的抗生素结构组成复杂，稳定性差
　　C. 化学纯度较低、往往含有多种活性组分，但各种组分所含比例对其疗效影响不大
　　D. 各国药典都制定了抗生素药物的检测标准，严格控制其质量

二、填空题

1. 抗生素类药物种类繁多，结构差异较大，根据其化学结构的不同，可以分为_____、_____、_____、_____、_____等类别。
2. 抗生素效价单位的表示方法有_____、_____、_____和_____。
3. 抗生素的效价测定方法主要分为_____和_____两大类。
4. 链霉素的结构是由一分子_____和一分子_____结合而成的碱性苷。
5. 根据青霉素类抗生素的分子结构与理化性质分析，可用于其含量测定的方法有_____、_____、_____等。
6. 链霉素的化学鉴别方法有_____、_____、_____等。
7. 四环素的"杂质吸收度"检查主要是对药物中的_____、_____、_____等杂质的检查。

三、问答题

1. 抗生素类药物具有哪些特点？分析方法与含量表示方法与化学合成药物有何不同？
2. 头孢拉定具有怎样的结构特征和性质？
3. 青霉素类抗生素分子中哪部分结构最不稳定？易受哪些试剂作用发生降解反应而失活？
4. 氨基糖苷类抗生素分子具有怎样的结构特征？
5. 链霉素的麦芽酚反应、N-甲基葡萄糖胺反应、坂口反应分别利用了链霉素分子的哪部分结构？说明方法的原理与专属性。
6. 试述四环素类药物的结构特征与理化性质。四环素类抗生素中有关杂质主要指什么？一般采用什么方法控制这些杂质？

四、计算题

注射用普鲁卡因青霉素的含量测定：取内容物约 0.12g，精密称定，置 100ml 容量瓶中，加水溶解并稀释至刻度，摇匀。精密量取 5ml 两份，一份中加 1mol/L 氢氧化钠溶液 1ml，放置 20min 后，再加 1mol/L

盐酸溶液 1ml 与乙酸-乙酸钠缓冲液（pH4.5）5ml，精密加入碘滴定液（0.01mol/L）15ml，密塞，在 20～25℃暗处放置 20min，用硫代硫酸钠滴定液（0.01mol/L）滴定；另一份加乙酸-乙酸钠缓冲液（pH4.5）5ml，精密加入碘滴定液（0.01mol/L）15ml，密塞，在 20～25℃暗处放置 20min，用硫代硫酸钠滴定液（0.01mol/L）滴定，作为空白。另取青霉素对照品同法测定作为对照。已知：本品规格 80 万 U，测得水分 3.0%，5 瓶内容物总重 3.8167g，称取内容物重 0.1205g；对照品（97.5%，1600U/mg）称重 0.0819g；样品和空白消耗的硫代硫酸钠滴定液（0.01mol/L）分别为 8.05ml 和 16.23ml；对照品和空白消耗的硫代硫酸钠滴定液（0.01mol/L）分别为 8.15mL 和 16.45mL，计算本品相当于标示量的百分含量（按无水物计，每 1 毫克含青霉素应为 1050～1180U；按平均装量计，含青霉素应为标示量的 95.0%～105.0%）。

项目八
蛋白质与氨基酸类药物质量检验

■ **【知识目标】**
- ◆ 掌握蛋白质类药物质量检验的各个项目、基本原理、检验方法和注意事项；
- ◆ 熟悉氨基酸类药物质量检验的各个项目、基本原理和检验方法；
- ◆ 熟悉基因工程类药物的特殊检查项目及其检查方法；
- ◆ 了解生长激素生物测定法。

■ **能力目标**
- ◆ 能独立并正确进行蛋白质与氨基酸类药物的鉴别、检查和含量测定；
- ◆ 能独立并正确分析基因工程类药物的特殊检查项目，并选择相应的检验方法；
- ◆ 能独立并正确应用高效液相色谱法的操作技术进行蛋白类药物的质量检验。

氨基酸和蛋白质（包括多肽）是人体内的重要组成成分和重要的生理活性物质。氨基酸是治疗蛋白质代谢紊乱、蛋白质缺损所引起的一系列疾病的重要生化药物，也是具有高度营养价值的蛋白质补充剂，有着广泛的生化作用和临床疗效。蛋白质和多肽是生物体内广泛存在的生化物质，具有多种生理功能，是一大类非常重要的生化药物。日新月异发展的生物技术和基因工程技术，使得多肽和蛋白质类药物的应用日渐广泛。

子项目一 蛋白质类药物质量检验

蛋白质类药物分子（包括多肽类药物）是由氨基酸组成的大分子化合物，其种类繁多，结构复杂，功能各异。每种蛋白质都有其特定的结构并执行独特的功能，即结构决定功能。一般将蛋白质类药物分成以下几类：①蛋白质激素，包括胰岛素、生长激素、缩宫素（又称催产素）和绒膜催乳素等；②天然蛋白质，包括血清白蛋白、干扰素、硫酸鱼精蛋白等；③蛋白类制剂，包括吸收明胶海绵、氧化聚明胶、碘干酪素和强蛋白银等。

检验任务一 重组人生长激素溶液的质量检测

任务简介

本品为通过重组 DNA 技术生产的蛋白质溶液，有调整内分泌系统、激活并维护免疫系统的正常工作等作用。人生长激素（human growth hormone）又称人体生长激素（hGH），是由脑垂体前叶嗜酸性细胞分泌的一种单一肽链的蛋白质激素。生长激素缺乏或不足则导致生长缓慢、身材矮小、体质虚弱，甚至影响智力的发育，通常用于侏儒症的治疗。本品为重组 DNA 产品，在测定其组分含量的同时还需根据药典标准检查其生物活性。

检验标准　（2010 年版《中国药典》节选）

本品为重组技术生产的由 191 个氨基酸残基组成的蛋白质溶液，可加适量赋形剂或稳定剂。每 1 毫克蛋白中含重组人生长激素（$C_{990}H_{1528}N_{262}O_{300}S_7$）的量应不少于 0.91mg。

[性状]　本品为无色澄清或微浊液体。

[鉴别]　取本品，照重组人生长激素项下的鉴别项试验，显相同的结果。

[检查]　总蛋白　精密量取本品适量，用磷酸钾缓冲液（取磷酸二氢钾 1.70g，加水 400ml 溶解，用 0.1mol/L 氢氧化钠调节 pH 值至 7.0，用水稀释至 500ml）定量稀释成在最大吸收波长处（约 280nm）吸光度在 0.5～1.0 的溶液，作为供试品溶液。照紫外-可见分光光度法（附录ⅣA）测定，记录最大吸收波长处（约 280nm）和 320nm 波长处的吸光度，按下式计算供试品溶液中总蛋白的含量，以 mg 计。

$$供试品溶液中总蛋白的含量 = V(A_{max} - A_{320})/0.82$$

式中，V 为供试品溶液的体积。

生物活性　取本品，照重组人生长激素项下的方法检查，均应符合规定。

[含量测定]　精密量取本品适量，用 0.025mol/L 的磷酸盐缓冲液（pH7.0）定量稀释制成每 1 毫升中含 1.0mg 的溶液，作为供试品溶液。照重组人生长激素项下的方法测定。

仪器试剂与实验动物

（1）仪器　恒压或恒流电源；带有冷却装置的水平电泳槽和制胶模具；HPLC 仪；数控超声仪；紫外-可见分光光度计；天平（精度 0.1g）；高压蒸汽灭菌锅；手术钳、剪刀等手术器械。

（2）试剂　A 液（称取丙烯酰胺 5.0g、亚甲基双丙烯酰胺 0.15g，加适量水溶解，并稀释至 50ml，双层滤纸滤过，避光保存）；B 液（10%过硫酸铵溶液，临用前配制）；甲基红试液；50%甘油；0.01mol/L 磷酸溶液；0.01mol/L 氢氧化钠溶液；含 0.1%牛血清白蛋白的 0.9%氯化钠溶液；生理盐水。

（3）实验动物　应取同一来源、品系，出生 26～28 天，体重 60～80g，同一性别，健康的大鼠，试验前 2～3 周手术摘除垂体，手术后于清洁级以上动物室饲养使其恢复。要求去垂体手术后 2～3 周，体重变化小于手术前±10%，方可用于试验。

检验操作

1. 性状

① 检验方法　本品可加适量赋形剂或稳定剂。取本品，目视检查，观察注射液的色泽和澄明度及药品的封装情况。

② 结果判定　本品为无色澄清或微浊液体，判定为符合规定；否则，判定为不符合规定。

2. 鉴别

（1）鉴别（1）（2）（3）

① 检验方法　均为高效液相色谱法。

② 结果判定　供试品溶液主峰的保留时间应与对照品溶液主峰的保留时间一致；供试

品溶液的肽图谱应与对照品溶液的肽图谱一致。

（2）鉴别（4）

①检验方法　等电聚焦电泳法。

②检验步骤

a. 溶液的制备：取本品，加水溶解并制成每1毫升中含1mg的溶液，取此溶液90μl，加两性电解质10μl和甲基化试液2μl，混匀，作为供试品溶液；另取重组人生长激素对照品，同法制备，作为对照品溶液。

b. 制胶：取A液2.5ml，pH3～10的两性电解质（或其他pH范围的两性电解质）0.35ml，水1.25ml，50%甘油0.5ml，混匀，抽气5～10min，加B液25μl、N,N,N',N'-四甲基乙二胺6μl，混匀后缓慢地注入水平模具内，室温下聚合。

c. 预电泳：将已聚合的聚丙烯酰胺凝胶放在冷却板上，其间涂以液体石蜡或煤油并避免气泡的产生。用正极液与负极液分别润湿正极与负极电极条，然后分别放于阳极与阴极上，将电极对准电极条中心，加盖，在恒压法下进行测定，在起始电压200V下预电泳30min。

d. 电泳：将加样滤纸条以一定间隔至于凝胶上，加供试品、对照品以及等电点标准溶液5～20μl。选择恒压方式进行电泳，起始电压为20V。电泳0.5～1h待甲基红迁出加样条后，除去加样条。调高电压至400V，电泳至电流不再变化，再调高电压至600V，待电流不再变化时停止电泳。预制胶的预电泳及电泳，按照各等电聚焦电泳仪标准操作规程进行。

e. 染色：电泳结束后，即将凝胶放入固定液中固定20min以上，取出放入平衡液20～30min，再放入染色液40～60min，然后用脱色液浸洗至背景无色，取出放入保存液中30min，晾干。亦可做成干胶永久保存。

③结果判定　供试品溶液主带位置应与对照品主带位置一致。

3. 检查

（1）总蛋白

①检验方法　紫外-可见分光光度法。

②检验步骤

a. 供试品溶液的制备：取本品适量，精密称定，加磷酸二氢钾缓冲液溶解并定量稀释成在最大吸收波长处（约280nm）吸光度在0.5～1.0的溶液，作为供试品溶液。

b. 吸光度的测定：取供试品溶液照紫外-可见分光光度法测定，记录最大吸收波长处（约280nm）和320nm波长处的吸光度。

③结果计算　按下式计算供试品溶液中总蛋白的含量，以mg计：

$$供试品溶液中总蛋白的含量 = V(A_{max} - A_{320})/0.82$$

式中，V为供试品溶液的体积；A_{max}和A_{320}分别为供试品溶液在最大吸收波长处和320nm波长处的吸光度。

（2）生物活性

①检验方法　生长激素生物测定法。

②检验步骤

a. 标准品溶液的制备：试验当日，取标准品，按标示效价用含0.1%牛血清白蛋白的0.9%氯化钠溶液，配制成高、低两种浓度的标准品溶液。一般高浓度标准品溶液配成每1毫升含0.1～0.2IU，低浓度标准品溶液配成每1毫升含0.025～0.05IU，高、低两浓度比值（r）一般为1∶0.25。标准品溶液分装成每天剂量并密封于−15℃以下保存，临用时融化。

b. 供试品溶液的制备：取本品适量，按其效价或估计效价（A_T），照标准品溶液的配制及保存方法配制和保存。

c. 测定法：取符合要求的大鼠，按体重随机等分成 4 组，每组至少 8 只，每只编号并记录体重。分别自颈部皮下注射一种浓度的标准品溶液或供试品溶液 0.5ml，每日一次，连续 6 日。于最后一次给药后 24h，处死大鼠，称体重，必要时实验结束后可进行尸检，切开蝶鞍区，肉眼检查有无垂体残留，剔除有垂体残存的大鼠。记录每只动物给药后体重增加的质量（g），并记录实验期间动物的生存情况，有无异常等。

③ 数据分析及结果判定

a. 数据记录及分析：以每只动物给药后体重增加的质量（g）作为反应值。供试品与标准品各剂量组所致反应的平均值应相当，低剂量组应较正常动物体重有明显的增加，高剂量组体重增加不致达极限。

照生物检定统计法中的量-反应平行线测定法计算效价及实验误差。本法可信限率 FL（％）不得大于 50％。

b. 结果判定：每 1 毫克蛋白中含人生长激素不得少于 2.5U（每年至少测定一次）。

4. 含量测定

（1）检验方法

分子排阻色谱法。

（2）色谱条件

以适合分离相对分子质量为 5000～60000 球状蛋白的色谱用亲水改性硅胶为填充剂；以异丙醇-0.063mol/L 磷酸盐缓冲液（无水磷酸氢二钠 5.18g，磷酸二氢钠 3.65g，加水 950ml，用磷酸溶液调节 pH 值至 7.0，用水制成 1000ml）（3∶97）为流动相；流速为 0.6ml/min；检测波长为 214nm；进样体积为 20μl。

（3）检验步骤

① 系统适用性试验　取人生长激素单体与二聚体混合物对照品，用 0.025mol/L 磷酸盐缓冲液（pH7.0）[取 0.063mol/L 磷酸盐缓冲液（1→2.5）] 制成每 1 毫升中含 1.0mg 的溶液，取 20μl 注入液相色谱仪，重组人生长激素单体与二聚体的分离度应符合要求。即单体与其二聚体能达到基线分离，或者当单体与其二聚体不能达到基线分离时，其分离度应大于 2.0。分离度的计算公式为：

$$R = 二聚体的峰高/单体与二聚体之间的谷高$$

② 供试品含量测定　取本品，精密称定，用 0.025mol/L 磷酸盐缓冲液（pH7.0）[取 0.063mol/L 磷酸盐缓冲液（1→2.5）] 溶解并定量稀释制成每 1 毫升中含 1.0mg 的溶液，精密量取 20μl 注入液相色谱仪，记录色谱图；另取重组人生长激素对照品，同法测定。供试液和对照液各进样 4 次，按外标法以平均峰面积计算，即得。

（4）结果计算及判定

① 结果计算　按外标法以平均峰面积计算供试品的浓度，再计算出供试品中重组人生长激素（$C_{990}H_{1528}N_{262}O_{300}S_7$）的含量。

② 结果判定　每 1 毫克蛋白中含重组人生长激素（$C_{990}H_{1528}N_{262}O_{300}S_7$）的量应不少于 0.91mg。

检验分析

本品为重组 DNA 技术生产的基因工程药物，其结构和氨基酸序列与天然生长激素一致，含有 191 个氨基酸残基，链内含有四个 Cys，组成两对二硫键。该药品的鉴别需要从多个方面采用不同的方法进行检验，《中国药典》2010 年版采用了高效液相色谱法、分子排阻色谱法、肽谱图鉴别法和等电聚焦等用法来进行鉴别。

　　基因工程类蛋白质药物所含杂质较多，需逐一检查，尤其需要进行菌体蛋白残留量的检查和外源性 DNA 残留量的检查。此外，由于蛋白类药物一般都具有特定的生物活性，因此，在杂质检查还需充分考虑生物活性的测定，《中国药典》根据不同蛋白质药物的特定生物活性，收载有相应的生物活性测定方法。

　　本品的含量测定选用的是分子排阻色谱法，是因为人生长激素容易产生二聚体，通过该法可以将人生长激素单体和二聚体分开，因此，在具体测定时，首先需要进行系统适用性试验，使其单体与二聚体的分离度符合要求。

注意事项

　　（1）采用等电聚焦电泳法鉴别时也可以根据标准品的等电点（pI）对其相应的迁移距离作直线回归；将供试品的迁移距离代入直线回归方程，求出供试品的等电点；如供试品所含盐浓度较高，则将供试品对水透析（或用其他方法）脱盐，并将蛋白质或多肽含量调节至每 1 毫升含 0.5～5mg（如供试品蛋白或多肽浓度太低，则需采用适当方法浓缩）。

　　（2）测定生长激素的生物活性时，按照量-反应平行线测定法的原理，供试品溶液配制的高、低浓度应与对照标准品溶液的高、低浓度相当。

必需知识（一）

一、蛋白质类药物的理化特性

　　蛋白质类药物的理化性质一部分与氨基酸相似，如两性电离、等电点、呈色反应、成盐反应等，也有一部分不同于氨基酸，如高分子量、胶体性、变性等。

1. 高分子量

　　蛋白质相对分子质量颇大，介于一万到百万之间，故其分子的大小已达到胶粒 1～100nm 范围之内。球状蛋白质的表面多亲水基团，因此蛋白质的水溶液具有亲水胶体的性质。另外还具有扩散和沉降作用，黏度大及不透过半透膜等，这些性质可用于分子量的测定。

2. 两性解离与等电点

　　蛋白质分子中仍然存在游离的氨基和游离的羧基，因此蛋白质与氨基酸一样具有两性解离的性质。不过因为蛋白质所含氨基酸种类和数目众多且有支链，解离情况远比氨基酸复杂。蛋白质分子所带正、负电荷相等时溶液的 pH 值称为蛋白质的等电点。由于蛋白质的两性解离，因此可以对蛋白质进行电泳分离。

3. 显色反应

　　蛋白类药物分子结构中因具有氨基、肽键等特殊基团，可以发生茚三酮反应、福林-酚反应、双缩脲反应等特征性反应。

4. 蛋白质的紫外吸收

　　蛋白质分子中的色氨酸、酪氨酸和苯丙氨酸残基对紫外线有吸收，以色氨酸吸收最强，最大吸收峰为 280nm。

二、蛋白质类药物的质量检验

（一）蛋白质类药物的鉴别

1. 显色反应

（1）双缩脲反应　蛋白质在碱性溶液中与硫酸铜作用呈现紫红色，称双缩脲反应。凡分子中含有两个以上—CO—NH—键的化合物都呈此反应，蛋白质分子中的氨基酸是以肽键相连，因此，所有蛋白质及二肽以上的多肽都能与双缩脲试剂发生反应。用此法可以鉴定蛋白质的存在或借助分光光度法测定蛋白质含量。

【案例 8-1】硫酸鱼精蛋白的鉴别

取本品约 5mg，加水 1ml，微温溶解后，加 10％氢氧化钠溶液 1 滴及硫酸铜试液 2 滴，上清液显紫红色。

（2）茚三酮反应　与氨基酸一样，蛋白质也具有此颜色反应，是蛋白质鉴定的重要依据。

（3）福林-酚反应　该方法是双缩脲法的发展，包括两步反应，首先在碱性条件下，蛋白质与铜作用生成蛋白质-铜络合物；然后此络合物将试剂磷钼酸-磷钨酸（Folin 试剂）还原，生成深蓝色混合物（磷钼蓝和磷钨蓝混合物）。该法比双缩脲法灵敏，但要花费较长时间，此法也适用于酪氨酸和色氨酸的定量测定。进行测定时，加福林试剂时要特别小心，因为福林试剂仅在酸性条件下稳定，但上述反应是碱性条件，因此当福林试剂加入后必须立即混匀，以便在福林试剂破坏前，还原反应就能发生。

2. 紫外吸收

由于组成蛋白质的氨基酸中，酪氨酸、色氨酸、苯丙氨酸在紫外区有光吸收，可用来鉴别蛋白质。

【案例 8-2】五肽胃泌素的鉴别

取含量测定项下的溶液，照紫外-可见分光光度法（附录Ⅳ A），在 230～350nm 的波长范围内测定吸光度，在 280nm 与 288nm 的波长处有最大吸收，在 275nm 的波长处有转折点。

3. 其他方法

一些特殊性质的蛋白质可利用其各自的理化性质、生理作用加以鉴别。

（二）蛋白质类药物的检查

1. 一般检查

如酸度、水分、无机盐、溶液颜色和澄清度、无菌、热原、致敏、异常毒性等，与其他药品的检查基本相同。

2. 特殊杂质检查

蛋白质类药物中所含一些相关蛋白质杂质一般采用 SDS-聚丙烯酰胺电泳法、液相色谱法、毛细管电泳法、HPLC 法等方法。

【案例 8-3】鲑降钙素注射液的有关物质检查

在含量测定项下记录的色谱图中，按峰面积归一化法计算，降钙素 C 不得过 7.0％，其他各杂质峰面积的和不得过 5.0％。

3. 基因工程类药物的检查

基因工程类药物的检查项目主要包括以下内容：分子量、肽图、等电点、紫外吸收、纯度、N 末端氨基酸序列、外源 DNA、残余 IgG 等。

（1）分子量检查

① 沉降法（超速离心法）：沉降系数（S）是指单位离心场强度溶质的沉降速度。S 也

常用于近似地描述生物大分子的大小。蛋白质溶液经高速离心分离时，由于密度关系，蛋白质分子趋于下沉，沉降速度与蛋白质颗粒大小成正比，应用光学方法观察离心过程中蛋白质颗粒的沉降行为，可判断出蛋白质的沉降速度。根据沉降速度可求出沉降系数，将 S 代入公式，即可计算出蛋白质的分子质量。

② SDS-PAGE 法：此法除了可用于蛋白质种类的定性鉴别外，也可用于蛋白质分子量的测定。因电泳的速度只取决于蛋白质分子量的大小，且蛋白质分子在电泳中的相对迁移率和分子质量的对数成直线关系。以标准蛋白质分子质量的对数和其相对迁移率作图，得到标准曲线，根据所测样品的相对迁移率，从标准曲线上便可查出其分子质量。

用此法测定蛋白质分子量应注意以下几个问题。

a. 如果蛋白质-SDS 复合物不能达到 1.4g/g 蛋白质的比率并具有相同的构象，就不能得到准确的结果。

b. 不同凝胶浓度适用于不同的分子量范围，在 5% 的凝胶中，相对分子质量为 25000～2000000 的蛋白质，其分子量的对数与迁移率呈直线关系；在 10% 的凝胶中，相对分子质量为 10000～70000 的蛋白质，其分子量的对数与迁移率呈直线关系；在 15% 的凝胶中，相对分子质量为 10000～50000 的蛋白质，其分子量的对数与迁移率呈直线关系。可根据所测分子量范围选择最适凝胶浓度，并尽量选择分子量范围和性质与待测样品相近的蛋白质为标准蛋白质。标准蛋白质的迁移率最好在 0.2～0.8 之间。在用此法测定分子量时，每次测定样品必须同时做标准曲线，而不得利用另一次电泳的标准曲线。

c. 有许多蛋白质是由亚基（如血红蛋白）或两条以上肽链（如胰凝乳蛋白酶）组成的，它们在 SDS 和巯基乙醇的作用下，解离成亚基或单条肽链，因此，对于这类蛋白质，此法测定的只是它们的亚基或单条肽链的分子量，而不是完整分子的分子量。

d. 不是所有的蛋白质都能用此法测定分子量，已发现有些蛋白质用这种方法测出的分子量不可靠，这些蛋白质有：电荷异常或构象异常的蛋白质，带有较大辅基的蛋白质（如某些糖蛋白）以及一些结构蛋白如胶原蛋白等。

③ 凝胶过滤法：由于不同排阻范围的葡聚糖凝胶有一特定的蛋白质分子量范围，在此范围内，分子量的对数和洗脱体积之间呈线性关系。因此，用几种已知分子量的蛋白质为标准，进行凝胶色谱，以每种蛋白质的洗脱体积对它们的分子量的对数作图，绘制出标准洗脱曲线。未知蛋白质在同样的条件下进行凝胶色谱，根据其所用的洗脱体积，从标准洗脱曲线上可求出此未知蛋白质对应的分子量。此法误差比 SDS-PAGE 法大，目前应用较少，但因其测定的是完整蛋白质的分子量，所以用 SDS-PAGE 和凝胶过滤测定同一种蛋白质的分子量，可以方便地判断样品是否是寡聚蛋白质。

此外，毛细管电泳法用于精确测定蛋白质的分子量仅需要 ng 级；近年来高分辨率的磁质法可精确测定相对分子质量 2000 以下的多肽。

【案例 8-4】注射用重组人白介素-2 的分子量检定

用还原型 SDS-聚丙烯酰胺凝胶电泳法，分离胶浓度为 15%，加样量应不低于 1.0μg，制品的分子质量应为 15.5kD±1.6kD。

（2）肽图检查　肽图分析可作为与天然产物或参考品的蛋白质一级结构做精密比较的手段。与氨基酸组成和序列分析合并研究，可作为蛋白质一级结构的精确鉴别。一般用酶解（如胰蛋白酶）或化学降解（常用溴化氰裂解）蛋白质后，用 SDS-PAGE 法、高效液相色谱法（HPLC）、毛细管电泳法（CE）测定。同种产品不同批次的肽图的一致性是工艺稳定性的验证指标。因此，肽图分析在基因工程产品质控中尤为重要，例如重组人粒细胞刺激因子注射液的肽图检定，应与对照品图形一致。

　　HPLC 主要是用反相柱，根据肽段的长短和疏水性来分离，如果亲水性太强，则难于在柱上滞留而达不到分离效果，如果肽的疏水性很强，又难于洗脱下来，而 CE 法可避免这些缺点。毛细管电泳和 HPLC 比较，其理论塔板数高 20～100 倍，分辨力也高几倍，分析样品时间少，且在非变性条件下进行，可用来分析蛋白质和多肽的二级和三级结构的差别；与凝胶电泳比，则省去了繁琐的手工操作，且定量更准确。但毛细管电泳也有不足之处，当样品较稀时不能像 HPLC 那样进样较多体积，使样品吸附在柱上，然后洗脱下来。

　　（3）等电点测定　一般均采用凝胶等电聚焦电泳技术进行等电点的测定。是在两性电解质存在下，电泳胶形成一个 pH 梯度，蛋白质根据其等电点不同进行分离，泳移至等电点 pH 位置上时净电荷为零而停止泳动，形成区带，用银染或考马斯亮蓝进行染色。在不同研究小组测定蛋白质等电点时发现一种蛋白质的等电点有所差异，可能是由于蛋白质空间构象不同引起的。

【案例 8-5】 注射用重组人干扰素 γ 的等电点检定

　　主区带应为 8.1～9.1，且供试品的等电点图谱应与对照品的一致。

　　（4）紫外吸收　对于某种蛋白质或多肽来说，它的最大吸收波长是固定的。紫外吸收光谱是检查蛋白质的一个重要的指标。

【案例 8-6】 注射用重组人干扰素 γ 的紫外光谱检定

　　用水或生理氯化钠溶液将供试品稀释至 $100～500\mu g/ml$，在光路 1cm、波长 230～360nm 下进行扫描，最大吸收峰波长应为 $280nm\pm3nm$。

　　（5）纯度　蛋白质的纯度一般是指是否含有其他杂蛋白，而不包括盐、缓冲液离子、SDS 等小分子在内。较常用的方法是高效液相法、非还原 SDS-PAGE 电泳法、毛细管电泳法、等电聚焦法、质谱分析法，此外，也可应用一些化学方法，例如观察末端是否均一等。按世界卫生组织规定必须用 HPLC 和非还原 SDS-PAGE 两种方法测定，其纯度都应达到 95％以上才能合格。

【案例 8-7】 外用重组人表皮生长因子的纯度检定（电泳法）

　　用非还原型 SDS-聚丙烯酰胺凝胶电泳法，分离胶浓度为 17.5％，加样量应不低于 $10\mu g$（考马斯亮蓝 R250 染色法）或 $5\mu g$（银染法）。经扫描仪扫描，纯度应不低于 95.0％。

　　（6）N 端和 C 端氨基酸序列分析　N 端氨基酸序列作为重组蛋白质和肽的重要鉴别指标，一般至少测定 15 个氨基酸。中试头三批产品应当测定；C 端测定 1～3 个，但在我国现有法规中 C 端不一定要测定。

　　目前 N 端测序在自动氨基酸测序仪上进行，其基本原理就是 Edman 法。测定基因工程产物 N 端 15 个氨基酸序列，可以很大程度上排除蛋白质混淆的可能，因为两种不同蛋白质 N 端 15 个氨基酸序列完全一致的可能性是很小的。

【案例 8-8】 注射用重组人粒细胞巨噬细胞刺激因子的 N 端氨基序列检定

　　用氨基酸序列分析仪测定，N 端序列应为：

　　(Met) -Ala-Pro-Ala-Arg-Ser-Pro-Ser-Pro-Ser-Thr-Gln-Pro-Trp-Glu-His

　　（7）外源 DNA 含量测定　由于重组 DNA 制品在生产过程中所使用的各种表达系统中都含有大量的 DNA，尤其是哺乳动物的 DNA 带有癌基因，当它进入人体时，理论上存在发生重组进而导致肿瘤的可能性，所以必须进行残余 DNA 检查。

目前对生物制品中残留外源性 DNA 的测定方法主要包括：分子杂交技术、基于 DNA 结合蛋白的分析系统及实时定量 PCR（Q-PCR）方法，其中以分子杂交技术最常用。

（8）残余 IgG 含量测定　一般利用酶联免疫吸附试验（ELISA）双抗体夹心法，来测定经单克隆抗体亲和色谱方法纯化的重组制品中残留的鼠 IgG 的含量。

课堂互动　还原型 SDS-聚丙烯酰胺凝胶电泳法和非还原型 SDS-聚丙烯酰胺凝胶电泳法有何区别？二者在蛋白质、多肽类药物的分析检验中分别有何应用？

（三）蛋白质类药物的含量和效价测定

1. 多肽、蛋白质类药物的含量测定

多肽及蛋白质含量测定方法中最常用的有以下几种。

（1）凯氏定氮法　蛋白质是一类复杂的含氮化合物，每种蛋白质都有其恒定的含氮量，在 14%～18%，平均为 16%（质量分数）。凯氏定氮法测定出的含氮量，再乘以系数 6.25，即为蛋白质含量。

凯氏定氮法首先将含氮有机物与浓硫酸共热，经一系列的分解、炭化和氧化还原反应等复杂过程，最后有机氮转变为无机氮硫酸铵，这一过程称为有机物的消化。消化完成后，将消化液转入凯氏定氮仪反应室，加入过量的浓氢氧化钠，将 NH_4^+ 转变成 NH_3，通过蒸馏把 NH_3 驱入过量的硼酸溶液接收瓶内，硼酸接收氨后，形成四硼酸铵，然后用标准盐酸滴定，直到硼酸溶液恢复原来的氢离子浓度。滴定消耗的标准盐酸物质的量即为 NH_3 的物质的量，通过计算即可得出总氮量。在滴定过程中，滴定终点采用甲基红-亚甲基蓝混合指示剂颜色变化来判定。测定出的含氮量是样品的总氮量，其中包括有机氮和无机氮。

（2）显色法

① 双缩脲法：蛋白质与铜离子结合的紫红色化合物可在 540nm 比色测定，其颜色深浅与蛋白质浓度成正比，该法测定范围为 1～10mg/ml。此法的优点是较快速，不同的蛋白质产生颜色的深浅相近，以及干扰物质少。主要的缺点是灵敏度差。因此双缩脲法常用于需要快速，但并不需要十分精确的蛋白质测定。

② 福林-酚法：蛋白质与福林-酚试剂反应后形成的化合物可在 750nm 波长处测定吸光度，计算蛋白质含量。此方法操作简便，灵敏度比双缩脲法高 100 倍，定量范围为 0.05～0.5mg/ml。

③ 考马斯亮蓝 G250 染色法：考马斯亮蓝 G250 在游离状态下呈红色，与蛋白质结合则呈现蓝色。染料的最大吸收从 465nm 变为 595nm，蛋白质-染料复合物具有很高的吸收系数，因此蛋白质测定的灵敏度较高，最低检出量为 1μg 蛋白质。染料与蛋白质的结合，大约只需 2min，该复合物的颜色在 1h 内是稳定的。一定范围（0.01～1.0mg/ml）内，溶液在 595nm 波长下的吸光度与蛋白质含量成正比，可用比色法测定。该法操作简便，消耗样品少，但不同蛋白质之间差异大，且标准曲线线性差。

（3）紫外吸收法　蛋白质分子中的酪氨酸、苯丙氨酸、色氨酸等残基在 280nm 波长下具有最大光吸收。由于各种蛋白质中都含有酪氨酸，因此 280nm 的光吸收度是蛋白质的一种普遍性质。在一定程度下，蛋白质溶液在 280nm 吸光度与其浓度成正比，故可做定量测定。该法测定范围是 0.01～0.1mg/ml。此法简便快速，非破坏性，不需要标准品，但准确度较差。这是由于，如果一种蛋白质不含上述三种氨基酸，它将无法检测；若样品中含碱基等吸收紫外线的物质，会出现较大干扰。

【案例 8-9】五肽胃泌素的含量测定

取本品适量，精密称定，加 0.01mol/L 氨溶液溶解并定量稀释制成每 1 毫升中约含 50μg 的溶液，照紫外-可见分光光度法，在 280nm 的波长处测定吸光度，按 $C_{37}H_{49}N_7O_9S$ 的吸收系数（$E_{1cm}^{1\%}$）为 70 计算。

此外，对于一些特殊蛋白质的含量测定还可采用酶联免疫法（ELISA）、HPLC 法、点膜结合法等。

2. 多肽、蛋白质类药物的效价测定

生化制剂或生物制剂因受外界因素影响（温度、湿度、时间、生产过程的各环节等）而易导致其生物活性降低或全部丧失而失去药理作用，所以除要测定其含量外，还要测定其生物学活性以确定其是否具有体内或体外作用。多肽、蛋白质类药物的效价测定较多地采用生物检定法。《中国药典》2010 年版规定了胰岛素、肝素、绒毛膜促性腺激素等药品的生物检定法，规定了各种蛋白质类抗生素的微生物效价测定法，还收载了菌苗、疫苗、抗毒素、类毒素等的效力测定法。

（1）蛋白质类激素的效价测定法　对蛋白质类激素的效价测定多根据该药物的药理作用设计动物试验。如胰岛素的效价测定采用小鼠血糖法，比较胰岛素标准品与供试品引起小鼠血糖下降的剂量与反应的两条平行直线关系，间接测定等反应剂量的方法，并按双交叉设计，由测定每组各动物给药后的血糖值，再照量-反应平行线测定双交叉设计法计算供试品的效价及实验误差。又如，绒促性素的效价测定采用小鼠子宫增重法，生长激素的效价测定采用去垂体大鼠体重法等。

【案例 8-10】胰岛素的生物活性检验

取本品适量，照胰岛素生物测定法试验，实验时每组的实验动物数可减半，实验采用随机设计，照生物检定统计法中量-反应平行线测定随机设计法计算效价，每 1 毫克的效价不得少于 15U。

（2）免疫血清及毒素的效价测定法　多数抗毒素及免疫血清可采用动物中和实验法，即将供试品与标准品抗毒素分别与试验毒素结合后，通过动物实验进行对比试验，由标准品效价求出其效价单位，例如，冻干抗蝮蛇毒血清的抗体效价检定，要求抗蝮蛇毒血清效价不低于 500U/ml。

（3）人免疫球蛋白及凝血因子的效价测定法　人乙型肝炎免疫球蛋白可采用放射免疫测定法，利用供试品中的乙肝表面抗体与包被球上的乙肝表面抗原结合，再与 125I-乙肝表面抗原结合，形成免疫复合物，样品中乙肝表面抗体含量与 125I-乙肝表面抗原结合量成正相关函数，在一定浓度范围内，将供试品与标准品测定结果相比较，通过回归分析，计算出样品中乙肝表面抗体的含量。

人破伤风免疫球蛋白可利用小鼠中和试验法，利用该免疫球蛋白能中和相应毒素的作用，将供试品与标准品分别与试验毒素结合后，通过动物进行对比试验，由标准品效价求每供试品效价。

凝血因子多采用凝固时间法，即将供试品和标准品分别与缺乏凝血因子基质血浆混合，通过激活的部分凝血活酶、钙离子以及凝血因子参与的凝血反应测定基质血浆的凝固时间，根据标准品浓度与相应凝固时间的标准曲线，计算供试品凝血因子的效价。

（4）细胞因子的效价测定法

① 根据人红细胞生成素的药理作用，比较其国家标准品与供试品引起的网织红细胞数的增加量，按照剂量-反应平行线法计算人红细胞生成素的效价。

② 根据干扰素可保护人羊膜细胞（WISH）免受水泡性口炎病毒（VSV）破坏的作用，用结晶紫对存活的 WISH 细胞染色，于波长 570nm 处测定其吸光度，可得到干扰素对 WISH 细胞的保护效应曲线，以此测定干扰素的效价。

③ 白介素-2、粒细胞集落刺激因子、碱性成纤维细胞生长因子、表皮生长因子等均可采用微量酶检测（MTT 比色法）。即根据不同的该药物的浓度下，其相应的细胞依赖株存活率不同，活细胞的线粒体脱氢酶能将染料四唑蓝（MTT）转变为不溶的紫色甲臜颗粒，后者的生成量与细胞数目或细胞活性呈正相关，用二甲基亚砜（DMSO）溶解所生成的甲臜，通过检测光密度值变化，可间接反映细胞生长及增殖活性，以此来检测该药物的效价。

子项目二　氨基酸类药物质量检验

氨基酸类药物可以根据其独特的医疗作用而应用于临床，例如赖氨酸可促进生长发育，天冬氨酸可以保护心肌；或者制备成复合氨基酸制剂，如配方氨基酸注射液、水解蛋白注射液等，临床主要用于补充营养，例如某些疾病导致营养性缺乏而需补充氨基酸。

检验任务二　谷氨酸片的质量检验

任务简介

本品为谷氨酸的片剂。谷氨酸是构成蛋白质的氨基酸之一，被人体吸收后，易与血氨形成谷氨酰胺，能解除代谢过程中氨的毒害作用，因而能预防和治疗肝昏迷，保护肝脏，是肝脏疾病患者的辅助药物。谷氨酸作为神经中枢及大脑皮质的补剂，对于治疗脑震荡或神经损伤、癫痫以及对弱智儿童均有一定疗效。本品可采用茚三酮反应和薄层色谱法鉴别，而含量测定则采用酸碱滴定法。

检验标准　（2010 年版《中国药典》节选）

本品含谷氨酸（$C_5H_9NO_4$）应为标示量的 95.0%～105.0%。

[性状] 本品为白色片。

[鉴别]（1）取本品的细粉适量（约相当于谷氨酸 5mg），加水 5ml，加热使谷氨酸溶解，滤过，取滤液，加茚三酮约 5mg，加热，溶液显蓝至紫蓝色。

（2）取本品的细粉适量，加氢氧化钠试液适量，振摇使谷氨酸溶解后，滤过，滤液加盐酸中和，析出的结晶滤过，用水洗涤结晶，烘干；取结晶与谷氨酸对照品各适量，分别加 0.5mol/L 盐酸溶液溶解并稀释制成每 1 毫升中约含 2.0mg 的溶液。照薄层色谱法（附录ⅤB）试验，吸取上述两种溶液各 5μl，分别点于同一硅胶 G 薄层板上，以正丁醇-水-冰醋酸（2∶1∶1）为展开剂，展开，晾干，喷以茚三酮的丙酮溶液（1→50），在 80℃加热至斑点出现，立即检视。供试品溶液所显主斑点的位置和颜色应与对照品溶液的主斑点相同。

[检查] 溶出度　取本品，照溶出度测定法（附录ⅩC 第二法），以磷酸盐缓冲液（pH7.2）1000ml 为溶出介质，转速为每分钟 100 转，依法操作，经 45min 时，取溶液 10ml 滤过，取续滤液加磷酸盐缓冲液（pH7.2）稀释成每 1 毫升中约含 0.3mg 的溶液，

作为供试品溶液；另取谷氨酸对照品适量，精密称定，加磷酸盐缓冲液（pH7.2）溶解并定量稀释制成每1毫升中约含0.3mg的溶液，作为对照品溶液。精密量取供试品溶液和对照品溶液各1ml，分别置50ml量瓶中，精密加入0.5％茚三酮溶液与磷酸盐缓冲液（pH7.2）各1ml，摇匀，置水浴中加热20min，取出，放冷，用磷酸盐缓冲液（pH7.2）稀释至刻度，摇匀，照紫外-可见分光光度法（附录ⅣA），在567nm的波长处测定吸光度，计算每片的溶出量。限度为标示量的70％，应符合规定。

[含量测定] 取本品10片，精密称定，研细，精密称取适量（约相当于谷氨酸0.4g），加沸水50ml使谷氨酸溶解，放冷，加溴麝香草酚蓝指示液0.5ml，用氢氧化钠滴定液（0.1mol/L）滴定，至溶液由黄色变为蓝绿色。每1毫升氢氧化钠滴定液（0.1mol/L）相当于14.71mg的$C_5H_9NO_4$。

仪器试剂

（1）仪器　硅胶G薄层板；溶出度测定仪；紫外-可见分光光度计；碱式滴定管。

（2）试剂　茚三酮；正丁醇；冰醋酸；磷酸盐缓冲液（pH7.2）；溴麝香草酚蓝指示液；氢氧化钠滴定液（0.1mol/L）。

检验操作

1. 性状

（1）检验方法　取本品，目视检查药品的外观色泽、形状。

（2）结果判定　本品应为白色片。

2. 鉴别

（1）鉴别（1）

① 检验方法　取本品的细粉适量（约相当于谷氨酸5mg），加水5ml，加热使谷氨酸溶解，滤过，取滤液，加茚三酮约5mg，加热观察。

② 结果判定　供试品溶液应显蓝至紫蓝色。

（2）鉴别（2）

① 检验方法　薄层色谱法。

② 检验步骤

a. 供试品的预处理：取本品的细粉适量，加氢氧化钠试液适量，振摇使谷氨酸溶解后，滤过，滤液加盐酸中和，析出的结晶滤过，用水洗涤结晶，烘干。

b. 溶液的制备：取上述结晶与谷氨酸对照品各适量，分别加0.5mol/L盐酸溶液溶解并稀释制成每1毫升中约含2.0mg的溶液。

c. 薄层色谱操作：取上述溶液各5μl点样、展开、晾干；然后喷以显色剂，在80℃加热至斑点出现，立即检视。

（3）结果判定　供试品溶液所显主斑点的位置和颜色应与对照品溶液的主斑点相同。

3. 检查

溶出度检查。

（1）检验方法　浆法。

（2）检验步骤

① 供试品的溶出：取本品6片，分别投入6个出溶出杯内。调节电动机转速为每分钟100转，待其平稳后，缓缓放下桨叶，使桨叶降入操作溶出杯中，注意观察桨叶底部与溶出介质接触时有无气泡存在，如有，可提出溶出介质液面，再重新放入，以桨叶底部和盖下面

无气泡为准。自供试品接触溶出介质起，立即计时。

② 取样：经 45min 时，从每个溶出杯内取出 10ml 溶液，立即用适当的微孔滤膜滤过，自取样至滤过应在 30s 内完成，滤液应澄清。取样位置应在桨叶顶端至液面的中点，距溶出杯内壁 10mm 处。

③ 溶液配制：取续滤液加磷酸盐缓冲液（pH7.2）稀释成每 1 毫升中约含 0.3mg 的溶液，作为供试品溶液；另取谷氨酸对照品适量，精密称定，加磷酸盐缓冲液（pH7.2）溶解并定量稀释制成每 1 毫升中约含 0.3mg 的溶液，作为对照品溶液。

④ 测定：精密量取供试品溶液和对照品溶液各 1ml，分别置 50ml 量瓶中，精密加入 0.5%茚三酮溶液与磷酸盐缓冲液（pH7.2）各 1ml，摇匀，置水浴中加热 20min，取出，放冷，用磷酸盐缓冲液（pH7.2）稀释至刻度，摇匀，照紫外-可见分光光度法（附录ⅣA），在 567nm 的波长处测定吸光度，计算每片的溶出量。

（3）结果计算及判定

① 溶出度计算：计算每片的溶出量，以相当于标示量的百分数表示（%），限度为 70%，应符合规定。

$$溶出量 = \frac{A \times W_r \times S}{A_r \times (W/\overline{W}) \times 标示量 \times S_r} \times 100\%$$

式中，A 为供试品溶液的吸光度；W_r 为对照品的取用量，g；S 为供试品溶液的稀释倍数；A_r 为对照品溶液的吸光度；W 为供试品量，g；$\overline{W}$ 为平均片重，g；标示量为单位片剂所含主成分的量，g/片；S_r 为供试品溶液的稀释倍数。

② 结果判定：限度为标示量的 70%，应符合规定。

4. 含量测定

（1）检验方法 酸碱滴定法。

（2）检验操作 取本品 10 片，精密称定，研细，精密称取适量（约相当于谷氨酸 0.4g），加沸水 50ml 使谷氨酸溶解，放冷，加溴麝香草酚蓝指示液 0.5ml，用氢氧化钠滴定液（0.1mol/L）滴定，至溶液由黄色变为蓝绿色。

（3）结果计算及判定

① 含量计算：一分子谷氨酸消耗两分子氢氧化钠，谷氨酸含量的计算公式如下：

$$标示量 = \frac{V \times T \times F \times 10^{-3}}{(W/\overline{W}) \times 标示量} \times 100\%$$

式中，V 为供试品消耗的滴定液的体积，ml；T 为滴定度，每 1 毫升氢氧化钠滴定液（0.1mol/L）相当于 14.71mg 的 $C_5H_9NO_4$；F 为滴定液的浓度校正因子；W 为供试品的质量，g；$\overline{W}$ 为平均片重，g；标示量为单位片剂所含主成分的量，g/片。

② 结果判定：本品含谷氨酸（$C_5H_9NO_4$）应为标示量的 95.0%～105.0%。

检验分析

本品为具有氨基酸的结构特征和一般氨基酸的理化性质，因此，可用茚三酮反应来进行鉴别，氨基酸类药物通常也采用薄层色谱法来进行鉴别。茚三酮在弱酸性条件下和氨基酸反应时，氨基酸被氧化分解生成醛放出氨和二氧化碳，水合茚三酮则变成还原型茚三酮，然后还原型茚三酮与氨、另一分子茚三酮进一步缩合生成蓝紫色化合物。氨基酸类药物常常会含有其他氨基酸杂质，因此，通常需要进行其他氨基酸的检查，一般采用薄层色谱法来检查。本品为谷氨酸，为酸性氨基酸，因此，可以采用酸碱滴定法来测定其含量，又因为其分子结构中具有两个羧基，所以滴定反应中，一分子谷氨酸消耗两分子的氢氧化钠。

注意事项

本品形状检查应为白色片，若颜色变深，表面出现花斑、疏松、受潮、粘连、发霉或有结晶出现时，说明此药已变质，应判为不符合要求，并应停止使用。若膨胀、疏松等也应停止使用。

课堂互动

请查阅 2010 年版《中国药典》其他氨基酸类药物（例如甘氨酸、甲硫氨酸）的含量测定方法，与谷氨酸的含量测定方法有何不同？试进行简要分析。

必需知识（二）

一、氨基酸类药物的结构及性质

氨基酸为白色晶状体，熔点很高，多在熔融时分解，都能溶解在强酸强碱中，形成的盐多能溶于水。

1. 旋光性和光吸收

从 α-氨基酸的结构通式（如下所示，R 为脂肪烃基或其他基团残基）可以看出，除了 R 基为 H 原子的甘氨酸外，其他氨基酸中的 α-碳原子都是不对称碳原子，具有立体异构体。

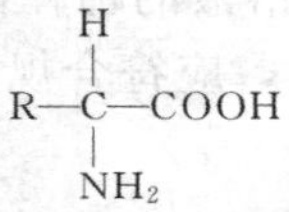

$$
\begin{array}{c}
H \\
| \\
R-C-COOH \\
| \\
NH_2
\end{array}
$$

比旋光度是 α-氨基酸的物理常数之一，是鉴别各种氨基酸的重要根据。

光吸收也是氨基酸鉴别的一种根据，参与蛋白质合成的 20 种天然氨基酸，在可见光区都无吸收，只有酪氨酸、色氨酸和苯丙氨酸（结构如下所示）在近紫外区具有吸收，最大吸收波长分别在 278nm、279nm、259nm，在红外区均有特征吸收图谱。

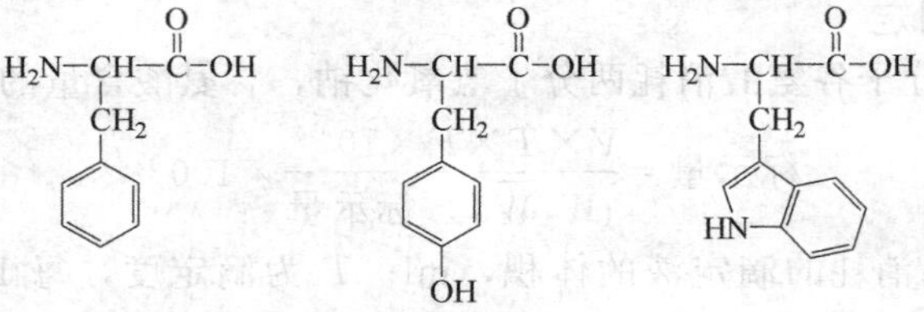

苯丙氨酸   酪氨酸   色氨酸

2. 两性解离

氨基酸是连有羧基和氨基的两性物质。不同 pH 值溶液中，氨基酸所带正、负电荷数是不同的。如改变溶液的 pH 值，使氨基酸呈电中性，即带相等的正、负电荷数（或称两性离子或兼性离子状态）。此时溶液的 pH 值即为该氨基酸的等电点，氨基酸在等电点时溶解度最小，最稳定，中性、酸性、碱性氨基酸的等电点分别在 pH 5～6.3、pH 2.8～3.2、pH 7.6～10.8。

3. 茚三酮反应

当茚三酮在弱酸性条件下和氨基酸反应时，氨基酸被氧化分解生成醛放出氨和二氧化碳，水合茚三酮则变成还原型茚三酮，然后还原型茚三酮与氨及另一分子茚三酮进一步缩合生成蓝紫色化合物，最大吸收值的波长为 570nm，其反应过程如下所示：

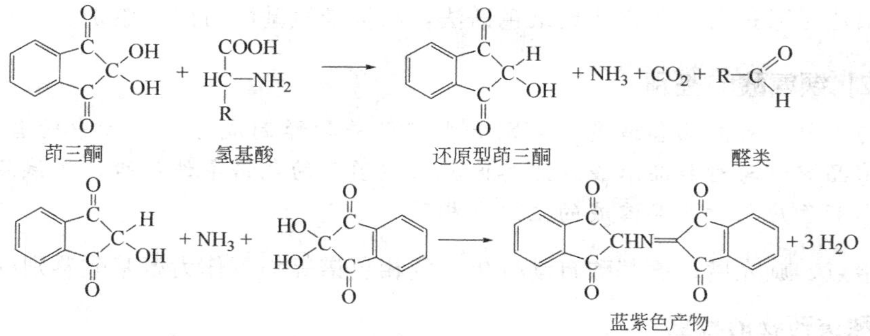

除脯氨酸外，所有的 α-氨基酸都能与茚三酮发生颜色反应，生成蓝紫色化合物，脯氨酸与茚三酮生成黄色化合物。

4. 与 2,4-二硝基氟苯的反应

此反应又称桑格反应（Sanger 反应）。在弱碱性（pH8～9）、暗处、室温或 40℃ 条件下，氨基酸的 α-氨基很容易与 2,4-二硝基氟苯（缩写为 FDNB）反应，生成黄色的 2,4-二硝基氨基酸（简称 DNP-氨基酸）。2,4-二硝基氟苯法可用于鉴定多肽或蛋白质的 N 末端氨基酸。

5. 氨基酸与苯异硫氰酸（PITC）的反应

此反应又称艾德曼反应（Edman 反应）。在弱碱性条件下，氨基酸的 α-氨基可与苯异硫氰酸（PITG）反应生成相应的苯氨基硫甲酰氨基酸（简称 PTC-氨基酸）。在酸性条件下，PTC-氨基酸环化形成在酸中稳定的苯乙内酰硫脲氨基酸（简称 PTH）。

蛋白质多肽链 N 末端氨基酸的 α-氨基也可有此反应，生成 PTC-肽，在酸性溶液中释放出末端的 PTH-氨基酸和比原来少一个氨基酸残基的多肽链。PTH-氨基酸在酸性条件下极稳定并可溶于乙酸乙酯，用乙酸乙酯抽提后，经高压液相色谱鉴定就可以确定肽链 N 末端氨基酸的种类。该法的优点是可连续分析出 N 端的十几个氨基酸。氨基酸自动顺序分析仪就是根据该反应原理而设计的。

二、氨基酸类药物的质量检验

1. 氨基酸类药物的鉴别

（1）显色反应 氨基酸鉴别最常用的方法是根据所有氨基酸均能与茚三酮显蓝紫色，采用显色法。如要对某种氨基酸加以鉴别，可借助于一些特定的显色反应，如精氨酸样品液加 α-萘酚与次溴酸钠试液，溶液显红色。甲硫氨酸溶液与无水硫酸铜饱和的硫酸液反应显黄色等。

【案例 8-11】甲硫氨酸的鉴别

取本品 50mg，加水 2ml 使溶解，加氢氧化钠试液 1ml，摇匀，滴加新制的亚硝基铁氰化钠试液 0.6ml，边滴边摇，40℃ 放置 10min，冰浴冷却 2min，加稀盐酸 2ml，摇匀，溶液显红色。

（2）红外光谱 氨基酸在红外区都有特性图谱，可以通过将氨基酸压制成 KBr 片测定其红外吸收光谱与标准氨基酸图谱比较作为氨基酸的鉴别依据，例如，酪氨酸的红外光吸收图谱应与对照的图谱（光谱集 1072 图）一致。

（3）紫外光谱 酪氨酸、色氨酸、苯丙氨酸在紫外区有最大吸收，根据最大吸收波长和紫外吸收图谱形状可鉴别这三种氨基酸。

（4）色谱法 通过薄层色谱法或纸色谱法，与标准氨基酸对照而鉴别。

【案例 8-12】缬氨酸的鉴别

取本品与缬氨酸对照品各适量，分别加水溶解并稀释制成每 1 毫升中约含 0.4mg 的溶液，作为供试品溶液与对照品溶液。照其他氨基酸项下的色谱条件试验，供试品溶液所显主斑点的位置和颜色应与对照品溶液的主斑点相同。

另外，熔点、旋光度、氨基酸自动分析、气相色谱等均可作为氨基酸鉴别的依据。

2. 氨基酸类药物的检查

（1）一般检查 如酸度、无机盐、溶液的透光率、热原、细菌内毒素等，与其他药品的检查基本相同。

（2）特殊杂质检查 氨基酸原料药中所含的特殊杂质一般为其他种类的氨基酸或大分子蛋白质，其他种类的氨基酸可用薄层色谱法进行限量检查，大分子蛋白质可用磺基水杨酸反应产生沉淀来检查是否存在。

【案例 8-13】丙氨酸的其他氨基酸检查

取本品适量，加水溶解并稀释制成每 1 毫升中约含 25mg 的溶液，作为供试品溶液。精密量取 1ml，置 200ml 量瓶中，用水稀释至刻度，摇匀，作为对照溶液；另取丙氨酸对照品与甘氨酸对照品各适量，置同一量瓶中，加水溶解并稀释制成每 1 毫升中分别含丙氨酸 25mg 和甘氨酸 0.125mg 的溶液，作为系统适用性试验溶液。照薄层色谱法（附录Ⅴ B）试验，吸取上述三种溶液各 2μl，分别点于同一硅胶 G 薄层板上，以正丁醇-水-冰醋酸（3∶1∶1）为展开剂，展开，晾干，同法再展开一次，晾干。喷以 0.2% 茚三酮的正丁醇冰醋酸溶液，在 105℃加热至斑点出现，立即检视。对照溶液应显一个清晰的斑点，系统适用性试验应显两个完全分离的斑点。供试品溶液如显杂质斑点，不得超过一个。其颜色与对照溶液的主斑点比较，不得更深（0.5%）。

3. 氨基酸类药物的含量测定

（1）茚三酮反应 本法是氨基酸定量测定应用最广泛的方法之一，本法可允许的测定范围是 0.5～50μg 氨基酸。

（2）甲醛滴定法 氨基酸分子中氨基的 pK 值在通常情况 9.0 以上，不能用一般指示剂作酸碱滴定，然而在 pH 中性和常温下，甲醛可与氨基酸上的氨基（或亚氨基）结合，使 $-NH_3^+$ 上的 H^+ 游离出来，这样就可以用碱滴定，每释放出一个氢离子，就相当于一个氨基氮，从而计算氨基酸的含量。

若样品中只含有单一的已知氨基酸，则可由此法滴定的结果算出氨基酸的含量。若样品中含有多种氨基酸（如蛋白质水解液），则不能由此法算出氨基酸的含量。此法简便快速，常用来测定蛋白质的水解程度。随水解程度的增加滴定值也增加，滴定值不再增加时，表示水解作用已完全。

$$R-\overset{|}{\underset{NH_3^+}{C}}H-COO^- \rightleftharpoons \overset{COO^-}{\underset{R}{\overset{|}{C}}H-NH_2} \xrightarrow{HCHO} \overset{COO^-}{\underset{R}{\overset{|}{C}}H-NHCH_2OH} \xrightarrow{HCHO} \overset{COO^-}{\underset{R}{\overset{|}{C}}H-N(CH_2OH)_2} + H^+ \xrightarrow{OH^-} 中和$$

（3）非水滴定法 氨基酸有氨基和羧基，在水中呈现中性，假如在冰醋酸中就显示出碱性，因此可以用高氯酸等强酸的标准溶液进行滴定。采用非水滴定法测定氨基酸的含量时，可采用下列两种方法。

① 直接滴定法 适用于能溶于冰醋酸的氨基酸，如丙氨酸、精氨酸、组氨酸、亮氨酸、

甲硫氨酸、苯丙氨酸、色氨酸、缬氨酸、异亮氨酸、苏氨酸等。测定方法：精密称定氨基酸样品约 50mg，溶于 20ml 冰醋酸中，加 2 滴甲基紫指示剂，用高氯酸标准液滴定，终点为紫色消失，呈现蓝色，计算，即得。

② 回滴定法　适用于不易溶于冰醋酸而能溶于高氯酸的氨基酸，如赖氨酸、丝氨酸、半胱氨酸等。测定方法：精密称定氨基酸样品 30～40mg，溶于 5ml 高氯酸标准液中，加 2 滴甲基紫指示剂，用乙酸钠溶液滴定剩余的酸，颜色由黄至绿至蓝至初次呈现不褪色的紫色为终点，计算，即得。

谷氨酸和门冬氨酸在高氯酸中不溶解，可将样品溶于 2ml 甲酸中，再加 20ml 冰醋酸，直接用标准高氯酸溶液滴定。

【案例 8-14】苯丙氨酸的含量测定

取本品约 0.13g，精密称定，加无水甲酸 3ml 溶解后，加冰醋酸 50ml，照电位滴定法（附录Ⅶ A），用高氯酸滴定液（0.1mol/L）滴定，并将滴定的结果用空白试验校正。每 1 毫升高氯酸滴定液（0.1mol/L）相当于 16.52mg 的 $C_9H_{11}NO_2$。

此外，常用来测定氨基酸含量的方法还有电泳法、分光光度法、色谱法等。

小 结

1. 氨基酸的鉴别方法较多，一般可采用多种分析方法以达到尽可能高的鉴定水平，比较常用的是红外吸收光谱法和色谱法。

2. 氨基酸的含量测定法中，茚三酮反应法和非水滴定法应用得比较多。如采用非水滴定法测定氨基酸含量时，一般采用电位滴定法来确定滴定终点。

3. 对重组蛋白产品的纯度分析，除了采用常规的电泳和 HPLC 分析外，生物学比活性、等电点测定、残留宿主菌蛋白测定也能间接反映产品的纯度水平。

4. 蛋白质含量测定法中，Folin-酚法为目前国内外多数重组制品原液蛋白含量测定是所采用的方法。因其方法简便，灵敏度高，不同蛋白质间差异少，是蛋白质量化的可靠方法，紫外吸收法在蛋白质和酶生化制备中广泛应用，特别是在柱色谱分离中，常用来判断蛋白质吸附或洗脱情况，但应注意排除核酸杂质的干扰。

5. 除了对一般生物药品的共同要求外，基因工程药物的检查还应包括测定 N 端氨基酸序列、肽图、纯度等分析，以保证药品特征、纯度与天然产品的一致性，并要求进行外源核酸和抗原检测。

6. 对于生产工艺稳定，生物学活性测定方法特别复杂或困难的产品，可以与其他方法比较研究，经过验证说明两者相一致的可采用其他替代方法，如重组人生长激素经验证后可采用 HPLC 定量法来代替原来复杂的生物活性测定法。

习 题

一、单项选择题

1. 下列说法正确的是（　　）。
A. 所有 α-氨基酸都具有立体异构体
B. 蛋白质与碱共热水解时通常可得到 L 型氨基酸
C. 比旋光度是鉴别各种氨基酸的重要根据
D. 参与蛋白质合成的 20 多种氨基酸在紫外区均有最大吸收峰

2. 下列（　　）不是氨基酸所具有的特征反应。

A. 茚三酮反应　　　　B. Sanger 反应　　　　C. Edman 反应　　　　D. 双缩脲反应

3. N 端氨基酸序列分析的基本原理是（　　）。

A. Sanger 反应　　　　B. 茚三酮反应　　　　C. Edman 反应　　　　D. 双缩脲反应

4. 氨基酸与蛋白质类药物的鉴别中都可采用（　　）。

A. 茚三酮反应　　　　B. 福林酚反应　　　　C. 双缩脲反应　　　　D. 纸色谱

5. 对基因工程类药物的检查项目不包括（　　）。

A. 肽图　　　　　　　B. N 端氨基酸序列　　C. 外源 DNA　　　　　D. 蛋白质含量

6. 蛋白质类药物含量测定方法不包括（　　）。

A. 凯氏定氮法　　　　B. 甲醛滴定法　　　　C. 福林-酚法　　　　　D. 紫外吸收法

7. 下列方法中（　　）不能用于蛋白质类药物的分子量检查。

A. 沉降法　　　　　　　　　　　　　　　B. 考马斯亮蓝 G250 染色法

C. SDS-PAGE 法　　　　　　　　　　　　D. 凝胶过滤法

8. 注射用重组人干扰素 γ 无需进行的检定项目是（　　）。

A. 无菌检查　　　　　　　　　　　　　　B. 牛血清含量测定

C. 宿主菌蛋白残留量检查　　　　　　　　D. 外源性 DNA 残留量检查

9. 蛋白类药物的质量检测项目中常包括相对分子质量的检查，常用的检测方法为（　　）。

A. 还原性 SDS-PAGE　　　　　　　　　　B. 免疫印迹法

C. 费休法　　　　　　　　　　　　　　　D. 家兔法

10. 《中国药典》规定注射用重组人白介素-2 的分子量检定采用（　　）。

A. 还原性 SDS-PAGE 法　　　　　　　　　B. 等电聚焦电泳法

C. 非还原性 SDS-PAGE 法　　　　　　　　D. 免疫电泳法

11. N 端氨基酸序列是重组蛋白质和多肽的重要鉴别指标，一般至少测定（　　）个氨基酸。

A. 10　　　　　　　B. 12　　　　　　　C. 15　　　　　　　D. 20

12. 《中国药典》（2010 年版）规定氨基酸类药物中的其他氨基酸检查一般采用（　　）。

A. 高效液相色谱法　　　　　　　　　　　B. 薄层色谱法

C. 气相色谱法　　　　　　　　　　　　　D. 紫外-可见分光光度法

二、填空题

1. 氨基酸类药物的含量测定方法有_____、_____、_____等。

2. 蛋白质的含量测定方法包括_____、_____、_____、_____等方法。

3. 蛋白质因分子中含有_____、_____和_____三种氨基酸而具有紫外吸收特性，在_____ nm 波长处有最大吸收。

4. 蛋白质类药物的纯度，按世界卫生组织规定，必须用_____和_____两种方法测定，其纯度都应达到_____以上才能合格。

5. 《中国药典》（2010 年版）规定，重组人生长激素的含量测定方法为_____；总蛋白含量的检查方法为_____。

三、问答题

1. 氨基酸类药物的含量测定方法有哪几种？

2. 简述非水滴定法的原理和注意事项。

3. 重组人生长激素质量控制中的鉴别实验方法（等电聚焦电泳法）和相关蛋白质检查分别是利用什么原理进行检验？

4. 重组人生长激素质量检测中使用 HPLC 分析的原理与目的分别是什么？

5. 基因工程类药物的特殊检查项目主要有哪些？

6. 常用的蛋白质类药物的含量测定方法有哪几种？

7. SDS-PAGE 法测得的分子量是否是天然蛋白质的完整分子量？哪些蛋白质不能用此法测定分子量？

项目九

酶类药物质量检验

■ 【知识目标】
- ◆ 掌握酶类药物含量的测定方法，掌握尿激酶的质量分析方法；
- ◆ 掌握酶活力和比活力的计算；
- ◆ 熟悉酶类药物的理化性质及鉴别、检查的常用方法及原理；
- ◆ 了解酶类药物的分类、定义。

■ 能力目标
- ◆ 能独立完成尿激酶的质量检验；
- ◆ 能独立完成生物药物澄清度检查、pH 值检查及减压干燥法检查干燥失重；
- ◆ 能独立完成抑肽酶、胰蛋白酶的效价测定。

酶是一种生物来源的特殊化学催化剂。即生物催化剂，在动、植物及微生物的生命活动中，各种酶催化与生命活动密切相关的各种各样的代谢反应，包括合成与分解、氧化与还原等生化反应。在生物体内，酶能降低生化反应活化能，加快可逆反应的进行速度，使之尽快达到平衡，而不改变生化反应的平衡点和平衡常数。

酶种类多，目前已知的酶有 1000 种以上，但可供药用的较少，而临床常用的就更少了。酶类药物已应用在消化系统疾病、炎症、血栓、烧伤、肿瘤等临床多种疾病的治疗中。

从本质上来说，酶是一类大分子的球状蛋白质或核酸类大分子，以蛋白质分子为主，有单纯氨基酸组成的，也有含金属离子或小分子辅基的结合式蛋白质。酶自身的生物大分子的理化特征及生物学催化活性是酶类药物质量检测的理论基础。

1. 酶的活力单位

酶的活性单位（U）是酶活性高低的一种度量，用 U/g 或 U/ml 表示。对于任何一种酶，一个单位（U）定义为：在规定的条件下，每分钟能转化 $1\mu mol$ 底物所需要的酶量；当底物包含 1 个以上的酶作用时，可定义为每 1min 内使 $1\mu mol$ 相关的基团转化所需要的酶量。写出酶单位的同时指明测定时的温度、pH、底物浓度和种类等。

2. 酶的比活力

酶的比活力是指每毫克酶蛋白所含有的酶活力，用 U/mg 表示。

▌检验任务　注射用尿激酶药物质量检验 ▌

任务简介

本品系从新鲜人尿中提取的一种激活纤维蛋白溶酶原的酶，是一种蛋白分解药物。它是由高相对分子质量 54000 和低相对分子质量 33000 组成的混合物，高相对分子质量含量不得少于 90%，每 1 毫克蛋白中尿激酶活力不得少于 12 万 U。

检验标准　（2010 年版《中国药典》二部节选）

注射用尿激酶

拼音名：Zhusheyong Niaojimei

英文名：Urokinase For Injection

本品为尿激酶加适量稳定剂和赋形剂的无菌冻干品。本品的效价应为标示量的 85.0%～120.0%。

[性状]　本品为白色或类白色的冻干块状物或粉末。

[鉴别]　照尿激酶项下的鉴别试验，显相同的结果。

[检查]　酸碱度　取本品 2 支，每支加水 2ml 溶解后，混匀，依法测定（附录Ⅵ H），pH 值应为 6.0～7.5。

溶液的澄清度与颜色　取本品，加 0.9% 氯化钠溶液制成每 1 毫升中含 3000U 的溶液，应澄清无色。

干燥失重　取本品，以五氧化二磷为干燥剂，在 60℃ 减压干燥 4h，减失重量不得过 5.0%（附录Ⅷ L）。

[效价测定]　取本品 3 支，分别按标示量用巴比妥-氯化钠缓冲液（pH7.8）溶解并稀释成与标准品溶液相同的浓度，照尿激酶项下的方法测定，每支效价均应符合规定；若有 1 支不符合规定，另取 3 支复试，均应符合规定。

仪器试剂

（1）仪器　pH 仪；减压干燥箱；温恒水浴锅；凯式烧瓶；计时器。

（2）试剂　0.9% 氯化钠溶液；巴比妥-氯化钠缓冲液（pH7.8）；pH 标准缓冲液；牛纤维蛋白原溶液；牛纤维蛋白溶酶原溶液；牛凝血酶溶液；尿激酶标准品；甲基红-溴甲酚绿指示液。

检验操作

1. 性状

（1）检验方法　目视法，观察酶的颜色和形态。

（2）结果判定　白色或类白色的冻干块状物或粉末。

2. 鉴别

（1）检验步骤　尿激酶项下鉴别方法如下：取比活力测定项下的供试品溶液，用巴比妥-氯化钠缓冲液（pH7.8）稀释成每 1 毫升中含 20U 的溶液，吸取 1ml，加牛纤维蛋白原溶液 0.3ml，再依次加入牛纤维蛋白溶酶原溶液 0.2ml、牛凝血酶溶液 0.2ml，迅速摇匀，立即置 37℃±0.5℃ 恒温水浴中保温，计时。

（2）结果及判定　反应系统应在 30～45s 内凝结，且凝块在 15min 内重新溶解。以 0.9% 氯化钠溶液作空白，同法操作，凝块在 2h 内不溶。

3. 检查

（1）溶液的澄清度与颜色

① 检验步骤　取本品，加 0.9% 氯化钠溶液制成每 1 毫升中含 3000U 的溶液。

② 结果及判定　观察溶液颜色、澄清度并记录结果；应澄清无色。

（2）pH 值

① 检验步骤

a. 校正定位　选择两种 pH 值约相差 3 个 pH 单位的标准缓冲液，并使供试品溶液的 pH 值处于两者之间。仪器定位后，再用第二种标准缓冲液核对仪器示值，误差应不大于 ±0.02pH值单位。若大于此偏差，则应小心调节斜率，使示值与第二种标准缓冲液的表列数值相符。

b. 测定　取本品 2 支，每支加水 2ml 溶解后，混匀，将 pH 仪电极伸入溶液内，测定三次，取平均值。

② 结果及判定　pH 值应为 6.0～7.5。

（3）干燥失重

① 检验步骤　取本品，精密称定，记录 W_1；以五氧化二磷为干燥剂，在 60℃减压干燥至恒重，记录 W_2；

② 结果及判定　减失重量不得过 5.0%。

4. 效价测定

（1）活力测定

① 溶液的制备

a. 标准品溶液的制备：取尿激酶标准品，加巴比妥-氯化钠缓冲液（pH7.8）制成每 1 毫升中含 60U 的溶液。

b. 供试品溶液的制备：取本品适量，用巴比妥-氯化钠缓冲液（pH7.8）溶解，混匀，并稀释成与标准品溶液相同的浓度。

② 测定法　取试管 4 支，各加牛纤维蛋白原溶液 0.3ml，置 37℃±0.5℃水浴中，分别加入巴比妥-氯化钠缓冲液（pH7.8）0.9ml、0.8ml、0.7ml、0.6ml，依次加标准品溶液 0.1ml、0.2ml、0.3ml、0.4ml，再分别加混合溶液 0.4ml，立即摇匀，分别计时。反应系统应在 30～40s 内凝结，当凝块内小气泡上升到反应系统体积一半时作为反应终点，计时。以尿激酶的浓度为横坐标，以反应终点时间与入水浴时间的差值为纵坐标，在双对数纸上绘制标准曲线，应呈直线。供试品按上法测定，在标准曲线上求得单位数，计算每 1 毫克供试品的效价（单位）。标准品和供试品各做两次，所得的直线亦应平行，否则应重复试验。

（2）蛋白质含量

① 称样　取本品约 10mg，精密称定，取供试品适量（相当于含氮量 25～30mg），精密称定，置干燥的 500ml 凯氏烧瓶中。

② 消化　在凯氏烧瓶中依次加入硫酸钾 10g 和硫酸铜 0.5g，沿瓶壁缓缓加入硫酸 20ml；若瓶颈上有少量供试品黏附，可用硫酸冲下。加 2～3 粒玻璃珠或沸石，在瓶口置一小漏斗，并使烧瓶成 45°斜置，用直火（加热部位保持在液面之下）缓缓加热，使溶液的温度保持在沸点以下，消化液黑色渐变棕色时，强热至沸，溶液成澄清的绿色时，继续加热 30min，放冷，沿瓶壁缓缓加水 250ml，摇匀，放冷。

③ 蒸馏　沿瓶壁加 40%氢氧化钠溶液 75ml，使流至瓶底自成一液层，加锌粒数粒，用氨气球将凯氏烧瓶与冷凝管连接（氨气球可防止碱液溅入硼酸吸收液）。另取 2%硼酸溶液 50ml，置 500ml 锥形瓶中，加甲基红-溴甲酚绿指示液 10 滴，将冷凝管尖端浸入硼酸溶液的液面下；轻轻摇动凯氏烧瓶，摇匀（防止温度骤然变化引起硼酸接收液倒吸），加热蒸馏，蒸至接收液的总体积约为 250ml 时，将冷凝管尖端提出液面，用蒸汽冲洗约 1min，用水淋洗尖端，停止蒸馏。

④ 滴定　馏出液用硫酸液（0.05mol/L）滴定至溶液由蓝绿色变为灰紫色，并将滴定结果用空白试验校正，即得。每 1 毫升的硫酸液（0.05mol/L）相当于 1.401mg 的氮。

（3）按下式计算比活

比活＝每1毫克供试品中效价单位（U）/每1毫克供试品中蛋白质的质量（mg）

检验分析

（1）尿激酶的鉴别利用了尿激酶的药理作用，其鉴别原理是尿激酶直接作用于内源性纤维蛋白溶解系统，能催化裂解纤溶酶原成纤溶酶，纤溶酶不仅能降解纤维蛋白原，亦能降解纤维蛋白凝块。

（2）为了比较酶制品纯度，往往采用"酶比活力"概念作为质量指标。酶比活力是表示每毫克酶蛋白所含有的酶活力单位，用 U/mg 蛋白表示。比活力是酶的生产和研究过程中经常应用的基本数据，用来比较每单位重量酶蛋白的催化能力，比活力越高，表示酶纯度越高。

要求得"酶比活力"必须先求取酶制品的效价单位、酶的蛋白质含量，再按下式计算比活力：

$$比活力＝酶效价单位（U）/酶蛋白的质量（mg）$$

注意事项

（1）氮测定中，供试品如为固体或半固体，可用定量滤纸包裹加入，也可直接称入。

（2）pH 值测定中，每次更换标准缓冲液或供试品溶液前，应用纯化水充分洗涤电极，然后将水吸尽，也可用所换的标准缓冲液或供试品溶液洗涤。在测定高 pH 值的供试品和标准缓冲液时，应注意碱误差的问题，必要时选用适当的玻璃电极测定。

> 课堂互动
> 1. pH 值的测定除了上述的 pH 值计测定外，还有哪些方法呢？
> 2. 蛋白质含量的测定采用凯氏定氮法，试分析其测定原理。

▰ 必需知识 ▰

一、酶的基本概念

1. 酶的化学组成

酶是具有生物催化特性的特殊蛋白。可分为简单酶和结合酶两大类。简单酶中除蛋白质外，不含其他成分；结合酶类中除含有蛋白质外，还含有某种热稳定的非蛋白质的小分子物质，二者结合起来，称为"全酶"，才呈现生物催化活性。

$$全酶 \quad = \quad 酶蛋白 \quad + \quad 辅助因子$$
（有生物活性）　　　（无生物活性）　　　（无生物活性）

酶的辅助因子可分为有机化合物和金属离子两类。前者又分为辅酶（与酶蛋白结合疏松）与辅基（与酶蛋白结合紧密）两种，许多辅酶和辅基的结构中均含有维生素成分。

在催化反应中，酶蛋白和辅助因子的功能是不同的，酶的专一性和催化效率取决于酶蛋白，辅助因子起到对原子、电子或基团的传递作用。

2. 酶的特性

酶作为生物催化剂，具有一般催化剂所没有的特性。

（1）酶是高效催化剂。酶催化较一般催化反应速率高 $10^5 \sim 10^{13}$（以摩尔比表示），如 H_2O_2 的分解，在 Fe^{3+} 催化下 1min 只能分解 6×10^{-4} mol，而在过氧化氢酶的催化下，

1min 能分解 $5×10^6$ mol，分解速度提高 10^{10} 倍。

（2）酶对底物的结构具有严格的选择性，即专一性。

（3）酶催化反应的反应条件温和。酶主要由蛋白质构成，对外界条件较敏感，容易失活。在高温、强酸、强碱、重金属等条件下，其蛋白质或变性或改变结构而失去催化功能，所以酶促反应是在温和条件下进行的，不能设置高温、高压等特殊条件。

（4）酶的催化活性在生物体内受多种因素的调节。

3. 酶的理化性质

酶的本质是蛋白质和核酸，绝大多数酶是蛋白质，这就决定了酶具有跟蛋白质分子一样的理化性质，具体如下。

（1）蛋白质的元素组成　根据对蛋白质元素的分析表明，蛋白质主要由碳、氢、氧、氮、硫等元素组成。蛋白质元素组成的一个重要特点就是各种蛋白质中含氮量比较接近，平均为 16%。生物组织中含氮物以蛋白质为主，因此测定生物样品中氮的含量可计算出蛋白质的大致含量。

$$每克样品中蛋白质的含量(g)＝每克样品的含氮量(g)×6.25$$

（2）蛋白质的分子质量　蛋白质相对分子质量颇大，介于一万到百万之间，故其分子的大小已达到胶粒 $1～100nm$ 范围之内。球状蛋白质的表面多亲水基团，因此蛋白质的水溶液具有亲水胶体的性质。另外还具有扩散和沉降作用、黏度大及不透过半透膜等，这些性质可用于分子量的测定。

（3）蛋白质的变性作用　蛋白质的生物学功能来自于蛋白质高分子的特定空间构象，这一构象很不稳定，当环境中出现物理和化学的因素使蛋白质分子的空间构象发生改变或破坏时，则蛋白质的生物活性降低或丧失，因此，在蛋白质的生产、贮存、使用及检验过程中防止其变性是关键性的问题。

能引起变性的因素很多，物理因素有高温、紫外线、超声波和剧烈振荡等，化学因素有强酸、强碱、尿素、去污剂、重金属、浓乙醇等。

（4）两性解离与等电点　蛋白质分子中存在游离的氨基和游离的羧基，它既可接受质子，又可释放质子，因此蛋白质与氨基酸一样具有两性解离的性质。不过因为蛋白质所含氨基酸种类和数目众多且有支链，解离情况远比氨基酸复杂。

蛋白质分子所带正、负电荷相等时溶液的 pH 值称为蛋白质的等电点。体内多数蛋白质的等电点为 pH5 左右。

由于蛋白质的两性解离，因此可以对蛋白质进行电泳分离。

（5）显色反应　蛋白类药物分子结构中因具有氨基、肽键等特殊基团，可以发生茚三酮反应、福林-酚反应、双缩脲反应等特征性反应。

（6）蛋白质的紫外吸收　蛋白质分子中的色氨酸、酪氨酸和苯丙氨酸残基对紫外线有吸收，以色氨酸吸收最强，最大吸收峰为 280nm。

（7）蛋白质的沉淀反应　蛋白质分子聚集而从溶液中析出的现象，称为蛋白质的沉淀。蛋白质沉淀可能是变性，也可能是析出，这取决于沉淀的方法和条件，常见的沉淀方法如下。

① 中性盐沉淀：蛋白质溶液中加入中性盐后，低盐溶液使蛋白质溶解，而高盐溶液则促使蛋白质析出而发生沉淀，这种沉淀反应的特点是蛋白质不变性，可用于生物活性蛋白质的制备。

② 有机溶剂沉淀：当蛋白质溶液加入与水互溶的有机溶剂时，可发生与中性盐类似的沉淀反应，但高浓度的有机溶剂还很容易使蛋白质分子变性而发生沉淀，如乙醇。

③ 加热沉淀：加热可使蛋白质变性沉淀，加热灭菌的原理就是加热使细菌蛋白变性凝固而失活。

④ 重金属盐沉淀：蛋白质在 pH>pI 的条件下，呈负离子状态，可与重金属离子结合生成不溶性蛋白盐而发生沉淀，常见的重金属离子有 Hg^{2+}、Pb^{2+}、Ag^+ 等。

⑤ 生物碱试剂沉淀：pH<pI 的条件下呈正离子，可与一些生物碱试剂如苦味酸、磷钨酸、鞣酸等结合生成不溶于水的盐而沉淀。

二、酶类药物特性与分类

1. 酶类药物应具备的条件

(1) 在生理 pH 值下（中性），具有最高活力和稳定性。如大肠埃希菌谷氨酰胺酶最适 pH 值为 5.0，在生理 pH 值时基本没有活性，所以不能用于人类疾病的治疗。

(2) 对基质（作用的底物）有较高的亲和力。酶的 K_m 值较低时，只需要少量的酶制剂就能催化血液或组织中较低浓度的基质发生化学反应，从而高效发挥治疗作用。

(3) 血清中半衰期较长。要求药用酶从血液中清除率较慢，以利于充分发挥治疗作用。

(4) 纯度高，特别是注射用的纯度要求更高。

(5) 免疫原性较低或无免疫原性。酶是蛋白质，所以酶类药物都不同程度存在免疫原问题，可以对酶进行化学修饰降低免疫原性，或者寻求制备免疫原性较低或无免疫原性的酶。

(6) 最好不需要外源辅助因子的药用酶。有些酶需要辅酶或 ATP 和金属离子方能进行酶反应，在治疗中常常受到限制。

2. 药用酶的分类及应用

(1) 促进消化酶类：为最早的医用酶，包括蛋白酶、脂肪酶、淀粉酶、纤维素酶等水解酶，乳糖酶。

(2) 消炎酶类：溶菌酶、核酸酶等可以移去血块，治疗血栓静脉炎等疾病。

(3) 与治疗心脑血管疾病有关的酶类：纤维蛋白溶解酶、尿激酶等，这类酶对于溶解血栓有独特效果，可以促进血块溶解，防止血栓的形成。

(4) 抗肿瘤的酶类：通过破坏肿瘤细胞所需的代谢物来抑制其生长，如 L-天冬酰胺酶，可以治疗白血病。

(5) 与纤维蛋白溶解作用有关的酶类：链激酶、尿激酶等。血纤维在血液的凝固与解凝过程中有重要作用，提高血液中蛋白水解酶的水平，有助于促进血栓的溶解。

(6) 其他治疗酶：细胞色素 C 是参与生物氧化的一种有效的电子传递体，用于组织缺氧治疗的急救和辅助用药。

3. 常见酶类药物

(1) 胃蛋白酶　胃蛋白酶能水解大多数天然蛋白质底物。广泛存在哺乳动物、鸟类、爬虫类及鱼类的胃液中，以酶原的方式存在于胃底的细胞里。药用胃蛋白酶是胃液中多种蛋白水解酶的混合物，含有胃蛋白酶、组织蛋白酶、胶原酶等，为粗制的酶制剂。水溶液呈酸性，难溶于乙醇、氯仿等有机溶剂。

pI 为 pH1.0，最适 pH1.5~2.0。可溶于 70%乙醇和 pH4 的 20%乙醇中。

(2) 蛋白酶　胰蛋白酶是从牛、羊胰脏提取、结晶的冻干制剂。易溶于水，不溶于氯仿、乙醇、乙醚等有机溶剂。在 pH1.8 时，短时煮沸几乎不失活；在碱溶液中加热则变性沉淀，Ca^{2+} 有保护和激活作用，胰蛋白酶的 pI 为 10.1。

牛胰蛋白酶在肠激酶或自身催化下，释放出六肽，变成有活性的胰蛋白酶。胰蛋白酶相对分子质量 24000，由 223 个氨基酸残基组成。

胰蛋白酶专一作用于由碱性氨基酸精氨酸及亮氨酸羧基所组成的肽键。酶本身很容易自溶。

（3）尿激酶　是一种碱性蛋白，由肾脏产生，主要存在于人及哺乳动物的尿中。人尿中平均含量 5～6IU/ml。临床上尿激酶已经广泛用于治疗各种新血栓形成或血栓梗死疾病。

存在多种相对分子质量形式，主要的有 31300、54700 两种。尿中存在尿胃蛋白酶原，酸性条件下可以激活生成尿胃蛋白酶，可以把相对分子质量 54700 的天然尿激酶降解成相对分子质量 31300 的尿激酶。

尿激酶是丝氨酸蛋白酶，丝氨酸和组氨酸是其活性中心的必需氨基酸。尿激酶是专一性很强的蛋白水解酶，尿激酶也有酯酶活力。

尿激酶 pI 为 8～9，溶液中不稳定，冻干可稳定数年。

（4）超氧化物歧化酶（SOD）　SOD 是一种重要的氧自由基清除剂，能专一清除超氧阴离子自由基。目前 SOD 临床应用集中在自身免疫性疾病上，也可用于抗辐射、抗肿瘤，治疗氧中毒、心肌缺氧与缺血再灌注综合征一级某些心血管疾病。SOD 属于重金属酶，广泛存在于动植物、微生物细胞中。

SOD 的性质不仅取决于蛋白质部分，还取决于活性中心金属离子的存在，金属离子种类不同，SOD 的性质有所不同，其中 Cu，Zn-SOD 与其他两种 SOD 差别较大，而 Mn-SOD 与 Fe-SOD 之间差别较小。Zn 仅与酶分子结构有关，而与催化活性无关。Cu 与催化活性有关，透析除去 Cu 则酶活性全部丧失，一旦重新加入 Cu，酶活性又可以恢复。

SOD 是一种金属蛋白，因此它对热、pH 及其在某些性质上表现出异常的稳定性。同时还具备一般的蛋白质性质，即有紫外吸收性，紫外光谱区 250～270nm 有吸收；可见光区 680nm 处有吸收。

三、酶类药物的质量检验

1. 酶类药物的鉴别

酶分子均是有特异性生物活性的蛋白质。其鉴别方法有常用的蛋白质鉴别（定性分析）方法，如在碱性条件下的双缩脲反应、茚三酮显色反应、浓硝酸的黄色沉淀反应等；仪器分析方法如比色法、HPLC 法；也有针对酶的特异性底物进行的酶活性试验等。

（1）呈色反应　呈色反应是最常用的理化鉴别方法，通常针对药品自身具有的官能团及其理化性质来选择合适的反应。

【案例 9-1】糜蛋白酶的鉴别

取本品，加水制成每 1 毫升中约含 1mg 的溶液，取 0.05ml 置白色点滴板上，加 N-乙酰-L-酪氨酸乙酯试液 0.2ml，混匀后，显紫红色。

【案例 9-2】胰蛋白酶的鉴别

取本品约 2mg，置白色点滴板上，加对甲苯磺酰-L-精氨酸甲酯盐试液 0.2ml，混匀后，显紫红色。

（2）酶活性试验　某些酶类如抑肽酶、尿激酶、胰蛋白酶、糜蛋白酶等能与特异性底物产生特异性反应用于鉴别，如抑肽酶能抑制胰蛋白酶、糜胰蛋白酶、纤维蛋白溶酶等酶活性。

【案例 9-3】抑肽酶的鉴别

取本品与胰蛋白酶，分别加水制成每 1 毫升中含 1mg 的溶液，各取 10μl 置点滴板上，混匀后，加对甲苯磺酰-L-精氨酸甲酯盐酸盐试液 0.2ml，放置数分钟后，应不显紫红色。以胰蛋白酶溶液 10μl 作对照，同法操作，应显紫红色。

该法的原理是胰蛋白酶能专一地作用于对甲苯磺酰-L-精氨酸甲酯的酯键，生成的水解产物使甲基红-亚甲蓝试液变成紫红色。如加入抑肽酶后，上述水解反应无法进行，试液不显紫红色。

【案例 9-4】玻璃酸酶的鉴别（2）

取健康豚鼠 1 只，分别于背部两处皮内注射含 0.25% 亚甲蓝的生理盐水 0.1ml，作为对照，另两处皮内注入用上述溶液配制的每毫升含玻璃酸酶 10U 的溶液 0.1ml。四处须交叉排列，相互间距离应大于 3cm。注射后 5min，杀死动物，将皮剥下，自反面观察亚甲蓝的扩散现象，供试品所致的蓝色圈应大于亚甲蓝所致的蓝色圈。

玻璃酸酶又称透明质酸酶，是透明质酸黏多糖水解酶。是一种重要的药物扩散和黏液水解剂。在动物体皮内注射玻璃酸酶，通过对黏多糖玻璃酸的解聚作用，能加速染色剂亚甲蓝的扩散和吸收，使皮内注射的亚甲蓝和玻璃酸酶的蓝色圈大于单独注射亚甲蓝的蓝色圈。表明玻璃酸酶有扩散作用。

（3）沉淀试验　蛋白质大分子与生物碱或重金属盐反应，即发生沉淀现象。作为蛋白质组成的大多数酶类药物，也具有这一理化性质。

【案例 9-5】胃蛋白酶的鉴别

取本品水溶液，加 5% 鞣酸和 25% 的氯化钡溶液，即生成沉淀。

（4）仪器分析法　常用的方法有紫外分光光度法和 HPLC 法等，仪器分析方法进行鉴别的专属性相比较生物活性鉴别来说要低一些，因此一般与其他方法联合来鉴别一个药品。

【案例 9-6】溶菌酶的鉴别（2）

取本品，加乙酸-乙酸钠缓冲液（取无水乙酸钠 6.7g，加水约 900ml，振摇使溶解，用乙酸调节 pH 值至 5.4，加水稀释至 1000ml，摇匀。）制成每 1 毫升中含溶菌酶 0.4mg 的溶液，照分光光度法测定，在 280nm 的波长处有最大吸收，吸光度应为 0.39~0.49。

2. 酶类药物的检查

酶类药物的检测项目中有多项与一般生化药物的检查项目和检测方法相同。如酸碱度、溶液的澄清度与颜色、干燥失重、炽灼残渣、重金属、热原、异常毒性、降压物质等。有的检测项目操作条件有一定的要求，如干燥失重，绝大多数品种要求 60℃ 以下减压干燥至恒重。

目前酶类药物大多是生化产品和微生物发酵产品，在生产过程中可能带入微量的脂类、蛋白质等大分子杂质和其他的酶类，因能影响酶质量，需有含量限度。其检测方法随品种而异，下面介绍几种大分子杂质的限量检测。

（1）脂肪含量限度检测　从动物内脏中提取的酶类，大多含有脂肪成分，所以对产品要进行脂肪含量限度检测。

【案例 9-7】胰酶的脂肪含量检查

取本品 1.0g，置具塞锥形瓶中，加乙醚 10ml，时时旋动，放置约 2h 后，将乙醚液倾泻至用乙醚湿润的滤纸上，滤过，残渣用乙醚 10ml 照上法处理，再用乙醚 5ml 洗涤残渣，合并滤液与洗涤液至恒重的蒸发皿中，使乙醚自然挥散后，在 105℃ 干燥 2h，精密称定，遗留脂肪不得过 20mg。

（2）高分子蛋白质检查　与脂肪残留类似的是，在动物体内提取酶类药物，或者经过发酵获得酶类药物的过程，也常常存在蛋白质大分子不能排除的问题，同样会影响酶类药物的质量。常用的方法有分子排阻色谱法、SDS-聚丙烯酰胺凝胶电泳法等。

【案例 9-8】抑肽酶的高分子蛋白质检查

取本品，加水溶解至制成每 1 毫升中含 5U 的溶液，作为供试品溶液；照分子排阻色谱法测定，检测波长为 280nm，3mol/L 乙酸溶液为流动相；取供试品溶液 100μl，注入液相色谱仪，记录色谱图，保留时间小于抑肽酶主峰的均为高分子蛋白质峰，按峰面积归一化法计算，高分子蛋白质峰的总量不得大于 1.0%。

（3）其他酶类含量限度检查　胰蛋白酶、糜蛋白酶均是从牛、猪的胰脏中提取的蛋白分解酶。在提取糜蛋白酶时易带入微量的胰蛋白酶，而提取胰蛋白酶时又易带入微量的糜蛋白酶。两者的作用机制及临床适应证不同，故要做含量限度检测。

胰蛋白酶制品中糜蛋白酶含量检查的含量限度为每 2500U 胰蛋白酶中不得多于 50U 的糜蛋白酶。糜蛋白酶专属性水解芳香族氨基酸（L-酪氨酸、L-苯丙氨酸）的羧基形成的肽键、酰胺键和酯键。用 N-乙酰-L-酪氨酸乙酯作底物，通过分光光度法测定此酶的水解速率来检测该酶的含量限度。

（4）大分子活性物质含量限度检测　尿激酶是从新鲜人尿经分离提纯后制备的一种碱性蛋白水解酶。它能间接水解血纤维蛋白，作用于纤维蛋白溶酶原的赖氨酸或精氨酸肽键使其裂解成纤维蛋白溶酶。它还具有酯酶活性和水解胺类底物的能力。

由于人尿中含有凝血质样活性物质，故需控制该物质的最低安全限量。实验证明，在低比活、低剂量应用时，会使血中暂时复盐试验时间缩短，使血液呈短暂高凝状态，不利于血栓病患者，并易并发脑血栓意外。当制品纯度达 35000U/mg 蛋白以上，尿激酶血浓度在 80～320U/ml 时，临床使用才不至于发生血浆复盐试验时间缩短。

3. 酶类药物含量测定原理及方法

利用酶催化作用的高度专一性，以酶作用后底物或产物浓度的变化值为检测指标，进而计算酶制品的效价（酶活力）或酶比活力，是酶法检测（或称酶法分析）中的重要内容之一。

酶法检测的基本条件：一是酶的专一性，二是被酶作用后的物质变化要有准确可靠的检出方法。

酶法检测一般有两步。第一步是酶促反应，即将酶与相应底物接触，在适宜条件下（包括温度、pH、抑制剂或激活剂）进行催化反应。第二步是检测，即测定酶促反应前后的物质变化情况，或检测底物浓度的减少，或检测产物浓度的增加，或检测辅酶的变化等。其检测方法多种多样，如容量检测法、气体检测法、光学检测法（分光光度法、荧光法、发光法）、离子选择电极法、酶联免疫法等。

（1）终点法　酶促反应（单酶反应或几种酶构成的偶联反应）使被检测物质定量地转化。转化完全后，测定底物、产物或辅酶物质等的变化量，进而计算酶活力。终点法是应用较普遍的方法之一。此法包括单酶反应的底物量检测、单酶反应的产物量检测、单酶反应的辅酶变化量检测、偶联指示酶反应检测等。

为了能准确定量的检测酶活力，酶促反应必须满足下述条件：一是酶的高专一性，也就是高特异性的底物；二是使这种酶反应接近进行完全的条件；三是反应底物的减少，产物的增加，辅助性质的变化等可借助某些简便的方法进行检测。能满足上述条件时，可采用单酶反应进行定量检测。药用酶类的活力测定一般均能满足上述条件，所以可采用单酶反应测定酶活力。

① 检测底物变化量　以特异性底物的单酶反应，如果底物能接近完全地转化为产物，而底物又具行某种特征性质（如具有特征的吸收光谱）时，就可通过直接测定底物的减少量而定量测定催化该反应的酶的活力。溶菌酶的酶活力测定，糜蛋白酶、玻璃酸酶、凝血酶等的效价测定都是依据上述原理检测的。

【案例 9-9】溶菌酶的效价测定

① 供试品溶液的制备　取本品约 25mg，精密称定，置 25ml 量瓶中，加磷酸盐缓冲液（取磷酸二氢钠 10.4g 与磷酸氢二钠 7.86g 及乙二胺四乙酸二钠 0.37g，加水溶解使成 1000ml，调节 pH 值至 6.2）适量使溶解，并稀释成每 1 毫升中含溶菌酶 50μg 的溶液。

② 底物悬浮液的制备　称取溶酶小球菌 15～20mg，加磷酸盐缓冲液（pH 6.2）0.5～1ml，在研钵内研磨 3min，再加磷酸盐缓冲液（pH 6.2）适量，使总体积约为 50ml，使悬浮液于 25℃±0.1℃时，在 450nm 的波长处测得的吸光度为 0.70±0.05（临用前配制）。

③ 测定法　精密量取 25℃±0.1℃的底物悬浮液 3ml，置 1cm 比色池中，在 450nm 的波长处测定吸光度，作为零秒的读数 A_0，然后精密量取 25℃±0.1℃的供试品溶液 0.15ml（相当于溶菌酶 7.5μg），加到上述比色池中，迅速混匀，用秒表计时，至 60s 时再测定吸光度 A；同时精密量取磷酸盐缓冲液（pH 6.2）0.15ml，同法操作，作为空白试验，测得零秒的读数 A_0' 及 60s 的读数 A'。

④ 效价单位定义　在室温 25℃、pH 值 6.2 时，在波长 450nm 处，每分钟引起吸光度下降 0.001 为一个酶活力单位。按下式计算：

$$效价单位数（U/mg）=\frac{(A_0-A)-(A_0'-A')}{W}\times10^6$$

式中，W 为测定液中供试品的质量，μg。

② 检测产物变化量　以特异性底物的单酶反应，如果底物基本上都能转化为产物，而产物又有可以进行定量测定的特殊性质，就可依靠产物增加量而定量测定催化该反应的酶的活力。抑肽酶、尿激酶、胃蛋白酶、胰蛋白酶、弹性酶、门冬酰胺酶、胰激肽原酶等的酶活力测定都是依据上述原理检测的。

【案例 9-10】弹性酶的效价测定

① 供试品溶液的制备　取本品约 0.1g，精密称定，置研钵中，先加预冷至 10℃ 以下的硼酸盐缓冲液（pH 8.8）约 2ml，研磨均匀，再滴加 1mol/ml 氢氧化钠溶液约 4 滴，研磨约 20s，使溶解，稀释至 100ml 量瓶中，并稀释至刻度。精密吸取适量，用硼酸盐缓冲液（pH 8.8）稀释成每 1 毫升中含弹性酶 4～6U 的溶液。

② 标准曲线的制备　精密量取刚果红-弹性蛋白溶液 0、2.0ml、4.0ml、6.0ml、8.0ml 与 10.0ml，分别置 10ml 量瓶中，各加硼酸盐缓冲液（pH 8.8）和磷酸盐缓冲液（pH 6.0）的等量混合液至刻度。以零管为空白，照分光光度法，在 495nm 的波长处测定吸光度，以刚果红-弹性蛋白量为横坐标，吸光度为纵坐标，绘制标准曲线。

③ 测定法　取直径约 20mm 的试管 3 支，分别加入刚果红-弹性蛋白 20mg 及硼酸盐缓冲液（pH 8.8）3.0ml，置 37℃ 水浴中预热 10min，依次在第一管加硼酸盐缓冲液（pH 8.8）2.0ml，第二、第三管各精密加入预热到 37℃ 的供试品溶液 2ml，立即计时，置 37℃ 水浴连续振摇 20min（准确计时），立即加入磷酸盐缓冲液（pH 6.0）5.0ml，混匀，以 2500r/min 离心 20min。精密吸取上清液 2ml，加硼酸盐缓冲液（pH 8.8）和磷酸盐缓冲液（pH 6.0）的等量混合液 2.0ml，摇匀，以第一管为空白，照分光光度法在 495nm 的波长处

测定吸光度，从标准曲线上查得相应的刚果红-弹性蛋白量，按单位定义折算成单位数，计算弹性酶单位。

在上述条件下，20min 水解 1mg 刚果红-弹性蛋白所需的酶量为一个弹性酶单位。

（2）速度法　根据酶促反应的反应速率测定酶浓度的方法称反应速率法。此法主要用于酶活力测定。通常是在底物过剩，反应可以在近于零级反应情况下进行的。如图 9-1 中 a～b 段。

在此段时间内底物的减少速率或产物的增长速率接近一个常数。从米氏方程可知，反应初速率与酶活力成正比（图 9-1 中 a～b 段），则：

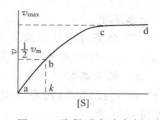

图 9-1　酶促反应速率与底物浓度的关系

$$v = \frac{K_2[S]}{K_m[S]}[E]$$

式中，[E] 为酶的总浓度，它是游离酶浓度 [E] 与结合酶浓度 [ES] 之和；K_2 为解离常数。

如上检验任务可知，尿激酶的效价测定属于速率法，淀粉酶、凝血酶等酶类药品的效价测定也属于速率法。

【案例 9-11】凝血酶的效价测定

（1）纤维蛋白原溶液的制备　取纤维蛋白原约 30mg，精密称定，然后用 0.9％氯化钠溶液制成含 0.2％凝固物的纤维蛋白原溶液，用 0.05mol/L 磷酸氢二钠溶液或 0.05mol/L 磷酸二氢钠溶液调节 pH 值至 7.0～7.4，再用 0.9％氯化钠溶液稀释成含 0.1％凝固物的溶液，备用。

（2）标准曲线的制备　取凝血酶标准品，用 0.9％氯化钠溶液分别制成每 1 毫升中含 5.0U、6.4U、8.0U、10.0U 的标准品溶液。另取内径 1cm、长 10cm 的试管 4 支，各精密加入纤维蛋白原溶液 0.9ml，置 37℃±0.5℃水浴中保温 5min，再分别精密量取上述 4 种浓度的标准品溶液各 0.1ml，迅速加入上述各试管中，立即计时、摇匀，置 37℃±0.5℃水浴中，观察纤维蛋白的初凝时间，每种浓度测 5 次，求平均值。在双对数坐标纸上，以每管中标准品实际效价（U）为横坐标，凝结时间（s）为纵坐标，绘制标准曲线。

（3）测定法　取本品 3 瓶，分别精密称定其内容物的重量，每瓶按标示量分别加 0.9％氯化钠溶液制成与标准曲线浓度相当的溶液，精密吸取 0.1ml，按标准曲线的制备方法平行测定 5 次，求出凝结时间的平均值（误差要求同标准曲线），在标准曲线上或用直线回归方程求得效价（U），按下式计算：

$$凝血酶效价(U/mg) = U \times 10 \times V/W$$

式中，U 为 0.1ml 供试品在标准曲线上读得的实际效价，U；V 为每瓶供试品溶解后的体积，ml；10 为 0.1ml 换算成 1.0ml 的数值；W 为每瓶供试品的质量，mg。

并计算出每瓶相当于标示量的百分数。

（4）结果及判定

（5）注意事项

① 5 次测定之最大值与最小值的差不得超过平均值的 10％，否则重测。

② 标准品溶液的浓度应控制凝结时间在 14～60s 为宜。

【案例 9-12】抑肽酶效价测定

（1）溶液的制备

① 底物溶液的制备 取 N-苯甲酰-L-精氨酸乙酯盐酸盐 171.3mg，加水溶解并稀释至 250ml。临用时配制。

② 胰蛋白酶溶液的制备 取胰蛋白酶对照品适量，精密称定，用盐酸滴定液 (0.001mol/L) 制成每 1 毫升中约含 0.8U (约每 1 毫升中含 1mg) 的溶液，临用时配制并置于冰浴中。

③ 胰蛋白酶稀释溶液的制备 精密量取上述胰蛋白酶溶液 1ml，用硼砂-氯化钙缓冲液 (pH 8.0) 稀释成 20ml，室温放置 10min，置冰浴中 (2h 内使用)。

④ 供试品溶液的制备 精密称取本品适量，加硼砂-氯化钙缓冲液 (pH 8.0) 制成每 1ml 约含 1.67U (约每 1 毫升中含 0.6mg) 的溶液，精密量取 0.5ml 与胰蛋白酶溶液 2ml，再用硼砂-氯化钙缓冲液 (pH 8.0) 稀释成 20ml，反应 10min，置冰浴中 (2h 内使用)。

(2) 测定法 取硼砂-氯化钙缓冲液 (pH 8.0) 9.0ml 与底物溶液 1.0ml，置 25ml 烧杯中，25℃±0.5℃ 恒温水浴中放置 3～5min，在搅拌下滴加氢氧化钠滴定液 (0.1mol/L) 调节 pH 值为 8.0，精密加入供试品溶液 (经 25℃ 保温 3～5min) 1ml，并立即计时，用 1ml 微量滴定管以氢氧化钠滴定液 (0.1mol/L) 滴定释放出来的酸，使溶液的 pH 值始终维持在 7.9～8.1。每隔 60 秒读取 pH 值恰为 8.0 时所消耗的氢氧化钠滴定液 (0.1mol/L) 的体积 (ml)，共 6min。另精密量取胰蛋白酶稀释溶液 1ml，按上法操作，作为对照 (重复一次)。以时间为横坐标，消耗的氢氧化钠滴定液 (0.1mol/L) 为纵坐标作图，应为一直线，两条直线应基本重合，求出每秒钟消耗氢氧化钠滴定液 (0.1mol/L) 的体积 (ml)，按下式计算每 1 毫克抑肽酶的效价 (U) 为：

$$\frac{4000(2n_1 - n_2)f}{W}$$

式中，4000 为系数；W 为抑肽酶制成每 1 毫升中含有 1.67U 时的酶量，mg；n_1 为对照测定时每秒钟消耗的氢氧化钠滴定液 (0.1mol/L) 的体积，ml；n_2 为供试品溶液每秒钟消耗的氢氧化钠滴定液 (0.1mol/L) 的体积，ml；2 为供试品溶液中所加入胰蛋白酶的量为对照测定时的 2 倍；f 为氢氧化钠滴定液校正因子。

效价单位定义：能抑制一个胰蛋白酶单位 [每秒钟能水解 1μmol 的 N-苯甲酰-L-精氨酸乙酯 (BAEE) 为一个胰蛋白酶单位] 的活力称为一个抑肽酶活力单位 (E.P.U)。

抑肽酶活性是测定已知活性的胰蛋白酶的抑制作用。活力单位计算是采用胰蛋白酶原有活性与残存活性间的差值。

【案例 9-13】 胰蛋白酶效价测定

① 底物溶液的制备 取 N-苯甲酰-L-精氨酸乙酯盐酸盐 85.7mg，加水溶解使成 100ml，作为底物原液；取 10ml，用磷酸盐缓冲液 (取 0.067mol/L 磷酸二氢钾溶液 13ml 与 0.067mol/L 磷酸氢二钠溶液 87ml 混合，pH 值为 7.6) 稀释成 100ml，照分光光度法，恒温于 25℃±0.5℃，以水作空白，在 253nm 的波长处测定吸光度，必要时可用上述底物原液或磷酸盐缓冲液调节，使吸光度在 0.575～0.585 之间，作为底物溶液。制成后应在 24h 内使用。

② 供试品溶液的制备 精密称取本品适量，用 0.001mol/L 盐酸溶液溶解并制成每 1 毫升中含 50～60 胰蛋白酶单位的溶液。

③ 测定法 取底物溶液 3.0ml，加 0.001mol/L 盐酸溶液 200μl，混匀，作为空白。另取供试品溶液 200μl，加底物溶液 (恒温于 25℃±0.5℃) 3.0ml，立即计时，混匀，使比色池内的温度保持在 25℃±0.5℃，照分光光度法，在 253nm 的波长处，每隔 30s 读取吸光度，共 5min。以吸光度为纵坐标，时间为横坐标，作图；每 30s 吸光度的改变应恒定在

0.015～0.018 之间，呈线性关系的时间不得少于 3min。若不符合上述要求，应调整供试品溶液的浓度，再做测定。在上述吸光度对时间的关系图中，取呈直线上的吸光度，按下式计算：

$$P=\frac{A_1-A_2}{0.003TW}$$

式中，P 为每 1 毫克供试品中含胰蛋白酶的量，U；A_1 为直线上终止的吸光度；A_2 为直线上开始的吸光度；T 为 A_1 至 A_2 读数的时间，min；W 为测定液中供试品的量，mg；0.003 为在上述条件下，吸光度每分钟改变 0.003，即相当于 1 个胰蛋白酶单位。

课堂互动
1. 试讨论凝血酶效价测定的原理。
2. 试讨论抑肽酶效价测定的原理。

小 结

1. 酶的基本概念：酶是一种生物来源的特殊化学催化剂。
（1）酶的活力单位　酶的活性单位（U）是酶活性高低的一种度量，用 U/g 或 U/ml 表示。
（2）酶的比活力　酶的比活力是指每毫克酶蛋白所含有的酶活力，用 U/mg 表示。
（3）酶的理化性质与化学组成。
2. 酶类药物的分类及特性
（1）酶类药物应具备的条件：在生理 pH 值下（中性），具有最高活力和稳定性；对基质（作用的底物）有较高的亲和力；血清中半衰期较长；纯度高，特别是注射用的纯度要求更高；免疫原性较低或无免疫原性；最好不需要外源辅助因子的药用酶。
（2）药用酶的分类及应用：①促进消化酶类；②消炎酶类；③与治疗心脑血管疾病有关的酶类；④抗肿瘤的酶类，如 L-天冬酰胺酶；⑤与纤维蛋白溶解作用有关的酶类；⑥其他治疗酶。
3. 酶类药物的鉴别、检查和效价测定
（1）酶类药物的鉴别：呈色反应；酶活性试验；沉淀试验；仪器分析法。
（2）酶类药物的检查：脂肪含量限度检测；高分子蛋白质检查；其他酶类含量限度检查；大分子活性物质含量限度检测。
（3）酶类药物效价测定：终点法；速率法。

习 题

一、单项选择题

1. 酶的基本组成单位是（　　）。
A. 氨基酸　　　B. 核苷酸　　　C. 氨基酸或核苷酸　　　D. 甘油和脂肪酸
2. 有关酶活性测定与酶活性单位的描述，错误的是（　　）。
A. 测定酶活性大小可用单位时间内底物的减少量来表示
B. 测定酶活性大小可用单位时间内产物的生成量来表示
C. "单位"越大，表示酶的活性越大或酶的含量越高
D. 同一种酶来说，比活力愈高，酶愈纯。
3. 影响酶促反应速率的因素不包括（　　）。
A. 底物浓度　　　B. 酶的浓度　　　C. 反应环境的 pH　　　D. 反应温度

4. 下列关于酶的国际单位的论述哪一个是正确的（　　）。

A. 一个 IU 是指在最适条件下，每分钟催化 1μmol 底物转化所需的酶量

B. 一个 IU 是指在最适条件下，每秒钟催化 1mol 产物生成所需的酶量

C. 一个 IU 是指在最适条件下，每分钟催化 1mol 底物转化所需的酶量

D. 一个 IU 是指在最适条件下，每秒钟催化 1μmol 底物转化所需的酶量

5. 测定酶活性时要测定酶促反应的初速率，其目的是为了（　　）。

A. 为了节约底物

B. 为了使酶促反应速率与酶浓度成正比

C. 为了尽快完成测定工作

D. 为了使反应不受温度的影响

6. 下列对酶活力测定的描述错误的是（　　）。

A. 酶的反应速率可通过测定产物的生成量或测定底物的减少量来完成

B. 需在最适 pH 条件下进行

C. 按国际酶学委员会统一标准温度都采用 25℃

D. 要求 [S]≪[E]

7. 酶的比活力是指（　　）。

A. 以某种酶的活力作为 1 来表示其他酶的相对活力

B. 每毫克蛋白的酶活力单位数

C. 任何纯酶的活力与其粗酶的活力比

D. 每毫升反应混合液的活力单位

8. 酶偶联测定法测定酶活力时，对偶联工具酶的要求以下不符合的是（　　）。

A. 纯度好

B. 底物专一性

C. 使酶促反应速率和酶浓度间有线性关系

D. 用量与被测酶用量相当

9. 2010 年版《中国药典》对弹性酶蛋白质含量测定选择的方法是（　　）。

A. 双缩脲法　　　　　　B. 凯氏定氮法　　　　　　C. Folin-酚试剂法　　　　　　D. 紫外吸收检测法

二、填空题

1. 根据_____称反应速率法。此法主要用于_____。通常是在底物过剩，反应可以在近于零级反应情况下进行的。

2. 尿激酶的鉴别原理是尿激酶_____。

3. 高分子蛋白质检查时常用的方法有_____、_____等。

4. 终点法是酶类药物效价测定中应用较普遍的方法之一。通常通过检测_____、_____来测定酶的效价。

5. SOD 是一种_____，能专一清除_____。目前 SOD 临床应用集中在自身免疫性疾病上，SOD 属于_____，广泛存在于动植物、微生物细胞中。

三、问答题

1. 常见药用酶有哪些类型？

2. 酶类药物应具备哪些条件？

3. 酶活力测定的方法有哪些？请以现行版药典中药用酶活力测定方法举例。

4. 凝血酶效价测定的原理是什么？

项目十

维生素类药物质量检验

■ **【知识目标】**
　◆ 掌握维生素 B_{12} 滴眼液质量检验的各个项目、基本原理、检验方法和注意事项；
　◆ 掌握维生素类药物的鉴别方法及其原理；
　◆ 熟悉维生素类药物的基本结构及其特征，以及与分析方法之间的关系；
　◆ 了解维生素类药物中的特殊杂质及其检查方法。

■ **【能力目标】**
　◆ 能独立并正确进行维生素 B_{12} 滴眼液的性状、鉴别、检查及含量测定；
　◆ 能独立并正确分析维生素类药物的结构特点，并选择相应的质量检验方法；
　◆ 能独立并正确分析维生素类药物的特殊杂质及其检查方法。

　　维生素是人类机体维持正常生命活动所必不可少的一类活性物质，对机体的新陈代谢、生长、发育、健康有极重要作用。维生素在体内的含量很少，虽不能直接供给能量，但为能量转换和代谢调节所必需，如果长期缺乏某种维生素，就会引起生理机能障碍而发生某种疾病。

　　维生素类药物的结构不属于同一类有机化合物，有些是醇、酚、酯，有些是醛、酸、胺，各自具有不同的理化性质和生理作用。一般按照溶解度不同将维生素药物分为脂溶性维生素和水溶性维生素两大类。其中脂溶性维生素主要有维生素 A、维生素 D、维生素 E、维生素 K 等；水溶性维生素主要有 B 族维生素、维生素 C、烟酸、泛酸、叶酸等。

检验任务　维生素 B_{12} 滴眼液的质量检验

任务简介

　　本品为维生素 B_{12} 的滴眼液。维生素 B_{12} 又叫钴胺素或氰钴素，是一种由含钴的卟啉类化合物组成的 B 族维生素，也是唯一含金属元素的维生素，因含钴而呈红色，又称红色维生素。自然界中的维生素 B_{12} 都是微生物合成的，其主要生理功能是参与制造骨髓红细胞，防止恶性贫血，也可防止大脑神经受到破坏。《中国药典》（2010 年版）收载有维生素 B_{12} 原料及其滴眼液和注射液，主要采用紫外-可见分光光度法进行鉴别和含量测定。

检验标准 （2010 年版《中国药典》节选）

> 本品含维生素 B_{12}（$C_{63}H_{88}CoN_{14}O_{14}P$）应为标示量的 90.0%～110.0%。
>
> [性状] 本品为粉红色的澄明液体。
>
> [鉴别] 取含量测定项下的溶液，照紫外-可见分光光度法（附录ⅣA）测定，在 361nm 与 550nm 的波长处有最大吸收；361nm 波长处的吸光度与 550nm 波长处的吸光度的比值应为 3.15～3.45。
>
> [检查] 渗透压摩尔浓度　取本品，依法测定（附录ⅨG），其渗透压摩尔浓度应为270～330m Osmol/kg。
>
> [含量测定] 避光操作。精密量取本品适量，用水定量稀释制成每 1 毫升中约含维生素 B_{12} 25μg 的溶液，照紫外-可见分光光度法（附录ⅣA），在 361nm 的波长处测定吸光度，按 $C_{63}H_{88}CoN_{14}O_{14}P$ 的吸收系数（$E_{1cm}^{1\%}$）为 207 计算，即得。

仪器试剂

(1) 仪器　紫外-可见分光光度计；渗透压摩尔浓度测定仪。

(2) 试剂　维生素 B_{12} 滴眼液；基准氯化钠试剂。

检验操作

1. 性状

(1) 检验操作　取本品，缓慢旋转，目视检查，观察滴眼液的色泽和澄明度及药品的封装情况。

(2) 结果判定　本品应为粉红色的澄明液体。

2. 鉴别

(1) 检验方法　紫外-可见分光光度法。

(2) 检验操作　取含量测定项下的溶液，进行全波长扫描并判断和记录吸收峰位置，然后分别测定 361nm 与 550nm 波长处的吸光度，并计算 361nm 波长处的吸光度与 550nm 波长处的吸光度的比值。

(3) 结果判定　本品在 361nm（±2nm）与 550nm（±2nm）的波长处有最大吸收，且 361nm 波长处的吸光度与 550nm 波长处的吸光度的比值应为 3.15～3.45。

3. 检查

渗透压摩尔浓度检查。

(1) 检验方法　渗透压摩尔浓度测定法。

(2) 检验步骤

① 标准溶液的制备：取基准氯化钠试剂，于 500～650℃干燥 40～50min，置干燥器（硅胶）中放冷至室温。根据需要，按表 10-1 所列数据精密称取适量，溶于 1kg 水中，摇匀，即得。

根据药典规定的渗透压摩尔浓度标准，制备本品测定用的标准溶液时，分别精密称取干燥后的基准氯化钠 6.260g、9.463g、12.684g，溶于 1kg 水中，得毫渗透压摩尔浓度分别为 200mOsmol/kg、300mOsmol/kg、400mOsmol/kg 的标准氯化钠溶液。

② 供试品测定：按仪器操作说明书，首先取适量新沸放冷的水调节仪器零点，然后用标准溶液校正仪器，再测定供试品的渗透压摩尔浓度。重复取样三次测定，取测定结果的算术平均值。

表 10-1　渗透压摩尔浓度测定用标准溶液的制备

每 1 千克水中氯化钠的质量/g	毫渗透压摩尔浓度/(mOsmol/kg)	冰点下降温度 ΔT/℃
3.087	100	0.186
6.260	200	0.372
9.463	300	0.558
12.684	400	0.744
15.916	500	0.930
19.147	600	1.116
22.380	700	1.302

（3）结果判定　若供试品的渗透压摩尔浓度应为 270～330mOsmol/kg。

4. 含量测定

（1）检验方法　紫外-可见分光光度法。

（2）检验操作　精密量取本品适量，用水定量稀释制成每 1 毫升中约含维生素 B_{12} 25μg 的溶液，在 361nm 的波长处测定吸光度。要求避光操作。

（3）含量计算及结果判定

① 维生素 B_{12} 的含量计算

$$标示量 = \frac{\dfrac{A}{E_{1cm}^{1\%} \times l \times 100} \times n}{标示量} \times 100\%$$

式中，标示量为每瓶滴眼液制剂中规定的维生素 B_{12} 的含量，mg/ml；A 为测得的吸光度值；$E_{1cm}^{1\%}$ 为维生素 B_{12} 在 361nm 波长处的百分吸收系数，为 207；l 为比色池厚度，1cm；n 为供试品的稀释倍数。

② 结果判定　本品含维生素 B_{12}（$C_{63}H_{88}CoN_{14}O_{14}P$）应为标示量的 90.0%～110.0%。

检验分析

维生素 B_{12} 分子中具有共轭双键结构，在紫外区有吸收，其水溶液在 278nm、361nm 与 550nm 波长处有最大吸收，可用于其鉴别；根据其最大吸收波长 361nm 处的吸光度可计算其含量。由于滴眼液等液体制剂在使用过程中涉及溶质的扩散或通过生物膜的液体转运过程，渗透压都起着极其重要的作用，因此，在制备注射剂、眼用液体制剂等药物制剂时，必须关注其渗透压，故本品必须检查渗透压摩尔浓度。

渗透压摩尔浓度通常采用测量溶液的冰点下降来间接测定。在理想的稀溶液中，冰点下降符合 $\Delta T_f = K_f m$ 的关系，式中，ΔT_f 为冰点下降；K_f 为冰点下降常数（当水为溶剂时为 1.86）；m 为质量摩尔浓度。而渗透压符合 $P_0 = K_0 m$ 的关系，式中，P_0 为渗透压；K_0 为渗透压常数；m 为溶液的质量摩尔浓度。由于两式中的浓度等同，故可以用冰点下降法测定溶液的渗透压摩尔浓度。

注意事项

（1）由于维生素 B_{12} 遇强光或紫外线易被破坏，故要求含量测定时避光操作，并尽量减少测定时间。

（2）供试品溶液的渗透压摩尔浓度应介于两种标准溶液之间，故应根据本品的实际测量值来选取；在 0～100mOsmol/kg 测定范围内，水（0 mOsmol/kg）可以作为一个标准溶液使用。供试品若是液体，通常可直接测定，但如其渗透压摩尔浓度大于 700mOsmol/kg 或为浓溶液，可用适宜的溶剂（通常为注射用水）稀释至可测定范围内；供试品若为固体（如注射用无菌粉末），可采用药品标签或说明书中的规定溶剂溶解并稀释至可测定范围内。

（3）测定渗透压摩尔浓度时，如重复测定一份样品，需重新取样至另一干净的测定管中，因为降至冰点再融化的溶液，溶质可能已不是均匀分布于溶剂中，易导致过早结晶，影响测定结果的重现性。

必需知识

一、主要维生素类药物的结构、性质及分析方法

《中国药典》（2010 年版）收载了维生素 A、维生素 B_1、维生素 B_2、维生素 B_6、维生素 B_{12}、维生素 C、维生素 D_2、维生素 D_3、维生素 E、维生素 K_1、叶酸、烟酸、烟酰胺等原料及制剂共 40 多个品种。维生素 A、维生素 B_1、维生素 B_{12}、维生素 C、维生素 D_3、维生素 E 的结构、主要理化性质及分析方法见表 10-2。

表 10-2 主要维生素药物的结构、性质与分析方法

药物结构、名称	主要理化性质	分析方法
维生素 A(vitamin A)，淡黄色油溶液，或结晶与油的混合物（加热至 60℃ 应为澄清溶液） （结构式）CH₂OCOR	1. 溶解性：维生素 A 与三氯甲烷、乙醚、环己烷或石油醚能任意混合，在乙醇中微溶，在水中不溶 2. 不稳定性：维生素 A 结构中有多个不饱和键，易被空气中氧或氧化剂氧化，易被紫外线裂解，特别在加热或与金属离子共存时，更易氧化变质 3. 紫外吸收特性：维生素 A 分子中具有共轭多烯醇的侧链结构，在 325～328nm 的范围内有最大吸收 4. 与三氯化锑呈色：维生素 A 在三氯甲烷中能与三氯化锑试剂作用产生不稳定的蓝色	1. 鉴别：三氯化锑反应 2. 检查：酸值；过氧化值 3. 含量测定：紫外分光光度法
维生素 B_1(vitamin B_1)，白色结晶或结晶性粉末；有微弱的特臭，味苦；干燥品在空气中可迅速吸收约 4% 的水分。 （结构式）Cl⁻·HCl	1. 溶解性：维生素 B_1 在水中易溶，在乙醇中微溶，在乙醚中不溶 2. 碱性：维生素 B_1 噻唑环上的季铵及嘧啶环上的氨基为两个碱性基团，具有弱碱性 3. 硫色素反应：维生素 B_1 噻唑环在碱性介质中可开环，再与嘧啶环上的氨基环合，经铁氰化钾等氧化剂氧化生成具有荧光的硫色素 4. 与生物碱沉淀试剂反应：维生素 B_1 分子中含有两个含氮杂环，能与某些生物碱沉淀试剂反应生成沉淀 5. 氯化物的鉴别反应 6. 紫外吸收特性：维生素 B_1 分子结构中有共轭双键，在 243nm 波长处有最大吸收	1. 鉴别：硫色素反应；氯化物鉴别：沉淀反应 2. 检查：酸度；溶液澄清度与颜色；总氮量 3. 含量测定：非水溶液滴定法测定原料；紫外分光光度法测定片剂及注射液
维生素 B_{12}(vitamin B_{12})，深红色结晶或结晶性粉末；无臭，无味，引湿性强 （结构式）	1. 溶解性：维生素 B_{12} 在水或乙醇中略溶，在丙酮、三氯甲烷或乙醚中不溶 2. 引湿性：较强，在空气中吸水达 12% 3. 旋光性：维生素 B_{12} 结构复杂，分子中有很多手性碳原子，旋光性较强 4. 稳定性：在 pH 值 4.5～5.0 的弱酸条件下最稳定，强酸（pH＜2）或碱性溶液中分解，遇热可有一定程度破坏，但短时间高温消毒损失小，遇强光或紫外线、氧化剂、还原剂均易被破坏 5. 紫外吸收特性：维生素 B_{12} 结构中有较多的共轭双键，在 278nm、361nm 与 550nm 波长处有最大吸收	1. 鉴别：颜色反应；紫外-可见分光光度法；红外光谱法 2. 检查：有关物质；假维生素 B_{12} 3. 含量测定：紫外-可见分光光度法

药物结构、名称	主要理化性质	分析方法
维生素C(vitamin C)，白色结晶或结晶性粉末；无臭，味酸；久置色渐变微黄；水溶液显酸性反应	1. 溶解性：维生素C在水中易溶，在乙醇中略溶，在三氯甲烷或乙醚中不溶 2. 酸性：维生素C分子结构中的烯二醇基，尤其是C3-OH受共轭效应影响，酸性较强 3. 旋光性：维生素C分子结构中有2个手性碳原子，有4个光学异构体，L-(+)-抗坏血酸活性最强 4. 还原性：维生素C分子结构中的烯二醇基具有极强的还原性，可发生氧化还原反应 5. 水解性：在强碱中，维生素C分子结构中的内酯环可水解，生成酮酸盐 6. 糖类的性质：维生素C结构与糖类相似，因此具有糖类的性质和反应 7. 紫外吸收特性：维生素C分子结构中有共轭双键，其稀盐酸溶液在243nm波长处有最大吸收	1. 鉴别：硝酸银反应；与2,6-二氯靛酚反应；红外光谱法 2. 检查：溶液的澄清度与颜色；铁、铜等 3. 含量测定：碘量法
维生素D_3(vitamin D_3)，无色针状结晶或白色结晶性粉末；无臭，无味；遇光或空气均易变质	1. 溶解性：维生素D_3在乙醇、丙酮、三氯甲烷或乙醚中极易溶解，在植物油中略溶，在水中不溶 2. 不稳定性：对热、碱较稳定，密闭贮藏不易变质。但维生素D_3的分子结构中有共轭双键，不稳定，暴露空气或阳光照射易变质 3. 旋光性：维生素D_3分子结构中有5个手性碳原子，旋光性较强 4. 显色反应：维生素D_3可与醋酐-浓硫酸、三氯化锑、三氯化铁等试剂反应 5. 紫外吸收特性：维生素D_3分子结构中有共轭双键，其无水乙醇溶液在265nm波长处有最大吸收	1. 鉴别：与醋酐-浓硫酸反应；红外光谱法；高效液相色谱法 2. 检查：有关物质 3. 含量测定：高效液相色谱法
维生素E(vitamin E)，微黄色至黄色或黄绿色澄清的黏稠液体；几乎无臭。	1. 溶解性：维生素E在无水乙醇、丙酮或植物油中易溶，在水中不溶 2. 水解性：维生素E苯环上有酯键，在酸性或碱性溶液中加热可水解生成游离生育酚 3. 氧化性：维生素E对氧敏感，遇光、空气可被氧化。应避光密封保存 4. 紫外吸收特性：维生素E苯环上有酚羟基，其无水乙醇液在284nm波长处有最大吸收	1. 鉴别：硝酸反应；三氯化铁反应等 2. 检查：酸值；生育酚；正己烷 3. 含量测定：气相色谱法

课堂互动

试分析上述各种维生素类药物的结构特征，分别可用何种化学反应方法来进行鉴别？

二、维生素A的质量检验

1. 维生素A的鉴别

《中国药典》2010年版规定采用三氯化锑反应（Carr-Price反应）鉴别维生素A，即维

生素 A 在饱和无水三氯化锑的无醇三氯甲烷溶液中即显蓝色,渐变成紫红色。反应方程式如下:

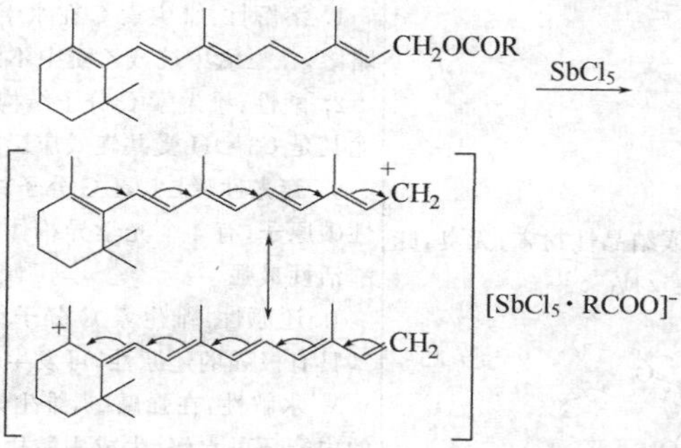

该鉴别反应需在无水、无醇的条件下进行,因为水可使三氯化锑水解成氯化氧锑(SbOCl),而乙醇可以和碳正离子作用使其正电荷消失。所以仪器和试剂必须干燥无水,三氯甲烷中必须无醇。

【案例 10-1】 维生素 A 软胶囊的鉴别

取本品内容物,加三氯甲烷稀释制成每 1 毫升中含维生素 A 10~20U 的溶液,取 1ml,加 25% 三氯化锑的三氯甲烷溶液 2ml,即显蓝色,渐变成紫红色。

2. 维生素 A 的杂质检查

《中国药典》2010 年版规定维生素 A 需检查酸值及过氧化值。

(1) 酸值　维生素 A 制备和贮藏过程中,酯化不完全或水解,均可生成游离乙酸。酸度大,不利于维生素 A 的稳定,故应控制酸度。

【案例 10-2】 维生素 A 的酸值检查

取乙醇与乙醚各 15ml,置锥形瓶中,加酚酞指示液 5 滴,滴加氢氧化钠滴定液(0.1mol/L)至微显粉红色,再加本品 2.0g,振摇使溶解,用氢氧化钠滴定液(0.1mol/L)滴定,酸值应不大于 2.0(附录 ⅧH)。

(2) 过氧化值　维生素 A 结构中含有共轭双键,易被氧化生成过氧化物,故应控制此类杂质。该杂质在酸性溶液中可将碘化钾氧化为碘,可用淀粉作指示剂,硫代硫酸钠滴定液滴定测得。

【案例 10-3】 维生素 A 的过氧化值检查

取本品 1.0g,加冰醋酸-三氯甲烷(6∶4)30ml,振摇使溶解,加碘化钾的饱和溶液 1ml,振摇 1min,加水 100ml 与淀粉指示液 1ml,用硫代硫酸钠滴定液(0.01mol/L)滴定至紫蓝色消失,并将滴定的结果用空白试验校正。消耗硫代硫酸钠滴定液(0.01mol/L)不得过 1.5ml。

3. 维生素 A 的含量测定

维生素 A 的含量测定方法主要有紫外-可见分光光度法和高效液相色谱法,具体检验方法参见本书项目五。

三、维生素 B₁ 的质量检验

1. 维生素 B₁ 的鉴别

(1) 硫色素反应　硫色素反应为维生素 B_1 的专属反应,各国药典多以此反应进行鉴别，《中国药典》（2010 年版）收载的维生素 B_1 及其片剂、注射液均采用此法鉴别。其原理为：维生素 B_1 分子中的噻唑环在碱性介质中可开环，再与嘧啶环上的氨基环合，经铁氰化钾氧化生成具有荧光的硫色素，硫色素溶于正丁醇或异丁醇中，显蓝色荧光。

【案例 10-4】 维生素 B_1 的鉴别

取本品约 5mg，加氢氧化钠试液 2.5ml 溶解后，加铁氰化钾试液 0.5ml 与正丁醇 5ml，强力振摇 2min，放置使分层，上面的醇层显强烈的蓝色荧光；加酸使成酸性，荧光即消失，再加碱使成碱性，荧光又显现。

（2）沉淀反应 维生素 B_1 可与多种生物沉淀试剂作用，产生不同颜色的沉淀。如：与碘生成红色沉淀，与碘化铋钾生成淡黄色沉淀，与硅钨酸生成白色沉淀。

（3）氯化物反应 本品的水溶液显氯化物的鉴别反应。

（4）硝酸铅反应 维生素 B_1 与 NaOH 共热，分解产生硫化钠，与硝酸铅反应生成黑色沉淀，可供鉴别。

（5）光谱法 《中国药典》（2010 年版）采用红外吸收光谱特征鉴别维生素 B_1。此外，维生素 B_1 分子中含有共轭体系，有特征性紫外吸收，可用于鉴别。

【案例 10-5】 维生素 B_1 的鉴别

取本品适量，加水溶解，水浴蒸干，在 105℃ 干燥 2h 测定。本品的红外光吸收图谱应与对照的图谱（光谱集 1205 图）一致。

2. 维生素 B_1 的特殊杂质检查

（1）有关物质检查 《中国药典》（2010 年版）收载的维生素 B_1 及制剂均采用 HPLC 法检查"有关物质"。原料药检查中，供试品溶液色谱图中如有杂质峰，各杂质峰面积的和不得大于对照溶液主峰面积的 0.5 倍（0.5%）。

（2）总氯量检查 本品分子中含氯原子且为盐酸盐，需检查总氯含量。

【案例 10-6】 维生素 B_1 的总氯量检查

取本品约 0.2g，精密称定，加水 20ml 溶解后，加稀乙酸 2ml 与溴酚蓝指示液 8～10 滴，用硝酸银滴定液（0.1mol/L）滴定至显蓝紫色。每 1 毫升硝酸银滴定液（0.1mol/L）相当于 3.54mg 的氯（Cl）。按干燥品计算，含总氯量应为 20.6%～21.2%。

3. 维生素 B_1 的含量测定

维生素 B_1 及其制剂常用的含量测定方法有硅钨酸重量法、硫色素荧光法、银量法、非水溶液滴定法和紫外分光光度法等。《中国药典》（2010 年版）采用非水溶液滴定法测定原料药，采用紫外分光光度法测定片剂和注射液。

（1）维生素 B_1 原料药的含量测定 维生素 B_1 分子中噻唑环上季铵及嘧啶环上氨基为两个碱性基团，因此，具有弱酸性，在非水溶液中，均可与高氯酸作用。维生素 B_1 与高氯酸的反应比为 1∶2，根据消耗的高氯酸的量即可计算出含量。滴定操作时应用电位滴定法确定滴定终点，可由两点法确定，公式如下：

$$V_e = (10^{\Delta E/S} - 1)/(V_1 \times 10^{\Delta E/S} - V_2) \times V_1 V_2$$

式中，V_e 为终点时标准溶液体积；V_1、V_2 为滴定终点前附近两点分别消耗标准溶液的体积；ΔE 为相应两次电极电位差；S 为电位响应斜率。

当 $V_1/V_2 \leqslant 1.04$ 时，公式可简化为：

$$V_e = (V_2 \times 10^{\Delta E/S} - V_1)/(10^{\Delta E/S} - 1)$$

【案例 10-7】维生素 B₁ 的含量测定

取本品约 0.12g，精密称定，加冰醋酸 20ml 微热使溶解，放冷，加醋酐 30ml，照电位滴定法（附录 VII A），用高氯酸滴定液（0.1mol/L）滴定，并将滴定的结果用空白试验校正。每 1 毫升高氯酸滴定液（0.1mol/L）相当于 16.86mg 的 $C_{12}H_{17}ClN_4OS \cdot HCl$。按干燥品计算，含 $C_{12}H_{17}ClN_4OS \cdot HCl$ 不得少于 99.0%。

（2）维生素 B₁ 制剂的含量测定　维生素 B₁ 分子结构中具有共轭体系，具有紫外吸收，故可采用紫外-可见分光光度法测定维生素 B₁ 片剂和注射液含量。

【案例 10-8】维生素 B₁ 片的含量测定

取本品 20 片，精密称定，研细，精密称取适量（约相当于维生素 B₁ 25mg），置 100ml 量瓶中，加盐酸溶液（9→1000）约 70ml，振摇 15min 使维生素 B₁ 溶解，用上述溶液稀释至刻度，摇匀，用干燥滤纸过滤，精密量取续滤液 5ml，置另一 100ml 量瓶中，再加上述溶液稀释至刻度，摇匀，照紫外-可见分光光度法（附录 IV A），在 246nm 的波长处测定吸光度，按 $C_{12}H_{17}ClN_4OS \cdot HCl$ 的吸收系数（$E_{1cm}^{1\%}$）为 421 计算，即得。

四、维生素 C 的质量检验

1. 维生素 C 的鉴别

维生素 C 分子结构中的烯二醇基具有极强的还原性，可以被多种氧化剂氧化为二酮基，生成去氢抗坏血酸。常用氧化剂主要有硝酸银、2,6-二氯靛酚、斐林试剂（碱性酒石酸铜）等。这些氧化剂被还原后会产生沉淀或发生颜色变化，因此可以利用这一特性，对维生素 C 进行鉴别。

（1）与硝酸银反应　维生素 C 与硝酸银发生氧化还原反应，产生黑色金属银沉淀。反应式如下：

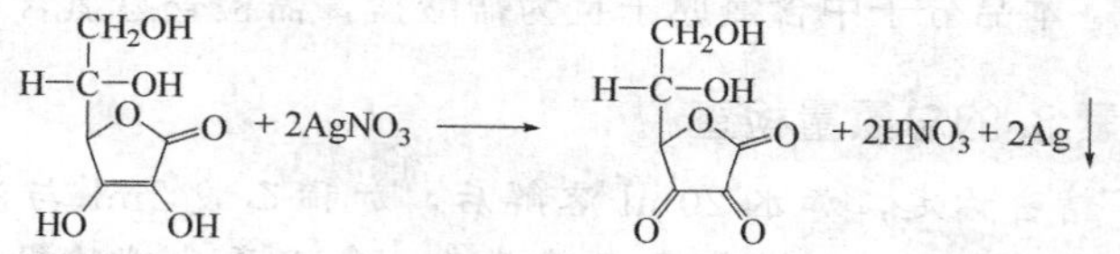

（2）与 2,6-二氯靛酚反应　2,6-二氯靛酚是一种染料，其氧化型在酸性介质中呈玫瑰红色，在碱性介质中显蓝色，与维生素 C 反应后生成还原型无色的酚亚胺。反应式如下：

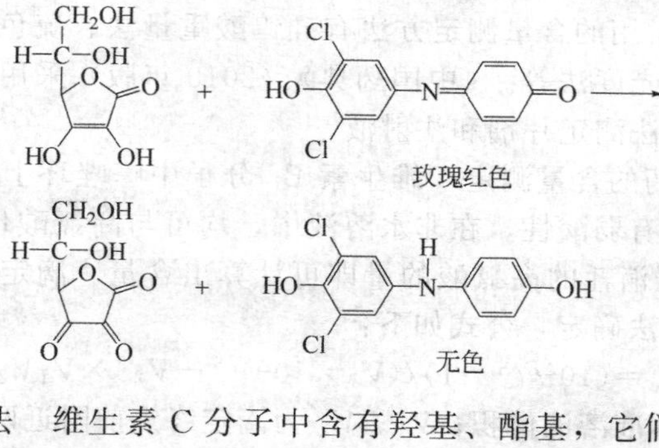

（3）红外分光光度法　维生素 C 分子中含有羟基、酯基，它们在红外光谱中产生特征吸收峰。《中国药典》规定本品的红外吸收光谱应与对照的图谱（光谱集 450 图）一致。

（4）薄层色谱法　《中国药典》2010 年版收载的维生素 C 药物的制剂均采用薄层色谱法来进行鉴别，展开剂为乙酸乙酯-乙醇-水（5∶4∶1），紫外线灯（254nm）下检视。

（5）其他鉴别方法

① 与其他氧化剂作用：烯二醇基具有强的还原性，可被亚甲蓝、高锰酸钾、碱性酒石酸铜试液、磷钼酸等氧化剂氧化为去氧抗坏血酸，并可使这些试剂褪色，产生沉淀或者呈现颜色。

② 糖类的反应：维生素 C 可在三氯乙酸或盐酸存在下水解、脱羧，生成戊糖，再失水，转化为糠醛，加入吡咯，加热至 50℃产生蓝色。

③ 紫外分光光度法：结构中具有共轭双键，在紫外区有吸收。方法：维生素 C 在 0.01mol/L 盐酸液中，在 243nm 波长处有唯一的最大吸收。

【案例 10-9】维生素 C 的鉴别

取本品 0.2g，加水 10ml 溶解后，分成两等份，在一份中加硝酸银试液 0.5ml，即生成银的黑色沉淀；在另一份中，加二氯靛酚钠试液 1～2 滴，试液的颜色即消失。

2. 维生素 C 的杂质检查

（1）溶液的澄清度与颜色　维生素 C 及其制剂在贮存过程中易氧化变色，且颜色随贮存时间的延长而逐渐加深。维生素 C 的水溶液在高于或低于 pH 5～6 时，受空气、光线和温度影响，分子中的内酯环可发生水解，并进一步发生脱羧反应而生成糠醛，糠醛聚合而呈色。为保证产品质量，《中国药典》规定采用测定吸光度的办法控制有色杂质的限量。

【案例 10-10】维生素 C 注射剂的溶液的澄清度与颜色检查

取本品，加水稀释成每 1 毫升中含维生素 C 50mg 的溶液，照紫外-可见分光光度法（附录ⅣA），在 420nm 的波长处测定，吸光度不得过 0.06。

（2）铁盐、铜盐的检查　由于微量的铁盐和铜盐会加速维生素 C 的氧化、分解，《中国药典》规定采用原子吸收分光光度法进行铁盐和铜盐的检查。

【案例 10-11】维生素 C 的铁盐检查

取本品 5.0g 两份，分别置 25ml 量瓶中，一份中加 0.1mol/L 硝酸溶液溶解并稀释至刻度，摇匀，作为供试品溶液（B）；另一份中加标准铁溶液（精密称取硫酸铁铵 863mg，置 1000ml 量瓶中，加 1mol/L 硫酸溶液 25ml，加水稀释至刻度，摇匀，精密量取 10ml，置 100ml 量瓶中，加水稀释至刻度，摇匀）1.0ml，加 0.1mol/L 硝酸溶液溶解并稀释至刻度，摇匀，作为对照溶液（A）。照原子吸收分光光度法（附录Ⅳ D），在 248.3nm 的波长处分别测定，应符合规定［若对照溶液（A）和供试品溶液（B）测得吸光度分别为 a 和 b，则要求 $b < (a-b)$］。

3. 维生素 C 的含量测定

维生素 C 的含量测定大多是基于其具有强的还原性，可被不同氧化剂定量氧化。因容量分析法简便快速、结果准确，被各国药典所采用，如碘量法、2,6-二氯靛酚法等，又相继发展了紫外分光光度法和高效液相色谱法等，其中碘量法已在本书模块二项目三中介绍。

（1）2,6-二氯靛酚滴定法　本法多用于含维生素 C 的制剂和食品分析的含量测定。2,6-二氯靛酚为一染料，其氧化型在酸性溶液中显红色，碱性溶液中为蓝色。当与维生素 C 反应后，即转变为无色的酚亚胺（还原型）。因此，维生素 C 在酸性溶液中，可用 2,6-二氯靛酚标准滴定至溶液显玫瑰红色为终点，无需另加指示剂。

（2）薄层扫描法　可用于维生素 C 片的含量测定。

① 扫描条件确定：在制备的染料试纸上定量点维生素 C 对照品进行扫描，维生素 C 在

290nm 处有最大吸收，420nm 处无吸收，故选择 $\lambda_1 = 290nm$、$\lambda_2 = 420nm$ 双波长反射式锯齿扫描。

② 标准曲线测定：用定量毛细管分别吸取不同浓度对照品溶液各 $5\mu l$，点于试纸上。点样后晾干，并将试纸固定在 $20cm \times 20cm$ 玻璃板上，放入薄层扫描仪。测定 ΔA 的积分值 y（峰面积）为纵坐标，样量为横坐标，得一直线方程。

【案例 10-12】维生素 C 片的含量测定

取本品 10 片，研细，精密称取平均片重一片的粉末，放 100ml 容量瓶中，加乙酸缓冲液至刻度，振摇，使维生素 C 溶解，放置、澄清，用吸液管取 3ml 移至 10ml 容量瓶中，用缓冲液稀释至刻度。用定量毛细管点样品溶液与不同浓度的标准液于同一试纸上，然后扫描测定峰面积，由工作曲线法计算维生素 C 含量。

（3）高效液相色谱法　色谱条件：色谱柱为 ODS（$4.6nm \times 20cm$，$5\mu m$）；流动相为 $5mmol/L$ NaH_2PO_4 溶液（磷酸调 pH 至 2.5）；流速为 $1.0mol/min$；检测波长 245nm；柱温 20℃。测定时进样 $20\mu l$，采用外标法，以峰高计算含量。理论板数按维生素 C 计应大于 2000，各峰分离度应大于 2。

【案例 10-13】维生素 C 片的含量测定

取本品 10 片，精密称定，研细，精密称取适量（约相当于维生素 C 100mg），置 100ml 量瓶中，用流动相溶解并稀释至刻度，摇匀，滤过，再精密量取续滤液 5ml，置 50ml 量瓶中，用流动相稀释至刻度摇匀，取 $20\mu l$ 注入液相色谱仪，记录色谱图；另取维生素 C 对照品适量，同法测定。按外标法以峰面积计算出供试品中 $C_6H_8O_6$ 的含量。

（4）其他方法

① 旋光法：本法具有操作简便、快速等优点。

② 紫外分光光度法：此法的专属性较好，多种还原性物质以及多种药物辅料存在时，对维生素 C 的测定均无干扰，但此法需要对照品，对仪器设备的要求高。

③ 快速比色法：维生素 C 与 Fe(Ⅲ)-邻菲罗啉复合物反应生成 Fe(Ⅱ)-邻菲罗啉复合物，后者在 510nm 波长处有最大吸收。

五、维生素 E 的质量检验

1. 维生素 E 的鉴别

（1）硝酸反应　维生素 E 在酸性条件下，水解生成生育酚，生育酚被硝酸氧化成具邻醌结构的生育红而显橙红色。《中国药典》（2010 年版）均采用此法鉴别维生素 E 及其制剂。

【案例 10-14】维生素 E 的鉴别

取本品约 30mg，加无水乙醇 10ml 溶解后，加硝酸 2ml，摇匀，在 75℃加热约 15min，溶液显橙红色。

（2）三氯化铁-联吡啶反应　维生素 E 在碱性条件下水解生成生育酚，经乙醚提取后，与 $FeCl_3$ 作用，被 Fe^{3+} 氧化生成生育醌，同时 Fe^{3+} 被还原成 Fe^{2+}，后者与联吡啶生成红色配离子。

【案例 10-15】维生素 E 的鉴别

取本品约 10mg，加乙醇制氢氧化钾试液 2ml，煮沸 5min，放冷，加水 4ml 与乙醚

10ml，振摇，静置使分层；取乙醚液 2ml，加 2，2′-联吡啶的乙醇溶液（0.5→100）数滴与三氯化铁的乙醇溶液（0.2→100）数滴，应显血红色。

（3）红外吸收光谱法 《中国药典》（2010 年版）也采用红外吸收光谱法鉴别维生素 E 原料药，供试品的红外光吸收图谱应与对照的图谱（光谱集 1206 图）一致。

（4）气相色谱法 《中国药典》（2010 年版）所收载的维生素 E 及其制剂均采用了气相色谱法鉴别，方法同含量测定，供试品溶液主峰的保留时间应与对照品溶液主峰的保留时间一致。

2. 维生素 E 的杂质检查

（1）酸度检查 维生素 E 的制备过程中可能引入乙酸，因此必须检查酸度。

【案例 10-16】维生素 E 的酸度检查

取乙醇与乙醚各 15ml，置锥形瓶中，加酚酞指示液 0.5ml，滴加氢氧化钠滴定液（0.1mol/L）至微显粉红色，加本品 1.0g，溶解后，用氢氧化钠滴定液（0.1mol/L）滴定，消耗的氢氧化钠滴定液（0.1mol/L）不得过 0.5ml。

（2）生育酚（天然型）的检查 维生素 E 中为酯化的游离生育酚是一种特殊杂质，其检查原理是利用游离生育酚具有强还原型，可被硫酸铈定量氧化，以消耗硫酸铈滴定液的体积控制生育酚的限量。

【案例 10-17】维生素 E 的生育酚（天然型）检查

取本品 0.10g，加无水乙醇 5ml 溶解后，加二苯胺试液 1 滴，用硫酸铈滴定液（0.01mol/L）滴定，消耗硫酸铈滴定液（0.01mol/L）不得过 1.0ml。

（3）有关物质（合成型）的检查 维生素 E 中有关物质主要是 α-生育酚以及其他相关杂质，检查方法为气相色谱法，要求 α-生育酚的峰面积不得大于对照溶液主峰面积（1.0%），其他单个杂质峰面积不得大于对照溶液主峰面积的 1.5 倍（1.5%），各杂质峰面积的和不得大于对照溶液主峰面积的 2.5 倍（2.5%）。

（4）残留溶剂的检查 维生素 E 生产过程中的残留溶剂主要是正己烷（天然型），对人体有害，需要检查。

【案例 10-18】维生素 E 的残留溶剂检查

取本品，精密称定，加二甲基甲酰胺溶解并定量稀释制成每 1 毫升中约含 50mg 的溶液，作为供试品溶液；另取正己烷，加二甲基甲酰胺定量稀释制成每 1 毫升中约含 10μg 的溶液，作为对照品溶液。照残留溶剂测定法（附录ⅧP 第一法）试验，以 5% 苯基甲基聚硅氧烷为固定液（或极性相近的固定液），起始柱温为 50℃，维持 8min，然后以每分钟 45℃ 的速率升温至 260℃，维持 15min，含正己烷（天然型）应符合规定。

课堂互动　请从维生素 E 药物的结构特征及其生产制备过程来分析其所含的各种主要杂质成分？分别用何种方法检查？

3. 维生素 E 的含量测定

维生素 E 的含量测定方法很多，例如，铈量法、比色法、银量法、荧光法、高效液相色谱法、气相色谱法等。各国药典采用的主要为气相色谱法。

【案例 10-19】维生素 E 的含量测定

① 色谱条件与系统适用性试验　用硅酮（OV-17）为固定液，涂布浓度为 2％的填充柱，或用 100％二甲基聚硅氧烷为固定液的毛细管柱；柱温为 265℃。理论板数按维生素 E 峰计算不低于 500（填充柱）或 5000（毛细管柱），维生素 E 峰与内标物质峰的分离度应符合要求。

② 校正因子的测定　取正三十二烷适量，加正己烷溶解并稀释成每 1 毫升 中含 1.0mg 的溶液，作为内标溶液。另取维生素 E 对照品约 20mg，精密称定，置棕色具塞瓶中，精密加内标溶液 10ml，密塞，振摇使溶解；取 1～3μl 注入气相色谱仪，计算校正因子。

③ 测定法　取本品约 20mg，精密称定，置棕色具塞瓶中，精密加内标溶液 10ml，密塞，振摇使溶解；取 1～3μl 注入气相色谱仪，测定，计算，即得。

小　结

1. 在维生素类药物的鉴别试验中，化学鉴别法应用得很多，包括呈色反应、沉淀反应、氯化物鉴别等，尤其是一些特征性很强的化学反应，在此类药物的鉴别中是必不可少的。

2. 维生素类药物种类较多，结构多样、性质各异。应熟记各种维生素类药物的结构特点，建立相应的分析方法，并充分理解结构、性质与分析方法的关系。

3. 维生素类药物的特殊杂质检查项目主要是"有关物质"，药典主要采用高效液相色谱法检查。

4. 维生素 E 采用气相色谱法进行鉴别、检查和含量测定。

习　题

一、单项选择题

1. 维生素 C 能与硝酸银试液反应生成去氢抗坏血酸和金属银黑色沉淀，是因为分子中含有（　　）。
   A. 环己烯基　　　　B. 伯醇基　　　　C. 仲醇基　　　　D. 二烯醇基

2. 某药物在三氯乙酸存在下水解、脱羧，生成戊糖，再失水，转变为糠醛，加入吡啶，加热至 50℃产生蓝色。该药物是（　　）。
   A. 维生素 A　　　　B. 维生素 B₁　　　　C. 维生素 E　　　　D. 维生素 C

3. 维生素 C 中铁和铜的检查所用方法是（　　）。
   A. 紫外分光光度法　　　　　　　　B. 红外光谱法
   C. 原子吸收分光光度法　　　　　　D. 高效液相色谱法

4. 下面关于维生素 C 结构和性质的说法不正确的是（　　）。
   A. 具有弱酸性　　　　　　　　　　B. 具有较强的氧化性
   C. 有四种光学异构体　　　　　　　D. 在水中易溶，乙醚中不溶
   E. L-构型右旋体的生物学活性最高

5. 维生素 A 具有易被紫外线裂解，易被空气中氧或氧化剂氧化等性质，是由于分子中含有（　　）。
   A. 苯并二氢吡喃　　B. 共轭多烯侧链　　C. 二烯醇基　　D. 噻唑环

6. 维生素 B₁ 的鉴别方法是（　　）。
   A. 三氯化铁反应　　B. 硫色素反应　　C. 柯柏反应　　D. 双缩脲反应
   E. 与碱性酒石酸铜试液反应

7. 《中国药典》（2010 年版）中规定维生素 B₁₂ 的含量测定方法是（　　）。
   A. 非水溶液滴定法　　B. 旋光度法　　C. 气相色谱法　　D. 紫外分光光度法

8. 下例哪种药物能在碱性条件下开环、环合，与铁氰化钾作用后，加异丁醇后醇层显荧光（　　）。
   A. 维生素 B₁　　B. 维生素 B₁₂　　C. 维生素 C　　D. 维生素 E

9. 下例哪种药物在饱和无水三氯化锑的无醇氯仿溶液中即显蓝色，渐变紫红（　　）。

A. 维生素 A   B. 维生素 B_1 C. 维生素 C   D. 维生素 E

10. 《中国药典》（2010 年版）中规定维生素 E 应检查（　　）。

A. 酸值   B. 过氧化值   C. 生育酚   D. 正己烷

11. 下列关于维生素 E 的结构与性质的说法错误的是（　　）。

A. 维生素 E 在水中易溶，在无水乙醇、丙酮、乙醚或植物油中溶解性差

B. 维生素 E 苯环上有酯键，在酸性或碱性溶液中加热可水解生成游离生育酚

C. 维生素 E 对氧敏感，遇光、空气可被氧化，应避光密封保存

D. 维生素 E 苯环上有酚羟基，可用三氯化铁反应来鉴别

12. 《中国药典》（2010 年版）中规定维生素 E 的含量测定方法是（　　）。

A. 非水溶液滴定法   B. 旋光度法   C. 气相色谱法   D. 紫外分光光度法

13. 维生素 A 分子中含有共轭多烯醇侧链，因此它（　　）。

A. 不稳定，易被紫外线裂解   B. 易被空气中氧或氧化剂氧化

C. 遇三氯化锑试剂呈不稳定蓝色   D. 在紫外光区呈现强烈吸收

E. 易溶于水

二、填空题

1. 《中国药典》（2010 年版）中维生素 B_1 的含量测定为＿＿＿＿＿＿＿；测定维生素 B_1 片剂的含量采用的方法为＿＿＿＿＿＿＿。

2. 《中国药典》（2010 年版）中维生素 C 的化学反应鉴别方法为＿＿＿＿＿＿＿、＿＿＿＿＿＿＿；维生素 B_1 的化学反应鉴别方法为＿＿＿＿＿＿＿；维生素 A 的化学反应鉴别方法为＿＿＿＿＿＿＿。

3. 维生素 B_{12} 滴眼液在＿＿＿＿＿＿＿nm 波长处有最大吸收。

4. 滴眼液的常规检查项目包括＿＿＿＿＿＿＿、＿＿＿＿＿＿＿和＿＿＿＿＿＿＿等。

5. 《中国药典》（2010 年版）所收载的维生素 E 及其制剂所采用的含量测定方法为＿＿＿＿＿＿＿；其内标物质为＿＿＿＿＿＿＿。

三、问答题

1. 维生素 A、维生素 B_1 和维生素 C 分别具有怎样的结构特征和性质？

2. 维生素 B_{12} 的鉴别方法有哪些？需要检查哪些特殊杂质？分别用什么方法检查？

3. 维生素 E 需要检查的特殊杂质有哪些？如何检查？

四、计算题

1. 取标示量为 10mg 的维生素 B_1 片 15 片，总重为 1.2156g，研细，称取 0.4082g，按药典规定用紫外分光光度法测定。先配成 100ml 溶液，滤过后，取出续滤液 1ml 稀释为 50ml，照紫外分光光度法在 246nm 波长处测定吸光度为 0.407。按 $C_{12}H_{17}ClN_4OS \cdot HCl$ 的吸收系数（$E_{1cm}^{1\%}$）为 425 计算，求该片剂按标示量表示的百分含量。

2. 取维生素 E 片 10 片，称其总质量为 1.4906g，研细，称取 0.2980g，用 1.0mg/ml 的内标液 10ml 溶解，用气相色谱法测定。已知进样量为 3μl，校正因子为 1.96，供试品的峰面积为 159616，内标物的峰面积为 167840，标示量为 10mg/片，求供试品占标示量的百分含量。

项目十一

核苷酸类药物质量检验

■【知识目标】
◆ 掌握核苷酸类药物常用化学鉴别法的原理和方法；
◆ 掌握核苷酸类药物常见的特殊杂质及其检验原理和方法；
◆ 熟悉核苷酸类药物常见的含量测定方法；
◆ 熟悉核酸及核苷酸的结构及理化性质；
◆ 了解核苷酸类药物的分类。

■【能力目标】
◆ 能独立正确操作紫外分光光度计测定氟尿嘧啶含量；
◆ 能独立正确操作红外分光光度计制备氟尿嘧啶的红外光谱图；
◆ 能独立正确完成含氟量的含量测定。

核苷是由磷酸、碱基、核糖（或脱氧核糖）以苷键形式而构成的，它们是组成核糖核酸（RNA）和脱氧核糖核酸（DNA）大分子的基本元件，是遗传基因的基础。核苷和脱氧核苷系列衍生物具有多种生物活性物质，可以直接或间接地作为药物使用，在治疗多种重大的疾病方面起到极其重要的作用。核酸与核苷类药物是指具有药用价值的核酸、核苷酸、核苷或者碱基，包括天然核苷酸、核苷类似物、衍生物及其聚合物等。

这类药物主要通过能影响生物的蛋白质合成和脂肪、糖类的代谢，达到恢复正常代谢或干扰某些异常代谢的效果，目前在临床上主要用于放射病、血小板减少症、白细胞减少症、急慢性肝炎、心血管疾病和肌肉萎缩、肿瘤、病毒病等疾病的治疗。

检验任务　5-氟尿嘧啶的质量检验

任务简介

5-氟尿嘧啶，又称氟尿嘧啶，抗肿瘤药。本药是以抗代谢物而起作用，在细胞内转化为有效的氟尿嘧啶脱氧核苷酸后，通过阻断脱氧核糖尿苷酸受细胞内胸苷酸合成酶作用转化为胸苷酸，而干扰 DNA 的合成。氟尿嘧啶同样可以干扰 RNA 的合成。

检验标准　（2010 年版《中国药典》二部节选）

5-氟尿嘧啶

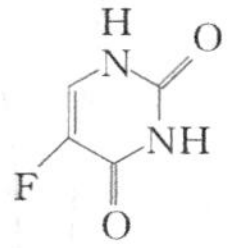

$$C_4H_3FN_2O_2 \quad 130.08$$

本品为 5-氟-2,4（1H,3H）-嘧啶二酮。按干燥品计算，含 $C_4H_3FN_2O_2$ 应为 97.0%～103.0%。

[性状] 本品为白色或类白色的结晶或结晶性粉末。

[鉴别] （1）取本品的水溶液（1→100）5ml，加溴试液1ml，振摇，溴液的颜色即消失；氢氧化钡试液2ml，生成紫色沉淀。

（2）取三氧化铬的饱和硫酸溶液约1ml，置小试管中，转动试管，溶液应能均匀涂于管壁；加本品的细粉约2mg，微热，转动试管，溶液应不能再均匀涂于管壁，而类似油垢存在于管壁。

（3）取含量测定项下的溶液，照紫外-可见分光光度法（附录Ⅳ A）测定，在265nm 的波长处有最大吸收，在232nm 的波长处有最小吸收。

（4）本品的红外光吸收图谱应与对照的图谱（光谱图280 图）一致。

[检查] 含氟量　取本品约15mg，精密称定，照氟检查法（附录Ⅷ E）测定，含氟量应为 13.1%～14.6%。

[含量测定] 取本品，精密称定，加 0.1mol/L 盐酸溶液溶解并定量稀释制成每 1 毫升中约含 10μg 的溶液，照紫外-可见分光光度法（附录Ⅳ A），在265nm 的波长处测定吸光度，按 $C_4H_3FN_2O_2$ 的吸收系数（$E_{1cm}^{1\%}$）为 552 计算，即得。

仪器试剂

（1）仪器　紫外-可见分光光度计；红外光谱仪；圆底烧瓶；酒精灯。

（2）试剂　溴试液；氢氧化钡试液；三氧化铬的饱和硫酸溶液；茜素氟蓝试液；12%乙酸钠的稀乙酸溶液；硝酸亚铈试液。

检验操作

1. 性状

（1）检验方法　目视法，取本品适量，观察其颜色和形状。

（2）结果判定　应为白色或类白色的结晶或结晶性粉末。

2. 鉴别

（1）取本品的水溶液（1→100）5ml，加溴试液1ml，振摇，观察颜色变化；再加氢氧化钡试液2ml，观察现象。

（2）取三氧化铬的饱和硫酸溶液约1ml，置小试管中，转动试管，溶液应能均匀涂于管壁；加本品的细粉约2mg，微热，转动试管，观察结果。

（3）取本品，精密称定，加 0.1mol/L 盐酸溶液溶解并定量稀释制成每 1 毫升 中约含10μg 的溶液，照紫外-可见分光光度法测定，测最大吸收波长和最小吸收波长。

（4）KBr 压片法制作出本品的红外光吸收图谱，与图 11-1 相比较。图 11-1 为氟尿嘧啶对照品红外光谱图（红外光谱图集280）。

3. 含氟量检查

（1）溶液的制备

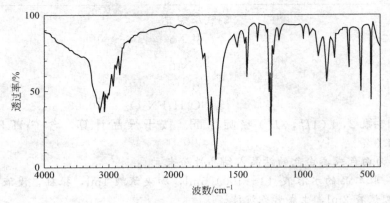

图 11-1　氟尿嘧啶光谱图（KBr 压片法）

　　① 氟对照溶液的制备　精密称取经 105℃ 干燥 1h 的氟化钠 22.1mg，置 100ml 量瓶中，加水溶解并稀释至刻度，摇匀；精密量取 20ml，置另一 100ml 量瓶中，加水稀释至刻度，摇匀即得。

　　② 供试品溶液的制备　取供试品适量 15mg，精密称定，照氧瓶燃烧法进行有机破坏，用水 20ml 为吸收液，待吸收完全后，再振摇 2～3min，用少量水冲洗瓶塞及铂丝，合并洗液及吸收液，置 100ml 量瓶中，加水稀释至刻度，摇匀，即得。

　　（2）检查法　精密量取对照溶液与供试品溶液各 2ml，分别置 50ml 量瓶中，各加茜素氟蓝试液 10ml，摇匀，再加 12％乙酸钠的稀乙酸溶液 3.0ml 与硝酸亚铈试液 10ml，加水稀释至刻度，摇匀，在暗处放置 1h，照紫外-可见分光光度法，置吸收池中，在 610nm 的波长处分别测定吸光度，计算，即得。

　　（3）结果及判定　含氟量应为 13.1％～14.6％。

4. 含量测定

　　（1）检验步骤　取本品，精密称定，加 0.1mol/L 盐酸溶液溶解并定量稀释制成每 1 毫升中约含 10μg 的溶液，照紫外-可见分光光度法，在 265nm 的波长处测定吸光度，按 $C_4H_3FN_2O_2$ 的吸收系数（$E_{1cm}^{1\%}$）为 552 计算，即得。

　　（2）结果判定　依照下式计算：

$$C = \frac{AD}{E \times L \times W} \times 100\%$$

　　式中，A 是吸光度值；D 是稀释倍数；E 是吸收系数；L 是光路长度；W 是称量质量，g。

检验分析

　　（1）鉴别（1）中加溴试液后颜色消失主要是因为发生卤素的氧化还原反应，而加入氢氧化钡发生紫色沉淀，也属于发生卤素反应。

　　（2）鉴别（2）是利用氟尿嘧啶具有氧化还原性，能与三氧化铬反应生成不溶于硫酸的物质。

　　（3）含量测定检验原理为氟尿嘧啶具备紫外吸收性。

注意事项

　　（1）鉴别（2）试验中试管必须事先干燥。

　　（2）氟含量检查中反应的时间是非常重要的，充分反应才能正确测定氟的实际含量，同时反应试剂应充分摇匀。

> 课堂互动
>
> 1. 试分析氟含量检查的原理。
> 2. 试讨论红外分光光度仪操作的注意事项。

============ 必需知识 ============

一、核苷酸类药物的基本性质

核苷酸是核酸的基本结构单位，由磷酸、戊糖和碱基组成。核苷酸通过磷酸二酯键形成线形的核酸，核苷酸分解则可生成核苷和磷酸，核苷再进一步分解生成碱基和戊糖。

核苷酸中的戊糖有两类：D-核糖和 D-2-脱氧核糖。根据戊糖种类不同而分为核糖核酸（RNA）和脱氧核糖核酸（DNA）。

组成核苷的碱基有两类：嘌呤碱和嘧啶碱。嘌呤碱主要有腺嘌呤、鸟嘌呤；嘧啶碱主要有胞嘧啶、尿嘧啶和胸腺嘧啶。此外，还有少量的稀有碱基。

1. 核苷酸的两性性质

核苷酸中既有磷酸基又有碱基，所以是两性电解质。在一定的 pH 条件下，可以解离带电荷，因此都有一定的等电点。核苷酸的磷酸基酸性强，因此核苷酸通常表现为酸性。核苷酸的等电点较低，在 pH 近中性的条件下，核苷酸以阴离子状态存在。

同样碱基也具有两性性质，由于嘧啶和嘌呤化合物杂环中的氮以及各取代基具有结合和释放质子的能力，所以这些物质既有碱性解离又有酸性解离的性质。如胞嘧啶环具有释放质子的能力，在水溶液中呈中性。

2. 核苷酸的紫外吸收性质

嘌呤环与嘧啶环具有共轭双键，使碱基、核苷、核苷酸和核酸具有紫外吸收性质，最大吸收峰在 260nm 波长附近。不同核苷酸有不同的吸收特性，可以用紫外分光光度计加以定量及定性测定。

3. 核苷酸的颜色反应

核苷酸中含有磷酸和戊糖，它们在一定的条件下与某些试剂作用而呈色。利用这些显色反应，可以对核苷酸进行定性或定量测定。

（1）苔黑酚反应　核糖与浓盐酸或浓硫酸作用脱水生成糠醛，糠醛在有 Fe^{3+} 存在时，能与苔黑酚试剂反应生成深绿色化合物。该绿色化合物在 670nm 波长处有最大吸收峰。

（2）二苯胺反应　脱氧核糖与浓硫酸作用生成 5-羟基-4-羰基戊醛，5-羟基-4-羰基戊醛与二苯胺反应生成蓝色化合物。该化合物在 595nm 波长处有最大吸收峰。

（3）磷钼酸反应　磷酸与钼酸反应生成磷钼酸，磷钼酸可被维生素C、氯化亚锡等还原剂还原成蓝色化合物，称为钼蓝。钼蓝在 660nm 波长处有最大吸收峰。

二、核苷酸类药物的分类

核酸类药物作为抗病毒药物，以低毒性、不生产耐药性等特点，被广泛应用于临床。用于治疗肿瘤的药物有 5-氟尿嘧啶、5-脱氧氟尿嘧啶等。还有些核酸衍生物具有抗肿瘤和抗病毒双重作用，如合成的阿拉伯糖苷类衍生物中的阿糖胞苷、环胞苷，除抗癌外，还用于抗疱疹病毒感染及治疗疱疹性脑炎。

这一类药物有助于改善机体的物质代谢和能量平衡，加速受损组织的修复，促使缺氧组织恢复正常生理机能，临床上已广泛使用于放射病、血小板减少症、白细胞减少症、急慢性肝炎、心血管疾病、肌肉萎缩等病症的治疗。主要药物包括肌苷、辅酶 A、GTP、CTP、UTP、ATP、腺苷、辅酶 I、辅酶 II 等，多数是生物体自身能够合成的物质，具有一定临床功能，毒副作用小，基本都可经微生物发酵或从生物资源中提取。

1. 根据分子大小来分

可以分为两类，一类具天然结构的核酸类物质，是生物体合成原料或蛋白质、脂肪、糖生物合成与降解以及能量代谢的辅酶。

另一类是自然结构碱基、核苷、核苷酸的结构类似物或聚合物，是治疗病毒感染性疾病、肿瘤的重要手段，也是产生干扰素、免疫抑制的临床药物。正式用于临床的抗病毒核苷类药物有氟尿嘧啶、三氮唑核苷、叠氮胸苷、阿糖腺苷等。

2. 核酸药物具有多种药理作用，按其作用特点来分

（1）抗病毒剂，代表药物有三氮唑核苷、无环鸟苷和阿糖腺苷等，临床上用于抗肝炎病毒、疱疹病毒及其他病毒。

（2）抗肿瘤剂，代表药物有用于治疗消化道癌的氟尿嘧啶以及用于治疗各类急性白血病的阿糖胞苷等。

（3）干扰素诱导剂，代表药物为聚肌胞，临床上用于抗肝炎病毒、疱疹病毒等。

（4）免疫增强剂，主要用于抗病毒及抗肿瘤的辅助治疗。

（5）供能剂，用于肝炎、心脏病等多种疾病的辅助治疗，代表药物为三磷酸腺苷二钠。

三、核苷酸类药物的检验

1. 鉴别

（1）戊糖的鉴别

① 苔黑酚反应　又称地衣酚反应，当 RNA 与浓盐酸在沸水浴中共热时，即发生降解，形成的核糖继而转变成糠醛，后者与苔黑酚试剂（3,5-二羟甲苯）反应，溶液呈鲜绿色，于 670nm 处有最大吸收。该反应需要用三氯化铁或氯化铜作催化剂。RNA 溶液的浓度在 20～200μg/ml 时吸光度与浓度呈线性关系，因此可用此法进行定性和定量测定，凡核糖均有此反应。

【案例 11-1】肌苷的鉴别

取 0.01% 供试品溶液适量，加等体积的 3,5-二羟基甲苯溶液（取 3,5-二羟基甲苯与三氯化铁各 0.1g，加盐酸使成 100ml），混匀，在水浴中加热约 10min，即显绿色。

② 二苯胺反应　DNA 被酸或碱水解后，脱氧核糖可以与二苯胺反应，生成的蓝色化合物在 595nm 波长处有最大吸收，DNA 浓度在 20～200μg/ml 范围内，吸光度与浓度成正比，因此可以用来进行定性和定量测定。

检验操作如下：取适宜浓度的被测样品 2ml，加入 4ml 二苯胺试剂（1.0g 二苯胺，溶于 100ml 冰醋酸中，再加入 10ml 高氯酸，混匀，临用时加入 1ml 1.6% 乙醛溶液，混匀），于 60℃ 恒温水浴中保温 1h，溶液呈蓝色。

③ 与间苯三酚反应　核苷酸中的戊糖在水溶液中加间苯三酚，在水浴上加热，即显玫瑰红色。

【案例 11-2】三磷酸腺苷的鉴别

取本品约 10mg，加盐酸溶液（1→2）5ml 溶解后，加间苯三酚 10mg，混匀，置水浴中加热约 1min，即显玫瑰红色。

（2）嘌呤的鉴别　嘌呤碱基的水溶液与氨制硝酸银溶液反应，生成的银化物为白色沉淀，遇光可变为红棕色。该反应是嘌呤碱基的特殊鉴别反应。

【案例 11-3】巯嘌呤的鉴别

取本品约 10mg，加氨试液 10ml 溶解后，溶液应澄清；加硝酸银试液 1ml，即生成白色絮状沉淀；加硝酸共热，沉淀不溶解。

（3）磷酸的鉴别　用强酸如浓硫酸、高氯酸将核酸样品分子中的有机磷转变为无机磷酸，无机磷酸与钼酸作用生成磷钼酸，磷钼酸在有还原剂存在时，立即转变成蓝色的化合物钼蓝。

【案例 11-4】环磷腺苷的鉴别

取本品约 10mg，加稀硝酸 1ml 溶解后，加钼酸铵试液 1ml，加热煮沸数分钟后，放冷，析出黄色沉淀。

【案例 11-5】三磷酸腺苷的鉴别

取本品 20mg，加稀硝酸 2ml 溶解后，加钼酸铵试液 1ml，加热，放冷，即析出黄色沉淀。

（4）特征吸收光谱

① 紫外吸收　核苷酸及其衍生物都含有嘌呤环和嘧啶环，而这些环中均有共轭双键，因此无论 DNA 或 RNA 都具有吸收紫外线的性质。

【案例 11-6】硫唑嘌呤的鉴别

取本品约 10mg，加 2mol/L 盐酸溶液使溶解并稀释至 100ml，摇匀，取 5ml，用水稀释至 50ml，摇匀，照分光光度法测定，在 280nm 的波长处有最大吸收。

【案例 11-7】氟胞嘧啶的鉴别

取本品适量，加盐酸溶液（9→100）制成每 1 毫升中含有 0.01mg 的溶液，照分光光度法测定，在 286nm 的波长有最大吸收，其吸收度约为 0.71。

② 红外光谱　红外光谱法是利用物质对红外光区电磁辐射的选择性吸收的特性来进行定性和定量的分析方法，最突出的特点是具有高度的特征性，除光学异构体外，凡是结构不同的化合物，一定不会有相同的红外光谱，所以每种物质均有其特征红外光谱图，可以通过与对照品的红外光谱图比较鉴别被测物。如巯嘌呤红外光谱图为光谱集 516，硫唑嘌呤的红外光谱图为光谱集 478。

（5）HPLC 法　随着 HPLC 法越来越多地被用来检验药物的含量、杂质限度，同时其定性参数保留时间（T_R）越来越多地被用来定性分析。高效液相色谱的优点是高效、便捷。在一次实验所获得的数据，既可用来含量分析，也可以完成定性分析，减少检验的步骤和时间。例如盐酸阿糖胞苷的鉴别（2）、硫鸟嘌呤的鉴别（2）等均采用参照"在含量测定项下记录的色谱图中，供试品溶液主峰的保留时间应与对照品溶液的保留时间一致"的方式进行鉴别。

除了以上这些方法外，也有选择 TLC 法进行鉴别的药物，比如环磷腺苷的鉴别方法中还选择了薄层色谱法进行定性分析。

2. 检查

检查项目中大多数属于一般项目检查，检查方法与其他药品的检查方法相同。包括酸度、水分（或干燥失重）、无机盐、炽灼残渣、重金属、有机物、溶液的颜色和澄清度、细菌内毒素、异常毒性等。以下将着重介绍本类药物的特殊杂质检查。

（1）原料类杂质　这一类杂质是作为原料，在生产、纯化过程中没有被完全消除，故而残留在药品中，易累积造成药品副作用，影响药品质量，是检查的重要内容，包括氟、硫等核苷酸类药物中的 组分。如上述检验任务中氟尿嘧啶中的含氟量检查必须照氟检查法测定，含氟量应为 13.1%～14.6%。

【案例 11-8】硫鸟嘌呤中的含硫量检查

取本品 50mg，加氢氧化钠试液 5ml，振摇溶解后，溶液应澄清。

【案例 11-9】巯嘌呤中 6-羟基嘌呤的检查

取含量测定项下的溶液，照紫外-可见分光光度法（附录 Ⅳ A）测定，在 255nm 与 325nm 波长处的吸光度比值不得过 0.06。

（2）有关物质　有关物质是指在生产过程中带入的或纯化不完全的以及贮藏过程中分解而产生的其他物质。常用的检查方法有纸色谱、薄层色谱、电泳法、荧光检查法、HPLC 法等。

【案例 11-10】乙胺嘧啶的有关物质检查

取本品，加三氯甲烷-甲醇（9：1）制成每 1 毫升 中含 20mg 的溶液，作为供试品溶液；精密量取适量，加同一溶剂稀释成每 1 毫升 中含 50μg 的溶液，作为对照溶液。照薄层色谱法（附录 Ⅴ B）试验，吸取上述两种溶液各 10μl，分别点于同一硅胶 GF254 薄层板上，以甲苯-冰醋酸-正丙醇-三氯甲烷（25：10：10：2）为展开剂，展开，晾干，置紫外线灯（254nm）下检视。供试品溶液如显杂质斑点，与对照溶液的主斑点比较，不得更深。

这些方法都适用于核苷酸类药物有关物质的检查，只是在选择上，随着精密分析仪器的发展，目前越来越多的药品标准中选用高效液相色谱法来进行检查。如三磷酸腺苷二钠、肌苷、环磷腺苷、氟尿嘧啶等。

【案例 11-11】环磷腺苷的有关物质检查

取含量测定项下的供试品溶液，精密量取 1ml，置 100ml 量瓶中，用水稀释至刻度，摇匀，作为对照溶液。照含量测定项下的色谱条件，取对照溶液 20μl 注入液相色谱仪，调节检测灵敏度，使主成分色谱峰的峰高约为满量程的 20%。精密量取供试品溶液和对照溶液各 20μl，分别注入液相色谱仪，记录色谱图至主峰保留时间的 2.5 倍。供试品溶液的色谱图如有杂质峰，各杂质峰面积的和不得大于对照溶液的主峰面积（1.0%）。

3. 含量测定

（1）滴定法　容量滴定法是经典的含量测定方法，该法也同样适应于核苷酸类药物的含量，现有的质量标准中针对不同的核苷酸类药物，根据其各自的理化性质的差异，有氧化还原和酸碱滴定法等，用这类方法测定含量的有色甘酸钠、乙胺嘧啶、硫唑嘌呤、磺胺嘧啶等。

【案例 11-12】色甘酸钠的含量测定

取本品约 0.18g，精密称定，加丙二醇 20ml 与异丙醇 5ml，加热使溶解，放冷，加二氧六环 20ml 与甲基橙-二甲苯蓝 FF 混合指示液数滴，用高氯酸滴定液（0.1mol/L）（用二氧六环配制）滴定至溶液显蓝灰色。每 1 毫升高氯酸滴定液（0.1mol/L）相当于 25.62mg 的 $C_{23}H_{14}Na_2O_{11}$。

【案例 11-13】乙胺嘧啶的含量测定

取本品约 0.15g，精密称定，加冰醋酸 20ml，加热溶解后，放冷至室温，加喹哪啶红指示液 2 滴，用高氯酸滴定液（0.1mol/L）滴定至溶液几乎无色，并将滴定的结果用空白试验校正。每 1 毫升高氯酸滴定液（0.1mol/L）相当于 24.87mg 的 $C_{12}H_{13}ClN_4$。

【案例 11-14】硫唑嘌呤的含量测定

取本品约 0.6g，精密称定，置 200ml 量瓶中，加稀氨溶液 20ml 使溶解，精密加入硝酸银滴定液（0.1mol/L）50ml，加水稀释至刻度，摇匀，滤过，精密量取续滤液 100ml，加硝酸（1→2）20ml，放冷后，加硫酸铁铵指示液 2ml，用硫氰酸铵滴定液（0.1mol/L）滴定，并将滴定的结果用空白试验校正。每 1 毫升硝酸银滴定液（0.1mol/L）相当于 27.73mg 的 $C_9H_7N_7O_2S$。

由上述案例可知，色甘酸钠和乙胺嘧啶含量测定选择的是酸碱滴定法，其原理是根据碱基自身的弱碱性和强酸高氯酸之间的酸碱滴定；而硫唑嘌呤的含量测定则根据硫唑嘌呤自身的理化性质中的还原性，能跟硝酸银发生氧化还原反应的原理。

（2）紫外-可见分光光度法　核苷酸药物也常用紫外分光光度法测定含量。被测物的百分吸收系数一般都已经确定，利用公式即可计算样品的含量。

$$A = \lg \frac{1}{T} = EcL$$

式中，A 为吸光度；T 为透光率；E 为吸收系数；c 为 100ml 溶液中所含被测物质的质量；L 为液层厚度。

如果样品不纯，需先经过前处理（如色谱或电泳得到样品斑点，然后剪下），再测定含量。用此方法测定含量的药物有氟尿嘧啶等。

（3）高效液相色谱法　高效液相色谱法分离效能高，灵敏度强，结果准确，应用范围广。该法不仅可以分离，而且可以准确地测定各组分的峰面积和峰高，特别是已使用本法测定含量的药物，可同时进行杂质检查，选择这种方法进行含量测定的主要有硫鸟嘌呤、盐酸阿糖胞苷、三磷酸腺苷二钠、肌苷、环磷腺苷、氟尿嘧啶等。

【案例 11-15】硫鸟嘌呤的含量测定

照高效液相色谱法（附录ⅤD）测定。

① 色谱条件与系统适用性试验　用十八烷基硅烷键合硅胶为填充剂；以 0.05mol/L 磷酸二氢钠溶液（用磷酸调节 pH 值至 3.0）为流动相，检测波长为 248nm；取硫鸟嘌呤对照品与鸟嘌呤对照品各适量，用 0.01mol/L 氢氧化钠溶液溶解并稀释成每 1 毫升中含硫鸟嘌呤 4mg 和鸟嘌呤 40μg 的混合对照品溶液，精密量取 10ml，置 100ml 量瓶中，用流动相稀释至刻度，摇匀，量取 10μl 注入液相色谱仪，记录色谱图，硫鸟嘌呤峰与鸟嘌呤峰的分离度应符合要求，理论板数按硫鸟嘌呤峰计算不低于 3000。

② 测定法　取本品约 40mg，精密称定，置 100ml 量瓶中，加 0.01mol/L 氢氧化钠溶液溶解并稀释至刻度，摇匀，精密量取 10ml，置 100ml 量瓶中，加流动相稀释至刻度，摇

匀，精密量取 $10\mu l$，注入液相色谱仪，记录色谱图；另取硫鸟嘌呤对照品适量，同法测定。按外标法以峰面积计算，即得。

> **课堂互动**　试讨论还能选择其他什么方法进行硫鸟嘌呤的含量测定？

小　结

1. 核苷酸类药物的基本性质：核苷酸的两性性质、紫外吸收性质、核苷酸的颜色反应。

2. 氟尿嘧啶鉴别、检查、含量测定等项目的检验方法。

3. 核苷酸类药物的分类。根据分子大小来分：可以分为两类，一类具天然结构的核酸类物质；另一类是自然结构碱基、核苷、核苷酸的结构类似物或聚合物。根据药理作用特点来分：（1）抗病毒剂；（2）抗肿瘤剂；（3）干扰素诱导剂；（4）免疫增强剂；（5）供能剂。

4. 核苷酸类药物的分析

（1）鉴别　①戊糖的鉴别：苔黑酚反应；二苯胺反应；与间苯三酚反应；②嘌呤的鉴别：氨制硝酸银溶液反应；③磷酸的鉴别：磷钼酸反应；④特征吸收光谱：紫外吸收和红外吸收光谱；⑤HPLC法。

（2）检查　原料类杂质、有关物质。

（3）含量测定　①滴定法；②紫外-可见分光光度法；③高效液相色谱法。

习　题

一、单项选择题

1. DNA 分子中含（　　）。

A. 核糖　　　　　　B. 脱氧核糖　　　　　C. 葡萄糖　　　　　D. 甘露糖

2. 反义寡核苷酸的化学修饰中，应用最为广泛的是（　　）。

A. 硫代修饰　　　　B. 甲基代修饰　　　　C. 碱基修饰　　　　D. 核糖修饰

3. 核苷酸的最大吸收峰在（　　）nm。

A. 240　　　　　　B. 280　　　　　　　C. 260　　　　　　D. 570

4. 下列哪个反应属于嘌呤碱基的特殊鉴别反应（　　）。

A. 苔黑酚反应　　　　　　　　　　　B. 与氨制硝酸银溶液反应

C. 与钼酸反应　　　　　　　　　　　D. 与二苯胺反应

5. 通过与（　　）溶液反应产生沉淀可以检查核苷酸药物中是否有蛋白质。

A. 苔黑酚　　　　　B. 二苯胺　　　　　　C. 钼酸　　　　　　D. 磺基水杨酸

6. 国家已经批准的嘌呤类核苷酸药物一般用（　　）来测定含量。

A. 紫外分光光度法　B. 电位滴定法　　　　C. 电泳法　　　　　D. 薄层色谱法

7. RNA 在浓盐酸中与间苯二酚反应，溶液呈（　　）。

A. 绿色　　　　　　B. 红色　　　　　　　C. 黄色　　　　　　D. 无色

8. 在 DNA 和 RNA 中不相同的碱基有（　　）。

A. A 和 T　　　　　B. U 和 T　　　　　　C. A 和 G　　　　　D. C 和 G

9. 可以对反义寡核苷酸进行序列测定、分子量测定及杂质检测的方法是（　　）。

A. 质谱法　　　　　　　　　　　　　B. HPLC 法

C. 毛细管电泳法　　　　　　　　　　D. 聚丙烯酰胺凝胶电泳

10. 脱氧核糖可与二苯胺反应，溶液呈（　　）。

　　A. 绿色　　　　　　　B. 红色　　　　　　　C. 蓝色　　　　　　　D. 无色

二、填空题

　　1. 可以鉴别戊糖的反应主要有_____、_____、_____。

　　2. 嘌呤碱基的水溶液与_____反应，生成的银化物为_____，遇光可变___。该反应是嘌呤碱基的特殊鉴别反应。

　　3. 核苷酸及其衍生物都含有_____和_____，而这些环中均有共轭双键，因此无论 DNA 或 RNA 都具有_____的性质。

　　4. 色甘酸钠的含量测定中选_____作为混合指示液，用_____（0.1mol/L）滴定至溶液显蓝灰色。

　　5. 核苷酸类药物质量检验中，检查项目除了一般检查项目之外，特殊检查项目主要包括_____和_____。

三、问答题

　　1. 简述核苷酸类药物的分类。

　　2. 试述核苷酸药物常见含量测定的方法，并举例。

项目十二

多糖类药物质量检验

■【知识目标】
　　◆ 掌握右旋糖酐 40 葡萄糖注射液的质量检验的各个项目、基本原理、检验方法和注意事项；
　　◆ 掌握糖类药物的鉴别和含量测定方法；
　　◆ 熟悉多糖类药物中特殊杂质检查项目及检查方法；
　　◆ 了解多糖类药物的结构特征、理化性质与质量分析方法的关系。

■【能力目标】
　　◆ 能独立并正确进行右旋糖酐 40 及其葡萄糖注射液的鉴别、检查及含量测定；
　　◆ 能独立并正确分析多糖类药物的结构特点，并选择相应的质量检验方法；
　　◆ 能独立并正确利用旋光度测定法的操作技能进行药物的质量检验。

　　糖是一大类多羟基醛酮化合物。单糖分子具有还原性，常温下，单糖在稀酸中稳定，在浓碱中很不稳定，能发生裂解聚合反应。多糖是由多个单糖分子缩合、失水而成，是一类分子机构复杂且庞大的糖类物质。就相对分子质量而论，有几千、几万甚至上百万相对分子质量的多糖。由糖苷键结合的糖链，至少要超过 10 个以上的单糖组成的聚合糖才称为多糖，比 10 个少的短链糖称为寡糖。

　　多糖是构成生命的四大基本物质之一，广泛存在于高等植物、动物、微生物、地衣和海藻中，如植物的种子、茎和叶组织，动物黏液、昆虫及甲壳动物的壳真菌，细菌的胞内胞外等。多糖在抗肿瘤、抗炎、抗病毒、降血糖、抗衰老、抗凝血、免疫促进等方面发挥着生物活性作用。具有免疫活性的多糖及其衍生物常常还具有其他的活性，如硫酸化多糖具有抗HIV 活性及抗凝血活性，羧甲基化多糖具有抗肿瘤活性。因此对多糖的研究与开发已越来越引起人们的广泛关注。《中国药典》（2010 年版）收载有肝素钠、右旋糖酐、硫酸软骨素钠等多糖类药物。

检验任务　右旋糖酐 40 葡萄糖注射液药物质量检验

任务简介

　　本品为右旋糖酐 40 与葡萄糖的灭菌水溶液。右旋糖酐系蔗糖经肠膜状明串珠菌-1226发酵合成的一种高分子葡萄糖聚合物，由于聚合的葡萄糖分子数目不同，而产生不同分子量的产品，在临床上有多种用途，是目前最佳的血浆代用品之一。本品临床上作为血容量扩充剂，静注后能提高血浆胶体渗透压，吸收血管外水分而增加血容量，升高和维持血压。本品需进行分子量与分子量分布、5-羟甲基糠醛和渗透压摩尔浓度等杂质的检查。本品含有两种成分，故含量测定时需分别测定右旋糖酐 40 和葡萄糖的含量。

检验标准　（2010 年版《中国药典》节选）

本品为右旋糖酐 40 与葡萄糖的灭菌水溶液。含右旋糖酐 40 与葡萄糖（$C_6H_{12}O_6 \cdot H_2O$）均应为标示量的 95.0%～105.0%。

[**性状**] 本品为无色、稍带黏性的澄明液体，有时显轻微的乳光。

[**鉴别**]（1）取本品 1ml，加氢氧化钠试液 2ml 与硫酸铜试液数滴，即生成淡蓝色沉淀，加热后变为棕色沉淀。

（2）取本品 1ml，缓缓滴入温热的碱性酒石酸铜试液中，即生成氧化亚铜的红色沉淀。

[**检查**] 分子量与分子量分布　照右旋糖酐 20 项下的方法测定，重均分子量应为 32000～42000，10% 大分子部分重均分子量不得大于 120000，10% 小分子部分重均分子量不得小于 5000。

5-羟甲基糠醛　精密量取本品适量（约相当于葡萄糖 1.0g），置 100ml 量瓶中，用水稀释至刻度，摇匀，照紫外-可见分光光度法（附录ⅣA），在 284nm 的波长处测定，吸光度不得大于 0.32。

[**含量测定**] 右旋糖酐 40　精密量取本品 10ml，置 25ml（6% 规格）或 50ml（10% 规格）量瓶中，用水稀释至刻度，摇匀，照旋光度测定法（附录ⅥE）测定，按下式计算右旋糖酐的含量。

$$C = 0.5128(\alpha - 0.4795C_1)$$

式中，C 为每 100 毫升注射液中含右旋糖酐 40 的质量，g；α 为测得的旋光度×稀释倍数 2.5（6% 规格）或 5.0（10% 规格）；C_1 为每 100 毫升注射液中用下法测得的葡萄糖质量，g。

葡萄糖　精密量取本品 2ml，置碘瓶中，精密加碘滴定液（0.05mol/L）25ml，边振摇边滴加氢氧化钠滴定液（0.1mol/L）50ml，在暗处放置 30min，加稀硫酸 5ml，用硫代硫酸钠滴定液（0.1mol/L）滴定，至近终点时，加淀粉指示液 2ml，继续滴定至蓝色消失，并将滴定的结果用 0.12g（6% 规格）或 0.20g（10% 规格）的右旋糖酐 40 做空白试验校正。每 1 毫升碘滴定液（0.05mol/L）相当于 9.909mg 的 $C_6H_{12}O_6 \cdot H_2O$。

仪器试剂

（1）仪器　高效液相色谱仪（示差折光检测器、GPC 软件）；数控超声仪；紫外-可见分光光度计；旋光仪；酸式滴定管；碱式滴定管。

（2）试剂　右旋糖酐 40 葡萄糖注射液；右旋糖酐对照品；氢氧化钠试液；硫酸铜试液；碱性酒石酸铜试液；0.71% 硫酸钠溶液；$Na_2S_2O_3$ 滴定液（0.1mol/L）；碘滴定液（0.05mol/L）；氢氧化钠滴定液（0.1mol/L）；淀粉指示液。

检验操作

1. 性状

（1）检验方法　取本品，缓慢旋转，目视检查，观察药品的色泽和澄明度；取少量内容物，轻微搅拌观察黏性。

（2）结果判定　本品应为无色、稍带黏性的澄明液体，有时显轻微的乳光。

2. 鉴别

(1) 检验方法

① 取本品 1ml，加氢氧化钠试液 2ml 与硫酸铜试液数滴，即生成淡蓝色沉淀，加热后变为棕色沉淀。

② 取本品 1ml，缓缓滴入温热的碱性酒石酸铜试液中，即生成氧化亚铜的红色沉淀。

(2) 结果判定 均呈阳性反应，即均生成相应的沉淀，判为符合规定。

3. 检查

(1) 分子量与分子量分布

① 检验方法 分子排阻色谱法。

② 色谱条件 色谱柱：以亲水性球形高聚物为填充剂（如 TSK G PWXL 柱或 Shodex OHpak SB HQ 柱）；流动相：0.71％硫酸钠溶液（内含 0.02％叠氮化钠）；柱温：35℃；流速：0.5ml/min；示差折光检测器；进样体积：20μl。

③ 检验步骤

a. 供试品溶液的配制：取本品适量，加流动相溶解并稀释制成每 1 毫升中约含 10mg 的溶液，振摇，室温放置过夜，作为供试品溶液。

b. 对照品溶液的配制：取 4～5 个已知分子量的右旋糖酐对照品，分别加流动相溶解并稀释制成每 1 毫升中约含 10mg 的溶液，振摇，室温放置过夜，作为供试品溶液。

c. 供试品含量测定：取供试品溶液 20μl，注入液相色谱仪，记录色谱图，由 GPC 软件计算出供试品的重均分子量及分子量分布。

④ 结果计算及判定

a. 结果计算：采用适宜的 GPC 软件，以对照品重均分子量（M_w）的对数值对相应的保留时间（t_R）制得标准曲线的线性回归方程 $\lg M_w = a + bt_R$，根据 GPC 软件处理结果，按下列公式计算出供试品的分子量与分子量分布。

$$M_n = \sum RI_i / \sum(RI_i/M_i)$$
$$M_w = \sum(RI_i/M_i)/\sum RI_i$$
$$D = M_w/M_n$$

式中，M_n 为数均分子量；M_w 为重均分子量；D 为分布系数；RI_i 为供试品在保留时间 i 时的峰高；M_i 为供试品在保留时间 i 时的分子量。

b. 结果判定：重均分子量应为 32000～42000，10％大分子部分重均分子量不得大于 120000，10％小分子部分重均分子量不得小于 5000。

(2) 5-羟甲基糠醛

① 检验方法 照紫外-可见分光光度法。

② 检验操作 精密量取本品适量（约相当于葡萄糖 1.0g），置 100ml 量瓶中，用水稀释至刻度，摇匀，照紫外-可见分光光度法，在 284nm 的波长处测定吸光度。

③ 结果判定 供试液在 284nm 的波长处测定的吸光度不得大于 0.32。

4. 含量测定

(1) 右旋糖酐 40 的含量测定

① 检验方法 旋光光度法。

② 检验步骤

a. 供试品溶液的配制：精密量取本品 10ml，置 25ml（6％规格）或 50ml（10％规格）量瓶中，用水稀释至刻度，摇匀，即得。

b. 开启旋光仪：将旋光仪接通电源，打开仪器，开启钠光灯，并使钠光灯发光稳定

（约 20min 后测定）。

　　c. 旋光仪零点的校正：在测定待测样品之前，先校正旋光仪的零点。将样品管洗干净，装上蒸馏水，使液面凸出管口，盖好盖子。将样品管擦干，放入旋光仪内，罩上盖子，开启钠光灯，将刻度盘调在零点左右，然后调节仪器的目镜的焦点，旋动粗动、微动手轮，使视场内三部分的亮度一致（图 12-1），即为零点视场，记下其读数，再反复操作两次，取其平均值作为零点。

 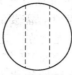

(a) 大于 (或小于) 零度视场　　　(b) 零度视场　　　(c) 小于 (或大于) 零度视场

图 12-1　旋光仪的三分视场变化情况

　　d. 待测样品的装入：样品管用配制好的供试品溶液洗 2~3 次，将样品管的一头用玻盖和铜帽封上，然后将管竖起，开口向上，将供试品溶液注入样品管中，并使溶液因表面张力而形成的凸液面中心高出管顶，再将样品管上的玻盖盖好，不能带入气泡，然后盖上铜帽，使之不漏水。注意：在玻盖与玻管之间是直接接触，而在铜帽与玻盖之间需放置橡皮垫圈。铜帽与玻盖之间不可拧得太紧，只要不流出液体即可。如果旋得太紧，玻盖产生扭力，使样品管内有空隙，影响旋光。

　　e. 旋光度的测定：将样品装入旋光管测定旋光度，这时所得的读数与零点之间的差值即为该物质的旋光度，使偏振光向右旋转者（顺时针方向）为右旋，以"＋"符号表示；使偏振光向左旋转者（反时针方向）为左旋，以"－"符号表示。读取旋光度 3 次，取三次的平均值。记下样品管的长度及测定时的温度，然后按公式计算其比旋光度。旋光计的检定，可用标准石英旋光管进行，读数误差应符合规定。

　　f. 实验结束后，洗净旋光管，装满蒸馏水。

　　③ 结果计算及判定

　　a. 结果计算：按下式计算右旋糖酐 40 的含量，计算右旋糖酐 40 占标示量的百分比。

$$C = 0.5128(\alpha - 0.4795C_1)$$

　　式中，C 为每 100 毫升注射液中含右旋糖酐 40 的质量，g；α 为测得的旋光度×稀释倍数 2.5（6％规格）或 5.0（10％规格）；C_1 为每 100 毫升注射液中用规定方法测得的葡萄糖质量，g。

　　b. 结果判定：含右旋糖酐 40 应为标示量的 95.0％~105.0％。

　　（2）葡萄糖的含量测定

　　① 检验方法　剩余碘量法。

　　② 检验操作　精密量取本品 2ml，置碘瓶中，精密加碘滴定液（0.05mol/L）25ml，边振摇边滴加氢氧化钠滴定液（0.1mol/L）50ml，在暗处放置 30min，加稀硫酸 5ml，用硫代硫酸钠滴定液（0.1mol/L）滴定，至近终点时，加淀粉指示液 2ml，继续滴定至蓝色消失，并将滴定的结果用 0.12g（6％规格）或 0.20g（10％规格）的右旋糖酐 40 做空白试验校正。

　　③ 结果计算及判定　每 1 毫升碘滴定液（0.05mol/L）相当于 9.909mg 的 $C_6H_{12}O_6 \cdot H_2O$；本品含葡萄糖（$C_6H_{12}O_6 \cdot H_2O$）应为标示量的 95.0％~105.0％。

检验分析

　　右旋糖酐经碱水解后产生葡萄糖，且注射液中本身含有葡萄糖，具有还原性，葡萄糖可使 Cu^{2+} 还原成红色氧化亚铜沉淀，也可与碱性酒石酸钾铜溶液反应加热即生成氧化亚铜的红色沉淀，故可用于鉴别本品。

生物大分子聚合物如多糖、多聚核苷酸和胶原蛋白等具有分子大小不均一的特点，故生物大分子聚合物分子量与分子量分布是控制该类产品的关键指标，需要进行检查，可利用分子筛的原理，采用分子排阻色谱法测定供试品与对照品的保留时间，再采用适宜的 GPC 软件进行计算和处理。葡萄糖在弱酸性条件时较稳定，但在高温加热灭菌时，葡萄糖易分解产生 5-羟甲基糠醛、乙酰丙酮与甲酸，故还需检查 5-羟甲基糠醛杂质，该杂质分子中具有共轭结构，在紫外区有特征吸收，可用紫外-可见分光光度法测定其杂质限量。

本品既含有右旋糖酐 40，又含有葡萄糖，需要测定两者的含量。右旋糖酐具有旋光性，其含量测定就是根据右旋糖酐水溶液的旋光度在一定范围内与浓度成正比来测定的。葡萄糖的含量测定采用碘量法，其原理是：I_2 与 NaOH 作用可生成次碘酸钠（NaIO），次碘酸钠可将葡萄糖（$C_6H_{12}O_6$）分子中的醛基定量地氧化为羧基（生成葡萄糖酸）。未与葡萄糖作用的次碘酸钠在碱性溶液中歧化生成 NaI 和 $NaIO_3$，当酸化时 $NaIO_3$ 又恢复成 I_2 析出，用 $Na_2S_2O_3$ 标准溶液滴定析出的 I_2，从而可计算出葡萄糖的含量。

注意事项

（1）在测定生物大分子聚合物分子量与分子量分布时，选用与供试品分子结构与性质相同或相似的对照品十分重要。

（2）测定旋光度时，每次测定前应以溶剂作空白校正，测定后，再校正 1 次，以确定在测定时零点有无变动；如第 2 次校正时发现零点有变动，则应重新测定旋光度。

（3）温度对旋光度的影响较大，测定时应注意环境温度，必要时，应对供试液进行恒温处理后再进行测定（如使用带恒温循环水夹层的测定管）。

课堂互动　具有何种结构特征的药物可以用旋光光度法来测定含量？请举两个例子进行说明。

必需知识

一、多糖类药物的分类

多糖类药物按来源可分为以下四类。

1. 动物来源的多糖

如肝素、硫酸软骨素、透明质酸等。肝素是从猪小肠黏膜中提取的，具有抗凝血、降血脂、抗炎及抗过敏等作用；硫酸软骨素是从猪喉或鼻软骨中提取的，有较强降血脂作用和缓和抗凝血作用，临床上用于冠心病和动脉粥样硬化的治疗。

2. 微生物来源的多糖

右旋糖酐是以细菌发酵法制得的一种葡聚糖，有增加血容量、改善微循环的作用，可作为代血浆。近年来发现真菌能产生多种有生物活性的多糖，如香菇多糖、茯苓多糖、云芝多糖、灵芝多糖、银耳多糖等，它们具有抗肿瘤、抗辐射、抗炎或升高白细胞、提高免疫力的功能。

3. 植物来源的多糖

如黄芪多糖、人参多糖、刺五加多糖、红花多糖等。它们具有促进细胞吞噬、抗辐射或降血脂的作用。

4. 海洋生物来源的多糖

从海洋生物制取的刺参多糖、玉足海参多糖、白肛海地瓜多糖，由海蟹壳、虾壳制取的壳聚多糖等都具有一定的生物活性，有临床应用的价值。

二、多糖类药物的理化性质及结构分析

多糖的分子量很大，常带负电荷，水溶液具有一定的黏度，能被酸或碱水解成单糖和低聚糖或其他组分。含糖醛酸和氨基糖基的多糖，如肝素、透明质酸等均具有酸性。多糖分子中单糖组成的不同、糖苷键的连接方式和位置不同以及相对分子质量的不同等构成了不同生理功能和生物活性。因此，多糖类药物的化学结构与生物活性密切相关。

多糖类药物的结构分析主要包括单糖组成、分子量、糖苷键连接方法、糖苷键连接位置等的分析。可采用纸色谱法、薄层色谱法、高效液相色谱法、气-质联用技术等对单糖进行分离和鉴定；用凝胶色谱法等其他测定方法可进行多糖的分子量及分子量分布测定；用红外光谱、核磁共振、化学反应后产物的分析等实验，可帮助确定糖苷键的连接方式及糖苷键的位置。

三、多糖类药物的质量检验

1. 多糖类药物的鉴别

（1）沉淀反应

① 黏多糖分子中具有半缩醛基结构，有还原性，与碱性酒石酸铜溶液反应加热即生成氧化亚铜的红色沉淀。

$$RCHO + \begin{array}{c} COONa \\ CHO \\ | \\ CHO \\ COOK \end{array} Cu^{2+} \xrightarrow{OH^-} RCOOH + \begin{array}{c} COONa \\ CHOH \\ | \\ CHOH \\ COOK \end{array} + 2CuOH$$

$$2CuOH \xrightarrow{\triangle} Cu_2O \downarrow + H_2O$$

【案例 12-1】硫酸软骨素的鉴别

取硫酸软骨素 5％溶液 1ml，加碱性酒石酸铜数滴，加热，即产生红色沉淀。

② 多糖经酸或碱水解后产生葡萄糖，葡萄糖可使 Cu^{2+} 还原成红色氧化亚铜沉淀。

（2）葡萄糖的鉴别反应 多糖在酸存在下水解成单糖，单糖在浓酸中加热脱水生成糠醛或其衍生物，再与两分子的 α-萘酚缩合成醌型化合物而呈紫红色，可用于糖类的一般鉴别。

【案例 12-2】云芝多糖的鉴别

取 2％的云芝多糖溶液 1ml，加 5％ α-萘酚乙醇液 2 滴，摇匀，沿管壁缓缓加入硫酸0.5ml，在两液层界面应显紫色。

（3）SO_4^{2-} 鉴别反应 由于黏多糖分子结构中的硫酸酯被水解成游离的硫酸根离子，而显硫酸盐的鉴别反应。

【案例 12-3】硫酸软骨素的鉴别

取硫酸软骨素供试液 10ml，加稀盐酸 0.5ml，加 $BaCl_2$ 试液，即产生白色沉淀。

（4）标准品对照法　如肝素的鉴别采用肝素的供试品与标准品，分别加水制成每1毫升含2.5mg的溶液，照琼脂糖凝胶电泳法试验，供试品与标准品所显斑点的迁移距离之比应为0.9～1.1。

（5）甲苯胺蓝染色法　硫酸软骨素与甲苯胺蓝产生异染反应，硫酸软骨素被染成紫红色。

【案例 12-4】硫酸软骨素的鉴别

取2％硫酸软骨素溶液一滴，点于滤纸上，干燥后，置甲苯胺蓝中染色1～2min，用稀乙酸液洗去多余甲苯胺蓝溶液，点样处应显紫红色。

此外，利用糖分子结构中含有不对称碳原子所具有的旋光性质，在一定条件下，各种糖具有其特有的比旋度，来鉴别糖类物质。

2. 多糖类药物的检查

（1）吸光度　多糖类药物中易混入核酸、蛋白质等杂质，一般多糖类在200nm或小于200nm波长处有最大吸收峰，用紫外分光光度法于200～400nm处进行扫描，在260nm和280nm处应无最大吸收峰，如有吸收峰则表示可能混入核酸或蛋白质。故利用蛋白质和核酸分别在280nm、260nm有紫外吸收的特性检查其纯度。

【案例 12-5】肝素钠的吸光度检查

取本品，加水制成每1毫升中含4mg的溶液，照紫外-可见分光光度法测定，在260nm的波长处，其吸光度不得大于0.10，在280nm的波长处，其吸光度不得大于0.10。

（2）黏度　多糖为高分子化合物，具有一定的黏性，尤其是黏多糖的水溶液具有黏性，通过黏度检查可以控制杂质的量。

【案例 12-6】肝素钠的黏度检查

取相当于40万U的肝素钠，加水适量研细，移入干燥并称定质量的10ml量瓶中，研钵用水冲洗并移入量瓶中，将量瓶置于25℃水浴中，等温度平衡后，加25℃水至刻度，摇匀，称定质量，计算供试品溶液的密度。取溶液，必要时用$0.45\mu m$滤膜过滤，照黏度测定法，用内径约为1mm毛细管，在25℃±0.1℃测定其动力黏度，不得大于$0.030Pa \cdot s$。

（3）含氮量　黏多糖是含氮的不均一多糖，在动物组织中与蛋白质共价结合，所以在制备过程中第一步就是用酶降解蛋白质或用碱使多糖-蛋白质的键分开，再用普通蛋白质沉淀剂使之沉淀或通过变性使蛋白质沉淀；发酵生产的多糖类药物中也常常混入微量的杂质蛋白。一般通过测定含氮量控制引入的杂蛋白含量。例如，硫酸软骨素的双糖单位按$C_{14}H_{21}NO_{14}S$计算，理论含氮量为3.05％，规定含氮量应在2.5％～3.8％；肝素钠含氮量应在1.3％～2.5％。

（4）硫　黏多糖的结构中含有较多的羧基，并多含硫酸基，具有较强酸性，故也称为酸性黏多糖。通过测定硫含量可以控制杂质量。

【案例 12-7】肝素钠的硫检查

取肝素钠25mg，精密称定，照氧瓶燃烧法进行有机破坏，选用1000ml燃烧瓶，以浓过氧化氢溶液0.1ml与水10ml为吸收液，等生成的烟雾完全吸收后，置冰浴中15min，加热缓缓煮沸2min，冷却，加乙醇-乙酸铵缓冲液（pH 3.7）50ml、乙醇30ml、0.1％茜素红溶液0.3ml为指示液，用高氯酸钡滴定液（0.05mol/L）滴定至淡橙红色。每1毫升高氯酸钡滴定液（0.05mol/L）相当于 1.603mg 的 S，按干燥品计算，含硫量不得少于 10.0%。

（5）分子量与分子量分布　多糖类物质尤其是细菌发酵生产的多糖类药物，例如右旋糖酐，其产物的分子量很大，需经水解才能得到右旋糖酐 20、右旋糖酐 40、右旋糖酐 70，如果水解不完全，就会引入大分子量的糖酐，因此需要检查分子量与分子量分布。

（6）单糖　部分多糖类药物中可能会引入部分单糖，例如，香菇多糖产品中，规定单糖的含量以无水葡萄糖计不得超过 15%。

【案例 12-8】香菇多糖的单糖检查

取本品约 0.5g，精密称定，加蒸馏水 60ml，加热使溶解，放冷，加氢氧化钠试液至中性，精密加入碘滴定液（0.1mol/L）25ml，摇匀，逐滴加入氢氧化钠试液 4ml，剧烈振摇，密塞，暗处放置 10min，加稀硫酸 4ml，立即用硫代硫酸钠滴定液（0.1mol/L）滴定，至近终点时，加淀粉指示液 2ml，继续滴定至蓝色消失，并将滴定结果用空白试验校正，即得。每 1 毫升碘滴定液（0.1mol/L）相当于 9.008mg 的无水葡萄糖。

（7）蛋白质　也可通过直接测定多糖类药物中蛋白质的杂质限量来控制多糖中混入的杂蛋白的量。例如，取香菇多糖溶于蒸馏水中，使含量为 100mg/ml，加入 30%磺基水杨酸，不得混浊。

> **课堂互动**　多糖类药物的检查项目中哪些项目与药物中所含的蛋白质杂质有关？分别用什么方法检查？

3. 多糖类药物的含量测定

（1）旋光光度法　因多糖分子普遍具有旋光性，故可采用旋光光度法测定其含量，如右旋糖酐的含量测定就是根据右旋糖酐水溶液的旋光度在一定范围内与浓度成正比来测定的。

【案例 12-9】右旋糖酐 20 氯化钠注射液的含量测定

精密量取本品 10ml，置 25ml（6%规格）或 50ml（10%规格）量瓶中，加水稀释至刻度，摇匀，照旋光度测定法（附录ⅥE）测定，按下式计算右旋糖酐的含量。

$$C = 0.5128\alpha$$

式中，C 为每 100 毫升注射液中含有右旋糖酐的质量，g；α 为测得的旋光度×稀释倍数 2.5（6%规格）或 5.0（10%规格）。

（2）水解单糖测定法　酸水解真菌多糖产生葡萄糖，利用葡萄糖的还原性，采用斐林试剂或碘量法进行测定。如云芝多糖的含量测定方法就是采用剩余碘量法分别测定总糖和单糖含量，总糖的含量减去单糖的含量，即为云芝多糖的含量。

硫酸软骨素的双糖结构单位中有一分子为氨基己糖，故将硫酸软骨素在酸性条件下水解释放出氨基己糖，使其在碱性条件下与乙酰丙酮反应，生成色原物质，再与对二甲氨基苯甲醛盐酸醇溶液反应生成红色溶液，以盐酸氨基葡萄糖为对照品，同法进行上述操作，用比色法测定硫酸软骨素中氨基己糖的含量，再与理论值 39.0%（根据分子量计算，氨基己糖占硫酸软骨素的 39.0%）比较，即可计算出硫酸软骨素的百分含量。

（3）高效液相色谱法　《中国药典》（2010 年版）也采用高效液相色谱法测定部分多糖类药物的含量，如硫酸软骨素钠及其片剂和胶囊剂均采用此法测定其含量。

（4）生物效价测定法　多糖类药物一般具有独特的生理活性，故可以通过生物活性测定法来测定其生物效价，例如，肝素对凝血过程的多个环节都有抑制作用，最终使纤维蛋白原不能转变为纤维蛋白而产生抗凝血作用。它的生物检定方法系比较肝素标准品与供试品延长新鲜兔血或兔、猪血浆凝结时间的作用，以测定供试品的效价。

另外，肝素的效价测定还可用色原底物法，原理是基于肝素与抗凝酶（AT-Ⅳ）的复合物对Ⅹa因子（FⅩa）或凝血酶有抑制作用，残余的FⅩa或凝血酶用某些色原底物测出，量与肝素呈负相关，鉴于肝素的抗FⅩa活性对抗血栓效应的重要性，美国药典把色原底物测定用于肝素的质量控制。

$$肝素 + AT\text{-}Ⅲ \longrightarrow AT\text{-}Ⅲ \cdot 肝素$$
$$AT\text{-}Ⅲ \cdot 肝素 + FⅩa(过量) \longrightarrow AT\text{-}Ⅲ \cdot 肝素 \cdot FⅩa + FⅩa(残余)$$
$$Bz\text{-}Ile\text{-}Glu\text{-}Gly\text{-}Arg\text{-}PNA + H_2O \longrightarrow Bz\text{-}Ile\text{-}Glu\text{-}Gly\text{-}Arg\text{-}OH + PNA$$
$$(S\text{-}2222)$$

底物S-2222的C端结合了对硝基苯胺（PNA），水解释出的游离PNA在波长405nm处吸光度很高，而本身无色的底物在此基本无吸收。

【案例12-10】肝素生物测定法

本法系比较肝素标准品（S）与供试品（T）延长新鲜兔血或兔、猪血浆凝结时间的作用，以测定供试品的效价。

（1）标准品溶液的制备　精密称取肝素标准品适量，按标示效价加灭菌水溶解使成每1毫升含100U的溶液，分装于适宜的容器内，4～8℃贮存，经验证保持活性符合要求的条件下，可在3个月内使用。

（2）标准品稀释液的制备　试验当日，精密量取标准品溶液，按高、中、低剂量组（d_{S3}、d_{S2}、d_{S1}）用氯化钠注射液配成3种浓度的稀释液，相邻两浓度的比值（γ）应相等。调节剂量使低剂量组各管的平均凝结时间较不加肝素对照管组明显延长。高剂量组各管的平均凝结时间，用新鲜兔血者，以不超过60min为宜，其稀释液一般可制成每1毫升中含肝素2～5U，γ为1:0.7左右；用血浆者，以不超过30min为宜，其稀释液一般可制成每1毫升中含肝素0.5～1.5U，γ为1:0.85左右。

（3）供试品溶液与稀释液的制备　按供试品的标示量或估计效价（A_T），照标准品溶液与稀释液的制备法配成高、中、低（d_{T3}、d_{T2}、d_{T1}）3种浓度的稀释液，相邻两浓度之比值（γ）应与标准品相等，供试品与标准品各剂量组的凝结时间应相近。

（4）血浆的制备　迅速收集兔或猪血置预先放有8%枸橼酸钠溶液的容器中，枸橼酸钠溶液与血液容积之比为1:19，边收集边轻轻振摇，混匀，迅速离心约20min（离心力不超过1500×g为宜，g为重力常数）。立即吸出血浆，并分成若干份分装于适宜容器内，低温冻结贮存。临用时置37℃±0.5℃水浴中融化，用两层纱布或快速滤纸过滤，使用过程中在4～8℃放置。

（5）测定法

① 新鲜兔血　取管径均匀（0.8cm×3.8cm或1.0cm×7.5cm）、清洁干燥的小试管若干支，每管加入一种浓度的标准品或供试品稀释液0.1ml，每种浓度不得少于3管，各浓度的试管支数相等。取刚抽出的兔血适量，分别注入小试管内，每管0.9ml，立即混匀，避免产生气泡，并开始计算时间。将小试管置于37℃±0.5℃水浴中，从动物采血时起至小试管放入恒温水浴的时间不得超过3min，注意观察并记录各管的凝结时间。

② 血浆　取上述规格的小试管若干支，分别加入血浆一定量，置37℃±0.5℃水浴中预热5～10min后，依次每管加入一种浓度的标准品或供试品稀释液及1%氯化钙溶液（每种浓度不得少于3管，各浓度的试管支数相等），血浆、肝素稀释液和氯化钙溶液的加入量分

别为 0.5ml、0.4ml 和 0.1ml，或 0.8ml、0.1ml 和 0.1ml，加入氯化钙溶液后，立即混匀，避免产生气泡，并开始计算时间，注意观察并记录各管凝结时间，将各管凝结时间换算成对数，照生物检定统计法中的量反应平行线测定法计算效价及实验误差。

测定法①的可信限率（FL%）不得大于 10%。

测定法②的可信限率（FL%）不得大于 5%。

小　结

1. 临床使用的右旋糖酐都是平均相对分子质量在 1 万～8 万之间的中低分子右旋糖酐的混合物。如果生产过程水解不完全，会引入大分子量糖酐，因此它的检查项目中有对分子量分布的特殊要求。

2. 多糖在酸性条件下水解成单糖，单糖在浓酸中加热脱水生成糖醛或其衍生物，可与 α-萘酚等生成有色物质，可用于糖类的一般鉴别。

3. 肝素的常用各种化学测定方法，其专一性不强，影响测定结果的因素较多，测得结果常不能与生物效价一致，因此肝素及其制剂的效价测定仍以生物检定法为主。

习　题

一、单项选择题

1. 下列不属于多糖类药物的是（　　）。

A. 肝素　　　　　B. 硫酸软骨素　　　　　C. 透明质酸　　　　　D. 胆酸

2. 下列多糖类药物的含量测定可用生物检定法测定的是（　　）。

A. 肝素钠　　　　B. 硫酸软骨素 A　　　　C. 右旋糖酐　　　　D. 云芝多糖

3. 右旋糖酐药物的检查项目不包括（　　）。

A. 5-羟甲基糠醛　B. 重金属　　　　　　C. 硫　　　　　　　　D. 分子量分布

4. 下列多糖类药物的检查项目中需测定分子量和分子量分布的是（　　）。

A. 透明质酸　　　B. 肝素钠　　　　　　C. 右旋糖酐 40　　　D. 硫酸软骨素

5. 关于肝素的含量测定说法错误的是（　　）。

A. 可通过比较肝素标准品与供试品延长兔血浆凝结时间来测定其效价

B. 肝素标准品溶液需在 4～8℃贮存，如有沉淀析出，需要过滤后再使用

C. 冻结血浆临用前置 37℃水浴融化，过滤后在 4～8℃放置

D. 鉴于肝素的抗 F X a 活性对抗血栓效应的重要性，美国药典把色原底物测定用于肝素的质量控制

6. 下列哪种试剂不能用于鉴别硫酸软骨素（　　）。

A. 碱性酒石酸铜溶液　　　　　　　　　B. 酸化的 $BaCl_2$ 试液

C. 甲苯胺蓝染色液　　　　　　　　　　D. 三氯化铁溶液

7. 多糖类药物的杂质检查不包括（　　）。

A. 黏度　　　　　B. 吸光度　　　　　　C. 分子量分布　　　D. 高聚物

8. 《中国药典》（2010 年版）中关于右旋糖酐 40 葡萄糖注射液的分析错误的是（　　）。

A. 可以与碱性酒石酸铜试液反应生成红色沉淀来鉴别

B. 需检查"分子量与分子量分布"

C. 含量测定包括"右旋糖酐 40"和"葡萄糖"两项

D. "右旋糖酐 40"和"葡萄糖"的含量均采用旋光度测定法

二、填空题

1. 《中国药典》（2010 年版）右旋糖酐 40 葡萄糖注射液中右旋糖酐 40 和葡萄糖的含量测定方法分别为_____和_____。

2. 肝素的效价测定一般可采用_____和_____两种方法。

3. 黏多糖可与斐林试剂（如碱性酒石酸铜试液）反应呈阳性，是分子中因含_____结构而具有氧化性。

三、问答题

1. 简述肝素的凝固时间法和色原底物法测定含量的原理。

2. 右旋糖酐的检查项目中为何要测定其分子量分布？如何检查？

3. 为什么要检查右旋糖酐 40 葡萄糖注射液中的 5-羟甲基糠醛？如何测定？

项目十三

甾体激素类药物质量检验

■【知识目标】

◆ 掌握甾体激素类药物质量检查的各个项目、基本原理、检查方法和注意事项；

◆ 掌握甾体激素类药物的基本结构及其特征；

◆ 了解甾体激素类药物的理化性质与质量分析方法的关系。

■【能力目标】

◆ 能独立并正确进行甾体激素类药物的鉴别、检查和含量测定；

◆ 能独立并正确分析甾体激素类药物的结构特点，并选择相应的质量检测方法。

甾体激素类药物是一类具有甾体结构的激素类药物，有着十分重要的生理功能。甾体激素类药物一些为天然物，一些来自人工合成。无论是天然物还是人工合成，本类药物均具有环戊烷并多氢菲的母核，基本骨架如下：

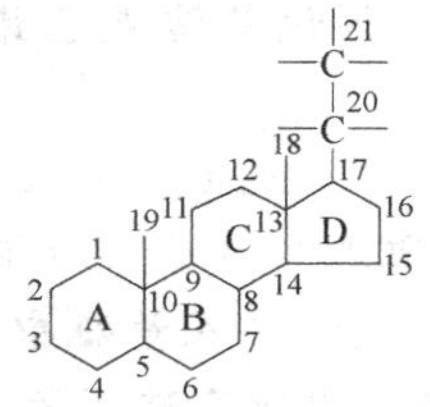

甾体激素类药物主要包括肾上腺皮质激素和性激素两大类，性激素又分为雄性激素（蛋白同化激素）、孕激素和雌激素三类。

《中国药典》2010年版收载的肾上腺皮质激素（简称皮质激素）类代表性药物有：氢化可的松、泼尼松、乙酸地塞米松等；雄性激素代表性药物有：甲睾酮、丙酸睾酮等；蛋白同化激素代表性药物有：苯丙酸诺龙等；孕激素类代表性药物有：黄体酮、乙酸甲地孕酮等；雌激素类代表性药物有：雌二醇、炔雌醇原料及制剂等。此外，《中国药典》2010年版还收载了在性激素结构基础上，经改造而成的口服避孕药物。代表药物有：炔诺酮、炔诺孕酮。

检验任务　黄体酮注射液药物质量检验

任务简介

本品为黄体酮的注射液制剂，黄体酮又名孕酮，是由卵巢黄体分泌的一种天然孕激素，属于甾体激素类药物，在体内对雌激素激发过的子宫内膜有显著形态学影响，为维持妊娠所必需。临床上用来人工调整月经周期，适用于先兆流产和习惯性流产、经前期紧张综合征、无排卵型功血和无排卵型闭经、与雌激素联合使用治疗更年期综合征。临床上主要使用其注射液。

检验标准 （2010 年版《中国药典》节选）

黄体酮注射液

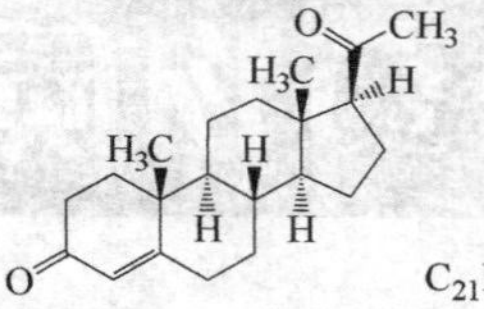

$C_{21}H_{30}O_2$ 314.47

本品为黄体酮的灭菌油溶液。含黄体酮（$C_{21}H_{30}O_2$）应为标示量的 93.0% ～ 107.0%。

[性状] 本品为无色至淡黄色的澄明油状液体。

[鉴别] 在含量测定项下记录的色谱图中，供试品溶液主峰的保留时间应与对照品溶液主峰的保留时间一致。

[检查] 有关物质　用内容量移液管精密量取本品适量（约相当于黄体酮 50mg），置 50ml 量瓶中，用乙醚分数次洗涤移液管内壁，洗液并入量瓶中，用乙醚稀释至刻度，摇匀，精密量取 25ml，置具塞离心管中，在温水浴中使乙醚挥散，用甲醇振摇提取 4 次（第 1～3 次每次 5ml，第 4 次 3ml），每次振摇 10min 后离心 15min，并将甲醇液移至 25ml 量瓶中，合并提取液，用甲醇稀释至刻度，摇匀，经 0.45μm 滤膜滤过，取续滤液作为供试品溶液；精密量取 1ml，置 100ml 量瓶中，用甲醇稀释至刻度，摇匀，作为对照溶液。照黄体酮有关物质项下的方法试验，供试品溶液色谱图中如有杂质峰，扣除相对保留时间 0.1 之前的辅料峰（如处方中含有苯甲醇，应扣除苯甲醇的色谱峰），单个杂质峰面积不得大于对照溶液主峰面积的 0.5 倍（0.5%），各杂质峰面积的和不得大于对照溶液主峰面积的 2 倍（2.0%）。供试品溶液色谱图中任何小于对照溶液主峰面积 0.05 倍的色谱峰可忽略不计。

　　其他　应符合注射剂项下有关的各项规定（附录 I B）。

[含量测定] 用内容量移液管精密量取本品适量（约相当于黄体酮 50mg），置 50ml 量瓶中，用乙醚分数次洗涤移液管内壁，洗液并入量瓶中，加乙醚稀释至刻度，摇匀，精密量取 5ml，置具塞离心管中，在温水浴中使乙醚挥散，用甲醇振摇提取 4 次（第 1～3 次每次 5ml，第 4 次 3ml），每次振摇 10min 后离心 15min，并将甲醇液移置 25ml 量瓶中，合并提取液，用甲醇稀释至刻度，摇匀，精密量取 10μl，照黄体酮含量测定项下的方法测定，即得。

仪器试剂

　　（1）仪器　HPLC 仪；恒温水浴锅；量入式量筒。

　　（2）试剂　乙醚、甲醇等。

检验操作

1. 性状

　　（1）检验方法　取本品，目视检查，观察注射液的色泽和澄明度及药品的封装情况。

　　（2）结果判断　本品为无色至淡黄色的澄明油状液体，判定为符合规定；否则，判定为不符合规定。

2. 鉴别

（1）检验方法　高效液相色谱法，同含量测定可同时检验。

（2）结果判断　供试品溶液主峰的保留时间应与对照品溶液主峰的保留时间一致。

3. 检查

（1）有关物质

① 检验方法　高效液相色谱法。

② 检验操作

a. 溶液配制　用内容量移液管精密量取本品适量（约相当于黄体酮 50mg），置 50ml 量瓶中，用乙醚分数次洗涤移液管内壁，洗液并入量瓶中，用乙醚稀释至刻度，摇匀，精密量取 25ml，置具塞离心管中，在温水浴中使乙醚挥散，用甲醇振摇提取 4 次（第 1～3 次每次 5ml，第 4 次 3ml），每次振摇 10min 后离心 15min，并将甲醇液移至 25ml 量瓶中，合并提取液，用甲醇稀释至刻度，摇匀，经 0.45μm 滤膜滤过，取续滤液作为供试品溶液。

精密量取 1ml，置 100ml 量瓶中，用甲醇稀释至刻度，摇匀，作为对照溶液。

b. 色谱条件　色谱柱：用辛烷基硅烷键合硅胶为填充剂；流动相：以甲醇-乙腈-水（25：35：40）；流速：0.5～1.0ml/min；柱温：40℃；检测波长：241nm；进样体积：10μl。

c. 检验步骤　精密量取供试品溶液和对照溶液各 10μl 注入液相色谱仪，记录色谱图至主成分保留时间的 2 倍。

③ 结果判定　供试品溶液色谱图中如有杂质峰，扣除相对保留时间 0.1 之前的辅料峰，单个杂质峰面积不得大于对照溶液主峰面积的 0.5 倍，各杂质峰面积的和不得大于对照溶液主峰面积的 2 倍。供试品溶液色谱图中任何小于对照溶液主峰面积 0.05 倍的色谱峰可忽略不计。

（2）装量

① 检验步骤　取供试品 5 支，在温水浴中加温后摇匀，擦净安瓿外壁，轻弹安瓿颈部使液体全部落下，折断安瓿颈，将每支内容物分别用相应体积的干燥注射器及注射针头抽尽，然后注入标化的量入式量筒内（量筒的大小应使待测体积至少占其额定体积的 40%），放冷，在室温下检视。

② 结果判定　每支的装量均不少于其标示量，判为符合规定；如有少于其标示量者，即判为不符合规定。

（3）可见异物

① 检查装置　如图 13-1 所示，A 为带有遮光板的日光灯光源，光度可在 1000～4000lx 范围内调节；B 为不反光的黑色背景；C 为不反光的白色背景和底部（供检查有色异物）；D 为反光的白色背景（指遮光板内侧）。

② 检查方法　将检查装置的光照度调至 1000～1500lx，取供试品 20 支（瓶），除去容器标签，擦净容器外壁，置供试品于遮光板边缘处，在明视距离（指供试品至人眼的清晰观测距离，通常为 25cm），分别在黑色和白色背景下，手持供试品颈部轻轻旋转和翻转容器，使药液中存在的可见异物悬浮，轻轻翻摇后即用目检视。

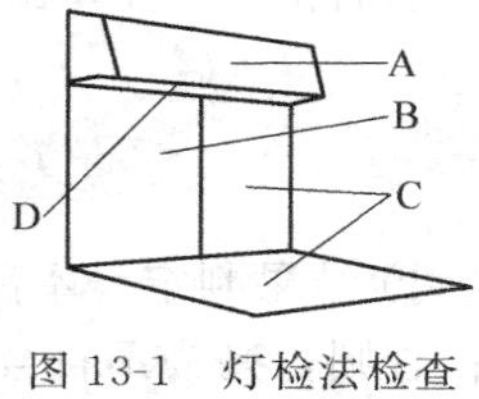

图 13-1　灯检法检查
装置示意图

③ 结果判定　在静止一定时间后轻轻旋转时均不得检出烟雾状微粒柱，且不得检出金属屑、玻璃屑、长度或最大粒径超过 2mm 的纤维和块状物等明显可见异物。微细可见异物（如点状物、2mm 以下的短纤维和块状物等）如有检出，除另有规定外，应符合下列规定。

被检查的 20 支（瓶）检查的供试品中，如有检出明显可见异物，判为不符合规定；均不检出明显可见异物及细微可见异物，判为符合规定。如检出细微可见异物，应另取 20 支（瓶）同法复试，初、复试的供试品中，检出细微可见异物的供试品不超过 2 支（瓶），仍判为符合规定；否则，判为不符合规定。

4. 含量测定

（1）色谱条件 色谱柱：用辛烷基硅烷键合硅胶为填充剂；流动相：以甲醇-乙腈-水（25∶35∶40）；流速：0.5～1.0ml/min；柱温：40℃；检测波长：241nm；进样体积：10μl。

（2）检验步骤

① 溶液配制

a. 对照液的配制：取黄体酮对照品约 20mg，精密称定，置 100ml 量瓶中，用甲醇溶解并稀释至刻度，摇匀，经 0.45μm 微孔滤膜滤过，取续滤液作为对照液（0.2mg/ml）。

b. 供试品液的配制：用内容量移液管精密量取本品适量（约相当于黄体酮 50mg），置 50ml 量瓶中，用乙醚分数次洗涤移液管内壁，洗液并入量瓶中，加乙醚稀释至刻度，摇匀，作为供试品贮备液。精密量取供试品贮备液 25ml，置具塞离心管中，在温水浴中使乙醚挥散，用甲醇振摇提取 4 次，每次振摇 10min 后离心 15min，并将甲醇液移置 25ml 量瓶中，合并提取液，用甲醇稀释至刻度，摇匀，经 0.45μm 微孔滤膜滤过，取续滤液作为供试品溶液 1（1mg/ml，用于系统适用性试验）。精密量取供试品贮备液 5ml，同法操作，得供试品溶液 2（0.2mg/ml，用于供试品含量测定）。

② 系统适用性试验 取供试品溶液 1（1mg/ml）10μl 注入液相色谱仪，调节流速使黄体酮峰的保留时间约为 12min，调节检测灵敏度，使主成分色谱峰的峰高达到满量程，色谱图中黄体酮峰与相对保留时间约为 1.1 的降解产物峰的分离度应大于 4.0。

③ 供试品含量测定 精密量取供试品溶液 2（0.2mg/ml）10μl 注入液相色谱仪，记录色谱图；另取黄体酮对照液，同法测定。供试品液和对照液各进样 4 次，按外标法以平均峰面积计算，即得。

（3）结果计算及判定

① 供试品液和对照液各进样 4 次 由全部进样结果（$n \geqslant 4$）求得平均值，相对标准偏差（RSD）一般应不大于 1.5%。

按外标法以平均峰面积计算：$$C_X = \frac{C_R \times A_X}{A_R}$$

式中，A_X 为供试品的峰面积；C_X 为供试品的浓度；A_R 为对照品的峰面积；C_R 为对照品的浓度。

然后由 C_X 计算出供试品中黄体酮的含量及其占标示量的百分比。

$$标示量 = \frac{C_R \times A_X \times D}{A_R \times W_供} \times 100\%$$

② 结果判定 本品含黄体酮（$C_{21}H_{30}O_2$）为标示量的 93.0%～107.0%，判为符合规定；否则，判为不符合规定。

检验分析

黄体酮属于甾体类激素的孕酮的一种，结构式明确，具体见药品标准。根据该药物的结构式，能发现具有较多特征性官能团，能发生氧化还原等化学反应，可以利用该性质进行药物的分析检验。本品在检验过程中选用的 HPLC 法，是综合考虑了实验的精确性、重复性和简便性，几乎可以借助一种操作来完成对药物的大部分质量检查。

制备供试品溶液时，先用乙醚溶解黄体酮和溶剂油，量取该溶液，挥去乙醚后，再用甲醇分次萃取出药物。以上操作，是因为黄体酮在甲醇中溶解，而溶剂油在甲醇中溶解度很小，因此用甲醇可以从油溶液中萃取出药物，消除溶剂油对色谱系统的污染。

注意事项

（1）装量差异检查时，标示装量为不大于 2ml 者取供试品 5 支，2ml 以上至 50ml 者取供试品 3 支；开启时注意避免损失。除此以外，测定油溶液或混悬液的装量时，应先加温摇匀，并放冷至室温后再行检查。

（2）黄体酮注射液为灭菌油溶液，黏度大，量取时需使用内容量移液管。内容量移液管用于精密移取黏度大的液体。使用时精密吸取溶液，拭干管端的外壁，放出内容物，再用适当的溶剂分次洗涤移液管内壁，将样品完全转移出来。

（3）可见异物检查时，实验室内应避免引入可见异物，灯检法应在暗室中进行；检查人员应无色盲，且远距离和近距离视力测验，均应为 4.9 或 4.9 以上（矫正后视力应为 5.0 或 5.0 以上）。要求旋转或翻转使可见异物悬浮时注意不能产生气泡；用有色透明容器包装或液体色泽较深的品种不适用灯检法，应选用光散射法。

> **课堂互动**
>
> 1. 根据黄体酮的结构式，试讨论除了 HPLC 法以外，还能选择什么方法进行含量测定？
> 2. 比较注射液装量差异检查跟片剂、胶囊剂装量差异检查的方法有何不同？

必需知识

甾体激素类药物种类较多，综合各类激素药物结构特征，可供分析用的主要基团有 Δ^4-3-酮基、C17-α-醇酮基、甲酮基、卤素、酯键等，根据这些基团的反应，常用的分析方法有呈色反应、测定衍生物的熔点、水解产物的反应、紫外分光光度法、红外分光光度法、薄层色谱法、高效液相色谱法等进行鉴别、检查和含量测定。

一、甾体激素类药物的结构、性质与分析

1. 肾上腺皮质激素

（1）肾上腺皮质激素类药物的母核共有 21 个碳原子。C10、C13 具有角甲基；部分药物 C11 位上具有羟基或酮基或具有 C16-α-羟基。

（2）A 环均有 Δ^4-3-酮基或 $\Delta^{1,4}$-3-酮基：为共轭体系，具有紫外吸收，可用于定性定量分析。

（3）C17 位上有 α-醇酮基：具有还原性，能与多种氧化剂发生反应，可用于定性定量分析。

（4）C3-酮基和 C20-酮基：均可与某些羰基化试剂，如 2,4-二硝基苯肼、硫酸苯肼、异烟肼等反应呈色，用于定性定量分析。

（5）有些药物 C17 或 C21 位上形成酯：酯水解后生成相应的羧酸，再根据羧酸性质来鉴别。

（6）有些药物具有 6α-卤素、9α-卤素：可采用一定的方法转位无机卤离子后，再进行分析。

氢化可的松　　　乙酸地塞米松

地塞米松磷酸钠　　　甲睾酮

2. 雄性激素及蛋白同化激素

(1) 雄性激素类药物的母核具有 19 个碳原子，蛋白同化激素母核具有 18 个碳原子，且 C10 上无角甲基。

(2) A 环具有 Δ^4-3-酮基：为共轭体系，具有紫外吸收，可用于定性定量分析。

(3) C3-酮基：可与某些羰基化试剂，如 2,4-二硝基苯肼、硫酸苯肼、异烟肼等反应呈色，用于定性定量分析；可以和氨基脲发生缩合反应，生成缩氨基脲后测定衍生物的熔点（苯丙酸诺龙），用于鉴别。

(4) C17 上无侧链，多数为 β-羟基，或由该羟基形成的酯：酯水解后生成相应的羧酸，再根据羧酸性质来鉴别。

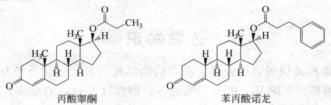

丙酸睾酮　　　苯丙酸诺龙

3. 孕激素

(1) 孕激素类药物的母核具有 21 个碳原子。

(2) A 环具有 Δ^4-3-酮基：为共轭体系，具有紫外吸收，可用于定性定量分析。

(3) C17-甲酮基：能与亚硝基铁氰化钠、间二硝基酚、芳香醛类反应呈色，可用于定性分析。

(4) C3-酮基和 C20-酮基：均可与某些羰基化试剂，如 2,4-二硝基苯肼、硫酸苯肼、异烟肼等反应呈色，用于定性定量分析；与盐酸羟胺作用生成双肟，测定衍生物的熔点（黄体酮），用于鉴别。

(5) 酯的反应：酯水解后生成相应羧酸，再根据羧酸性质来鉴别。

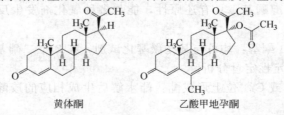

黄体酮　　　乙酸甲地孕酮

4. 雌性激素

(1) 雌性激素类药物的母核具有 18 个碳原子；C10 上无角甲基。

（2）A 环为苯环：为共轭体系，具有紫外吸收，可用于定性定量分析。

（3）C3-酚羟基：可与重氮苯磺酸反应生成红色偶氮染料定量，可用于定性分析；与苯甲酰氯和氢氧化钾作用生成苯甲酸酯，制备衍生物测定熔点（炔雌醇），用于鉴别。

（4）乙炔基：遇硝酸银试液，即生成白色的炔银盐沉淀，可用于鉴别。

（5）C17-羟基形成酯：酯水解后生成相应羧酸，再根据羧酸性质来鉴别。

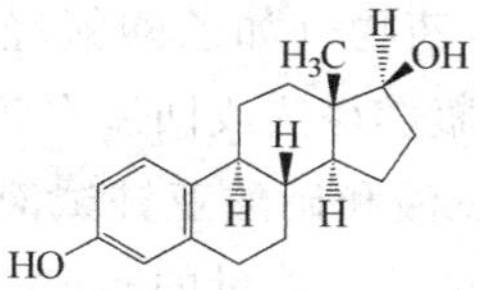

雌二醇 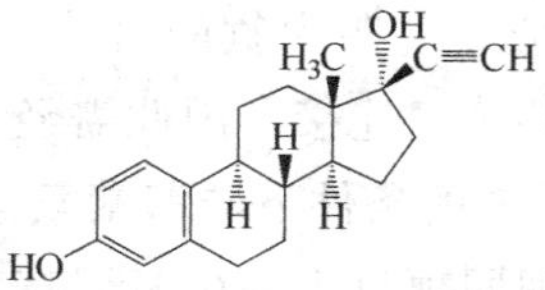   炔雌醇

二、甾体激素类药物的检验

1. 甾体激素类药物的鉴别

甾体激素类药物的鉴别试验，重要是根据其母核结构和各种官能团反应进行的。常用的方法有化学鉴别法、制备衍生物测定其熔点、薄层色谱法等。由于本类药物的结构近似，红外光谱特征性强，本类药物的原料药几乎都采用了红外光谱法进行鉴别。

（1）化学鉴别法

① 与强酸的呈色反应 多数甾体激素能与硫酸、磷酸、高氯酸、盐酸等强酸反应呈色，其中与硫酸的呈色反应应用较广。甾体激素与硫酸的呈色反应操作简便，不同的药物可形成不同的颜色或荧光，可以相互区别，反应灵敏，目前为各国药典所应用。

② 官能团的反应

a. 酮基的呈色反应 多数甾体激素药物分子结构中含有 C3-酮基和 C20-酮基，均能与异烟肼、2，4-二硝基苯肼、硫酸苯肼等羰基试剂反应呈色，形成黄色的腙而用于鉴别。例如黄体酮的鉴别反应式如下：

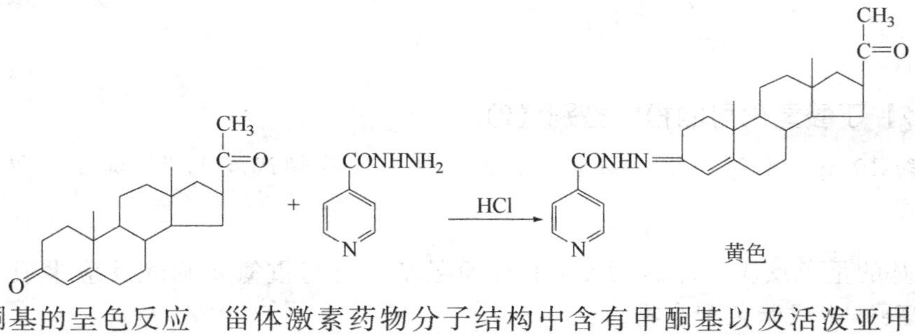

b. 甲酮基的呈色反应 甾体激素药物分子结构中含有甲酮基以及活泼亚甲基时，能与亚硝基铁氰化钠、间二硝基酚、芳香醛等反应呈色。在碳酸钠和乙酸铵存在的条件下，黄体酮的甲醇溶液与亚硝基铁氰化钠反应显蓝紫色。这是黄体酮灵敏、专属的鉴别方法。

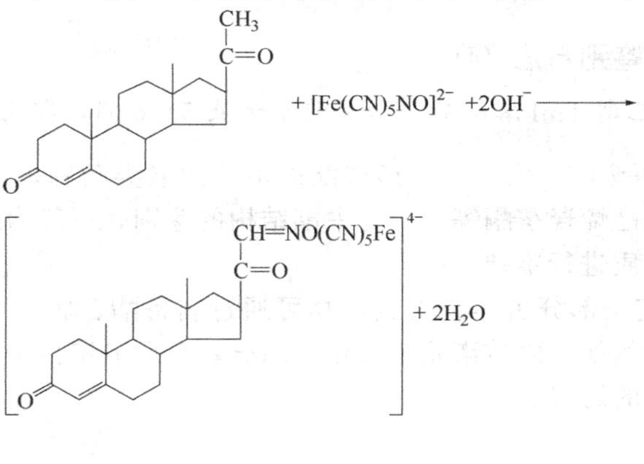

【案例 13-1】黄体酮的鉴别①②

① 取本品约 5mg, 加甲醇 0.2ml 溶解后, 加亚硝基铁氰化钠的细粉约 3mg, 碳酸钠与乙酸铵各约 50mg, 摇匀, 放置 10～30min, 应显蓝紫色。

② 取本品约 0.5mg, 加异烟肼约 1ml 与甲醇 1ml 溶解后, 加稀盐酸 1 滴, 即显黄色。

c. 有机氟的呈色反应　一些含氟的甾体激素药物 (如乙酸氟轻松、乙酸地塞米松等), 由于氟原子与药物是以共价键连接, 因此需经氧瓶燃烧法或回流水解法将有机氟原子转换为无机氟化物, 再在 pH 4.3 的条件下与茜素氟蓝试液和硝酸亚铈试液反应, 生成蓝紫色的水溶性配合物。其反应原理同项目十一中氟尿嘧啶中的氟含量的测定。

d. C17-α-醇酮基的呈色反应　肾上腺皮质激素类药物的 C17-α-醇酮基具有强还原性, 与碱性酒石酸铜试液 (斐林试剂) 反应生成橙红色氧化亚铜沉淀; 与氨制硝酸银试液 (多伦试剂) 反应, 生成游离金属银; 与四氮唑试液反应, 生成有色甲臜。此反应不仅用于鉴别试验, 还可用于皮质激素类药物薄层色谱的显色以及含量测定。乙酸地塞米松与碱性酒石酸铜试液 (斐林试剂) 反应方程式如下:

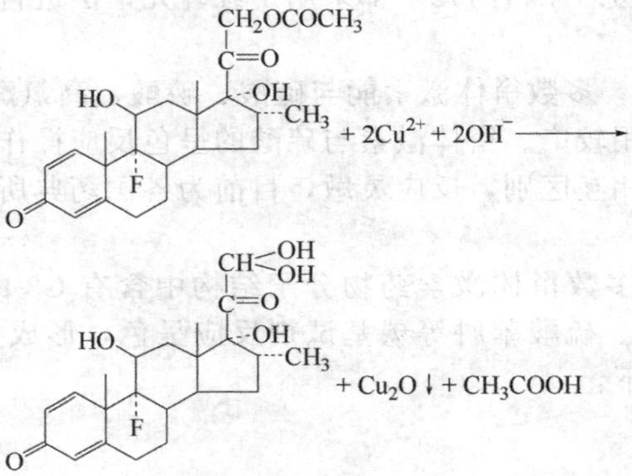

【案例 13-2】丁酸氢化可的松的鉴别（2）

取本品约 10mg, 加甲醇 1ml 溶解后, 加碱性酒石酸铜试液 1ml, 加热, 即产生氧化亚铜的红色沉淀。

e. 酚羟基的呈色反应　雌激素 C3 上有酚羟基, 可与重氮苯磺酸反应生成红色偶氮染料, 还可与 Fe^{3+} 生成紫色配合物。

f. 炔基的沉淀反应　具有炔基的甾体激素药物, 如炔雌醇、炔诺酮、炔诺孕酮等, 遇硝酸银试液, 即生成白色的炔银盐沉淀, 可用于鉴别。

【案例 13-3】炔雌醇鉴别方法（1）

取本品 10mg, 加乙醇 1ml 溶解后, 加硝酸银试液 5～6 滴, 即生成白色沉淀。

g. 酯的反应　C17 或 C21 位上羟基形成酯的甾体激素类药物, 如乙酸泼尼松、乙酸甲地孕酮、戊酸雌二醇、己烯羟孕酮等。药物中酯结构的鉴别, 一般为酯先水解后, 生成相应的羧酸, 根据羧酸的性质进行鉴别。

③ 衍生物熔点测定　部分甾体激素类药物可通过制备酯、肟、缩氨基脲的衍生物, 再测定其熔点进行鉴别。例如苯丙酸诺龙是转化成缩氨基脲后测定衍生物的熔点, 丙酸睾酮是用碱水解后, 测定睾酮的熔点。

（2）仪器分析法

① 薄层色谱法　薄层色谱法具有简便、快速、分离效能高等特点，适用于甾体激素类药物，特别是甾体激素类药物制剂的鉴别。如《中国药典》2010 年版收载的炔诺孕酮炔雌醚片、丙酸睾酮注射液、倍他米松磷酸钠、乙酸氯地孕酮、乙酸甲羟孕酮片、乙酸泼尼松片及眼膏、苯丙酸诺龙注射液、戊酸雌二醇注射液、复方炔诺孕酮片及滴丸、复方炔诺酮片等甾体激素药物及制剂均采用了薄层色谱法（标准品对照法）进行鉴别。

② 高效液相色谱法　《中国药典》2010 年版中地塞米松磷酸钠、甲睾酮、炔雌醇、丙酸睾酮及注射液等多种甾体激素类药物原料及制剂均采用高效液相色谱法进行鉴别。

③ 紫外分光光度法　甾体激素药物的分子结构中存在 Δ^4-3-酮基、苯环或其他共轭结构，在紫外光区有特征吸收。可用规定吸收波长和吸光度比值法进行鉴别。例如，丙酸倍氯米松的乙醇溶液（20μg/ml），在 239nm 的波长处有最大吸收，吸光度为 0.57～0.60；在239nm 与 263nm 波长处的吸光度比值应为 2.25～2.45。

④ 红外分光光度法　甾体激素类药物结构复杂，红外吸收光谱由于具有很强的特征性，是鉴别本类药物有效而可靠的方法，并广泛为各国药典所应用。《中国药典》现行版收载的甾体激素原料药大多采用红外分光光度法鉴别。鉴别方法是按规定要求制作的供试品的红外吸收光谱与对照的图谱比较应一致。《中国药典》的标准红外图谱收载于《药品红外光谱集》中。

2. 甾体激素类药物的杂质检查

甾体激素类药物多由其他甾体化合物或结构类似的其他甾体激素经结构改造而制备成的，因此可能在成品中带进原料、中间体、异构体、降解产物以及残留的试剂和溶剂等杂质。所以在杂质检查项下，除一般杂质的检查外，通常还要做特殊杂质"其他甾体"、"游离磷酸盐"、"硒"以及残留的有机溶剂的检查等。

（1）有关物质　有些杂质与该甾体激素药物有相似的结构，是甾体激素类药物的主要特殊杂质，所以除一般杂质外，还要检查其特殊杂质——其他甾体，即药物的"有关物质"检查，《中国药典》（2010 年版）主要采用薄层色谱法和高效液相色谱法，各国药典也广泛采用此两种方法作为本类药物的纯度检查方法。

甾体激素药物中多数杂质是未知的，且一般具有甾体的母核，和药物的结构相似，所以各国药典大多采用主成分自身对照法检查，即用供试品溶液的稀释液作为对照，检查有关物质。

在检验方法上，选择薄层色谱法时，药典正文中一般对供试品规定了杂质斑点不得超过的数目和每个杂质斑点不得超过的限量。

高效液相色谱法是甾体激素药物有关物质的检查中应用最广泛的方法。药典正文中对供试品规定了杂质峰的个数和各杂质峰峰面积及其总和的限量。

（2）游离磷酸盐　地塞米松磷酸钠为地塞米松与磷酸形成的磷酸酯二钠盐，在其生产和贮存过程中可能引入磷酸盐。常采用钼蓝比色法检查，本法是利用在酸性溶液中磷酸盐与钼酸铵 $[(NH_4)MoO_4]$ 反应，生成磷钼酸铵 $\{(NH_4)_3[P(Mo_3O_{10})_4]\}$，再经还原形成磷钼酸蓝（钼蓝），在740nm波长处有最大吸收，通过比较供试品溶液与对照品溶液的吸光度来控制药物中游离磷酸盐的量。《中国药典》2010年版对地塞米松磷酸钠进行游离磷酸盐的检查。

（3）残留溶剂　某些甾体激素类药物在生产工艺中大量使用甲醇和丙酮等有机溶剂，若产品中含大量的此类溶剂，对人体危害极大。为控制产物中甲醇和丙酮的量，需检查残留溶剂。《中国药典》2010年版采用气相色谱法检查地塞米松磷酸钠残留的甲醇和丙酮。

（4）硒　硒来源于生产中使用二氧化硒脱氢工艺。其检查原理是利用氧瓶燃烧法将药物进行有机破坏后，使硒转化为高价硒（Se^{6+}），以硝酸溶液吸收，再用盐酸羟胺将 Se^{6+} 还原为 Se^{4+}，于pH 2.0 ± 0.2 的条件下与2,3-二氨基萘试液作用，生成4,5-苯并苯硒二唑，用环己烷提取后，于378nm波长处呈最大吸收。通过测定供试品溶液和对照品溶液在378nm波长处的吸光度，规定供试品溶液的吸光度不得大于硒对照溶液的吸光度，从而判断供试品中硒是否超过了限量。

3. 甾体激素类药物的含量测定

甾体激素类药物，可根据其不同类别所具有的官能团和整个分子结构特征的性质，采用比色法、紫外分光光度法、色谱法测定含量。以下主要讨论药典常用的高效液相色谱法、紫外分光光度法、四氮唑比色法、异烟肼比色法及柯柏反应比色法。

（1）高效液相色谱法　高效液相色谱法已广泛应用于甾体激素类药物原料和制剂的含量测定。《中国药典》（2010年版）收载的本类药物中，大多采用高效液相色谱法测定含量，其方法一般为内标法，测定时一般以不同的甾体激素药物作为内标。

甾体激素类药物含量测定的色谱系统均为反相高效液相色谱法。固定相多为十八烷基硅烷键合硅胶；流动相大都是甲醇-水或乙腈-水组成的混合液。为了提高分离效果，有时在流动相中加入乙酸缓冲液或磷酸缓冲液调节流动相的pH。测定结果采用紫外检测器检测，检测波长多为240nm或280nm附近。

（2）紫外分光光度法　甾体激素药物分子结构中存在 Δ^4-3-酮、$\Delta^{1,4}$-3-酮、苯环等结构，在紫外光区有特征吸收。因此，可用紫外分光光度法进行含量测定。具有 Δ^4-3-酮基结构的肾上腺皮质激素、雄性激素、孕激素以及许多口服避孕药的最大吸收在240nm附近。雌激素具有苯环，在280nm附近有最大吸收。

紫外分光光度法准确、简便，用该法测定甾体激素原料及制剂的含量的品种，仅次于高效液相色谱法。

（3）比色法　比色法是指供试品本身在紫外-可见区没有强吸收，或在紫外区虽有吸收但为了避免干扰或提高灵敏度，可加入适当的显色剂显色后测定的方法。用比色法测定时，由于显色时影响显色深浅的因素较多，应取供试品和对照品同时操作。

① 四氮唑比色法

a. 四氮唑盐的种类　最常用的四氮唑盐有两种：红四氮唑（RT）和蓝四氮唑（BT）。红四氮唑（RT）又称2,3,5-三苯基氯化四氮唑（TTC），其还原产物为不溶于水的深红色三苯甲䐶，λ_{max} 在480～490nm。蓝四氮唑（BT）又称3,3′-二甲氧苯基-双-4,4′-(3,5-二苯基)氯化四氮唑，其还原产物为暗蓝色的双甲䐶，λ_{max} 在525nm左右。TTC和BT的结构式如下：

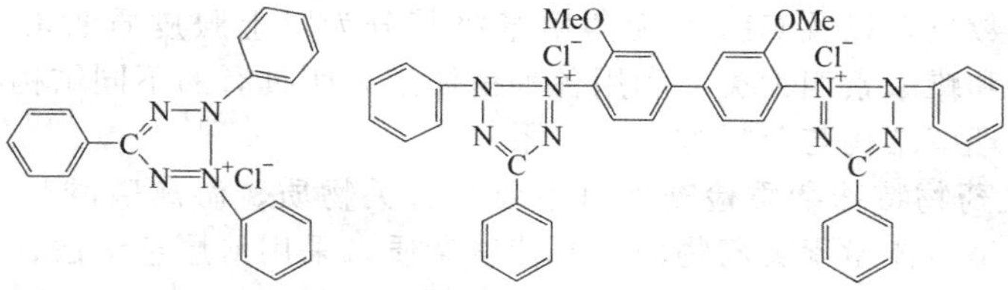

b. 反应原理　肾上腺皮质激素 C17-α-醇酮基具有还原性，在强碱性溶液中能将四氮唑盐定量地还原为有色甲䐶。生成的颜色随所用试剂和条件的不同而定，多为红色或蓝色。有色甲䐶在可见光区有最大吸收，且具有一定的稳定性，可用比色法测定肾上腺皮质激素类药物的含量。

反应原理：在甾体激素类药物分子结构中，α-醇酮基失去 2 个电子被氧化为 20-酮-21-醛基，而四氮唑盐得到 2 个电子，开环形成甲䐶而呈色。以 TTC 为例，反应式如下：

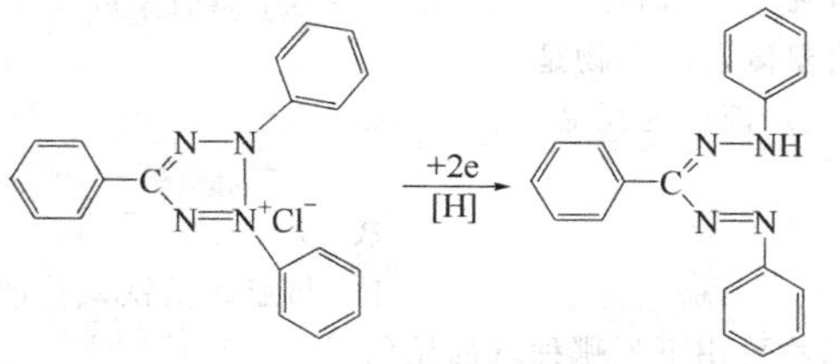

② 异烟肼比色法　甾体激素药物 C3-酮基及某些其他位置上的酮基都能在酸性条件下与羰基试剂异烟肼缩合，形成黄色的异烟腙，在一定波长下具有最大吸收，反应方程式为：

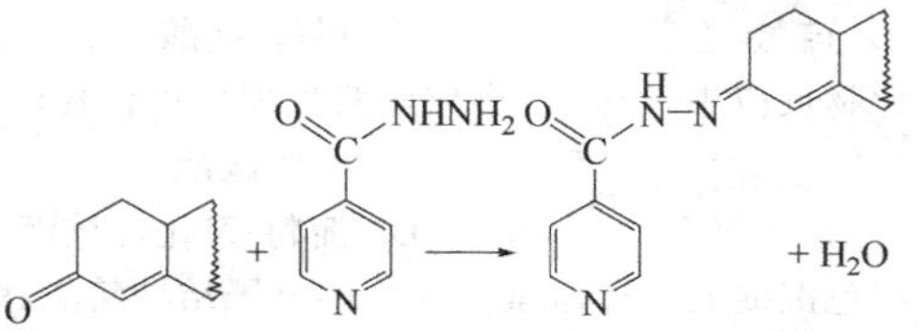

某些具有两个酮基的甾体激素可形成双腙，如黄体酮、氢化可的松等。异烟肼比色法测定甾体激素类药物的含量，同样受到各种因素的影响，如溶剂、酸的种类和浓度、水分、温度、光线和氧、反应的专属性等。操作中应严格控制条件，才能获得满意结果。

③ 柯柏（Kober）反应比色法　柯柏反应是指雌激素与硫酸-乙醇共热被氧化生成黄色产物，然后加水或稀硫酸稀释后重新加热发生颜色改变，最终生成红色产物，并在 515nm 附近有最大吸收。此反应可用于雌激素类药物制剂的含量测定。在比色测定前采用分离提取，严格控制反应条件，并消除背景干扰可获得满意结果。《中国药典》采用本法测定复方炔诺孕酮滴丸、复方左炔诺孕酮片中的炔雌醇的含量。

课堂互动　请根据上述含量测定的检验方法，设计两个比色法检验氢化可的松的试验。

小　结

1. 高效液相色谱法在甾体激素原料药和制剂中的应用十分普遍，可用于药物的鉴别、检查与含量测定，充分理解此法分离分析的特点，同时充分理解高效液相色谱法在甾体激素类药物分析中的应用前景。

2. 甾体激素类药物具有环戊烷并多氢菲的基本母核，但因其取代基的种类、位置和数目，双键的位置和数目，以及 C10 有无角甲基将其分为肾上腺皮质激素、雄性激素及蛋白同化激素、孕激素和雌激素四大类。利用各种甾体激素所具有的不同结构特点，建立相应的分析方法，并充分理解结构与分析方法的关系。

3. 甾体激素类药物特殊杂质检查项目主要有有关物质、游离磷酸盐、残留溶剂以及硒等。其中有关物质是甾体激素类药物的重要特殊杂质，采用薄层色谱法、高效液相色谱法检查。要结合甾体激素类药物的生产工艺理解检查项目的制定。

习　题

一、单项选择题

1. 甾体皮质激素药物的分子结构特点为（　　）。

A. 分子结构中含酚羟基　　　　　　　　B. 分子结构中具有炔基

C. 分子结构中具环戊烷并多氢菲母核　　D. 分子结构中具有 C17-α-醇酮基

2. 四氮唑比色法可用于含量测定的药物是（　　）。

A. 乙酸地塞米松　　　　B. 硫酸阿托品　　　　C. 洋地黄毒苷　　　D. 黄体酮

3. 黄体酮的专属反应为（　　）。

A. 与硫酸的反应　　　　　　　　　　　B. 斐林反应

C. 硝酸银反应　　　　　　　　　　　　D. 与亚硝基铁氰化钠的反应

4. 具有 C17-α-醇酮基的药物可用下列哪种试剂显色（　　）。

A. 三氯化铁　　　　B. 亚硝基铁氰化钠　　　C. 重氮盐　　　D. 四氮唑盐

5. 与雌激素发生 Kober 反应显红色的试剂是（　　）。

A. 丙酮-硫酸　　　　B. 硫酸-乙醇　　　　C. 甲醛-硫酸　　　D. 硫酸-甲醇

6. 乙酸地塞米松的有机氟化物反应中，与 F⁻ 形成蓝紫色配位化合物以供鉴别的试液是（　　）。

A. 溴酚蓝试液　　　　　　　　　　　　B. 甲紫试液

C. 茜素氟蓝试液　　　　　　　　　　　D. 淀粉-碘化钾试液

7. 能与硝酸银反应，生成白色沉淀的甾体激素类药物的分子结构特点在于（　　）。

A. 分子结构中具有酯基　　　　　　　　B. 分析结构中具有卤素元素

C. 分子结构中具有炔基　　　　　　　　D. 分子结构中具有活泼亚甲基

8. 某药物检查"有关物质"采用 TLC 法：取供试品，精密称定，加水适量制成 10μg/ml 的供试品溶液。取供试品溶液 1.00ml 加水稀释至 100.0ml，作为杂质对照品溶液。取供试品溶液 10μl 和对照品溶液 5μl 分别点在同一薄层板上，经展开显色后观察，供试品溶液所显杂质斑点颜色不深于杂质对照品溶液所显斑点。该样品中"有关物质"的限量为（　　）。

A. 1%　　　　　　B. 2%　　　　　　C. 0.5%　　　　　D. 0.02%

9. Kober 反应比色法适用于（　　）药物的含量测定。

A. 黄体酮　　　　　B. 雌二醇　　　　C. 甲基睾酮　　　D. 泼尼松

10. 甾体激素类药物的母核类同，但基团差异明显，通用而特征性强的鉴别方法有（　　）。

A. 紫外光谱　　　　B. 磁共振谱　　　　C. 质谱　　　　D. 红外光谱

11. 《中国药典》检查黄体酮中"有关物质"限量时，采用的高效液相色谱法为（　　）。

A. 对照品对照法　　　　　　　　　　　B. 面积归一化法

C. 主成分自身对照法　　　　　　　　　D. 保留时间法

二、多项选择题

1. 具有甾体母核的药物有（　　）。

A. 黄体酮　　　　　B. 乙酸地塞米松　　　C. 洋地黄毒苷

D. 硫酸奎宁　　　　E. 地高辛

2. 甾体激素类药物含有下列特殊杂质（　　）。

A. 游离磷酸　　　　B. 甲醇　　　　　C. 其他甾体

D. 重金属　　　　　E. 易炭化合物

3. 下列哪些结构特征可用作皮质激素类药物的鉴别（　　　）。

A. C17-α-醇酮基　　　　　B. C3- 酮基　　　　　　C. 酚羟基

D. 活泼亚甲基　　　　　　E. 甲酮基

4. 《中国药典》规定甾体激素类药物检查有关物质，主要采用的方法是（　　　）。

A. 气相色谱法　　　　　　B. 液相色谱法　　　　　　C. 薄层色谱法

D. 红外光谱法　　　　　　E. 紫外分光光度法

5. 下列药物与类别对应正确的是（　　　）。

A. 氢化可的松——皮质激素　　　　　　B. 雌二醇——雌激素

C. 乙酸地塞米松——孕激素　　　　　　D. 睾酮——雄性激素

E. 黄体酮——蛋白同化激素

6. 关于药物结构特征下列说法正确的是（　　　）。

A. 睾酮具有 C19 原子　　　　　　　　B. 黄体酮具有甲酮基

C. 炔雌醇 C10 上有角甲基　　　　　　D. 雌二醇具有酚羟基

E. 氢化可的松具有 α-醇酮基

7. 《中国药典》对甾体激素类药物进行含量测定主要采用了哪些方法（　　　）。

A. 紫外分光光度法　　　　B. 四氮唑比色法　　　　C. 异烟肼比色法

D. 高效液相色谱法　　　　E. 柯柏反应比色法

8. 黄体酮在酸性溶液中可与下列哪些试剂反应呈色（　　　）。

A. 2,4-二硝基苯肼　　　　B. 三氯化铁　　　　　　C. 硫酸苯肼

D. 异烟肼　　　　　　　　E. 四氮唑盐

三、填空题

1. 甾体激素类药物，可根据其不同类别所具有的官能团和整个分子结构特征的性质，采用＿＿＿＿、＿＿＿＿、＿＿＿＿测定含量。

2. 某些甾体激素类药物在生产工艺中大量使用甲醇和丙酮等有机溶剂，《中国药典》现行版采用＿＿＿＿＿＿检查地塞米松磷酸钠残留的甲醇和丙酮。

3. 甾体激素类药物均具有＿＿＿＿＿＿＿＿的母核。

4. 甾体激素类药物主要包括＿＿＿＿、＿＿＿＿、＿＿＿＿和＿＿＿＿＿等四类。

5. 甾体激素药物中多数杂质是未知的，且一般具有甾体的母核，和药物的结构相似，所以各国药典大多采用＿＿＿＿＿＿检查，即用＿＿＿＿＿＿＿作为对照，检查有关物质。

四、问答题

1. 甾体激素类药物为什么要检查有关物质？如何检查？用自身对照法检查限量的优点是什么？

2. 甾体激素类药物最常用的含量测定方法有哪些？

3. 乙酸可的松片（规格 5mg）含量测定方法如下：取本品 20 片，精密称定为 1.4105g，研细，精密称取粉末 0.3488g，置 100ml 量瓶中，加无水乙醇约 75ml，振摇 1h 使乙酸可的松溶解，用无水乙醇稀释至刻度，摇匀，滤过，精密量取续滤液 5ml，置另一 100ml 量瓶中，加无水乙醇稀释至刻度，摇匀，照紫外-可见分光光度法，在 238nm 的波长处测定吸光度为 0.469，按 $C_{23}H_{30}O_6$ 的吸收系数（$E_{1cm}^{1\%}$）为 390 计算乙酸可的松片的标示百分含量。

习题参考答案

项目一　生物药物检验标准

一、单项选择题

1. B；2. D；3. D、E、C、F、A、B、G；4. C；5. C；6. A；7. B；8. D；9. A；
10. C

二、填空题

1. 2010 年 1 月 1 日；

2. Ch.P；

3. 0.06g～0.14g；1.5g～2.5g；1.95g～2.05g；1.995g～2.005g；

4. 千分之一；百分之一；

5. 1 小时。

三、问答题　略

项目二　生物药物检验基本准备

一、单项选择题

1. A；2. C；3. E；4. B；5. C；6. D；7. A；8. D；9. D；10. A

二、填空题

1. 按需选用；

2. 科学性、真实性和代表性；逐件取样；按 $\sqrt{x}+1$ 取样；按 $\dfrac{\sqrt{x}}{2}+1$ 取样；

3. 具有法律效力的技术文件；

4. 粗配和精配；

5. 四位有效数字。

三、问答题　略

项目三　生物药物鉴别检验

一、单项选择题

1. E；2. D；3. A；4. C；5. E；6. A；7. A；8. D；9. A；10. C；11. C；12. C；
13. B；14. B；15. D

二、填空题

1. 化学法、仪器分析方法和生物活性法；

2. 绝对黏度和相对黏度；

3. 由固相熔化成液相时的温度；

4. 物质振动-转动能级跃迁所产生的光谱；

5. 理论板数、分离度、重复性和拖尾因子

三、问答题　略

项目四　生物药物纯度检查

一、单项选择题

1. B；2. B；3. B；4. C；5. C；6. B；7. B；8. A；9. A；10. D；11. B；12. D；13. C；14. D；15. D

二、多项选择题

1. ABCDE；2. ACDE；3. ABCD

三、填空题

1. 细菌数、霉菌数和酵母菌数、控制菌的检查；

2. 金黄色葡萄球菌、铜绿假单胞菌、生孢梭菌、枯草芽孢杆菌、白色念珠菌、黑曲霉；

3. 猫对组胺样物质具有敏感的降压作用；

4. 结晶水、吸附水和游离水；

5. 对照法；灵敏度法；比较法

四、问答题　略

五、计算题　略

项目五　生物药物含量测定

一、单项选择题

1. A；2. A；3. D；4. D；5. B；6. D；7. E；8. C；9. C；10. D；11. A；12. C

二、填空题

1. 微生物检定法（或管碟法）、短小芽孢杆菌。

2. 消除注射液中抗氧剂亚硫酸氢钠的干扰。

3. 环己烷，$A_{328(校正)}=3.52(2A_{328}-A_{316}-A_{340})$、1900。

4. 辅料、丙酮、甲醛、盐酸（或者过氧化氢、硝酸等）。

5. 内标法、外标法、面积归一化法。

三、问答题　略

四、计算题

1. 98.1%。

2. 0.0522～0.087g。

3. 94.9%。

4. 试品间：$P>0.05$；回归：$P<0.01$；偏离平行：$P>0.05$；剂间 $P<0.01$；碟间：$P>0.05$。$S_2=0.19269$；$P_T=786.16$；$R=0.9827$；P_T 的 $FL=688.93～895.98$；P_T 的 $FL\%=13.17\%$。

项目六　生物制品类药物质量检验

一、单项选择题

1. A；2. C；3. B；4. A；5. B；6. C；7. C；8. D；9. A；10. C

二、多项选择题

1. ABCD；2. AB；3. ABC；4. ABCD；5. ABCE；6. ABCDE；7. ABC；8. ACE

三、填空题

1. 物理方法（VP-病毒颗粒）和生物学方法（GTU、PFU、TCID50）；

2. 减毒活疫苗、灭活疫苗、重组 DNA 疫苗、亚单位疫苗等；

3. 苯酚、甲醛、三氯甲烷、硫柳汞等；

4. 还原型 SDS-PAGE 和凝胶过滤法；

5. 减毒株必须保持的一定免疫原性。

四、问答题　略

项目七　抗生素类药物质量检验

一、单项选择题

1. A；2. A；3. A；4. C；5. C；6. E；7. D；8. B；9. A；10. D；11. A；12. C；13. A；14. B；15. C

二、填空题

1. β-内酰胺类、氨基糖苷类、四环素类、大环内酯类、喹诺酮类（或者氯霉素类、林可酰胺类等）。

2. 质量单位、类似质量单位、质量折算单位、特定单位。

3. 微生物检定法、理化方法。

4. 氨基环醇、氨基糖。

5. HPLC 法、微生物检定法、碘量法（或者汞量法、酸碱滴定法等）。

6. 坂口反应、麦芽酚反应、N-甲基葡萄糖胺反应。

7. 差向四环素类、脱水四环素类、差向脱水四环素。

三、问答题　略

四、计算题

99.69%。

项目八　蛋白质与氨基酸类药物质量检验

一、单项选择题

1. C；2. D；3. C；4. A；5. D；6. B；7. B；8. B；9. A；10. A；11. C；12. B

二、填空题

1. 茚三酮反应法、甲醛滴定法、非水滴定法。

2. 凯氏定氮法、双缩脲法、福林-酚法、考马斯亮蓝 G-250 染色法（或紫外吸收法等）。

3. 苯丙氨酸、色氨酸、酪氨酸、280。

4. HPLC 法、非还原 SDS-PAGE 法、95%。

5. 分子排阻色谱法、紫外-可见分光光度法。

三、问答题　略

项目九　酶类药物质量检验

一、单项选择题

1. C；2. C；3. B；4. A；5. B；6. D；7. B；8. D；9. C

二、填空题

1. 根据酶促反应的反应速度测定酶浓度的方法，酶活力测定；

2. 能与特异性底物产生特异性反应用于鉴别；

3. 分子排阻色谱法，SDS-聚丙烯酰胺凝胶电泳法等；

4. 测定底物、产物或辅酶物质等的变化量；

5. 重要的氧自由基清除剂，超氧阴离子自由基，重金属酶。

三、问答题　略

项目十　维生素类药物质量检验

一、单项选择题

1. D；2. D；3. C；4. B；5. B；6. B；7. D；8. A；9. A；10. C；11. A；12. C；13. E

二、填空题

1. 非水溶液滴定法、紫外分光光度法。

2. 硝酸银反应、2，6-二氯靛酚反应、硫色素反应、三氯化锑反应。

3. 361。

4. 可见异物、装量、渗透压摩尔浓度、无菌。

5. 气相色谱法、正三十二烷。

三、问答题　略

四、计算题

1. 95.06%。

2. 93.24%。

项目十一　核苷酸类药物质量检验

一、单项选择题

1. B；2. A；3. C；4. C；5. D；6. A；7. A；8. B；9. A；10. C

二、填空题

1. 苔黑酚反应；二苯胺反应；与间苯三酚反应；

2. 氨制硝酸银溶液；白色沉淀；红棕色；

3. 嘌呤环和嘧啶环；吸收紫外光；

4. 甲基橙-二甲苯蓝；高氯酸滴定液；

5. 原料类杂质；有关物质。

三、问答题　略

项目十二　多糖类药物质量检验

一、单项选择题

1. D；2. A；3. C；4. C；5. B；6. D；7. D；8. D

二、填空题

1. 旋光光度法、碘量法。

2. 凝固时法、色原底物法。

3. 半缩醛基。

三、问答题　略

项目十三　甾体激素类药物质量检验

一、单项选择题

1. D；2. A；3. D；4. B；5. D；6. B；7. C；8. C；9. D；10. C；11. C

二、多项选择题

1. AB；2. ABC；3. ACD；4. AB；5. BC；6. ABD；7. ADE；8. ACE

三、填空题

1. 比色法、紫外分光光度法、色谱法；

2. 气相色谱法；

3. 环戊烷并多氢菲；

4. 肾上腺皮质激素，雄性激素（蛋白同化激素）、孕激素和雌激素；

5. 主成分自身对照法检查，供试品溶液的稀释液。

四、问答题　略

参 考 文 献

[1] 俞松林. 生物药物检测技术. 北京：人民卫生出版社，2009.

[2] 中华人民共和国药典（2010 年版）. 北京：中国医药科技出版社，2010.

[3] 白秀峰. 生物药物分析. 北京：中国医药科技出版社，2002.

[4] 刘文英. 药物分析. 北京：人民卫生出版社，2008.

[5] 中国药品生物制品检定所编. 中国药品检验标准操作规程（2010 年版）. 北京：中国医药科技出版社，2010.

[6] 石娟. 药物分析图表解. 北京：人民卫生出版社，2008.

[7] 谢沐风，高原，高鸿慈. 对制剂重量差异检查计算方法的讨论. 数理医药学杂志，2004，17（5）：392.

[8] 宋粉云，傅强. 药物分析：案例版. 北京：科学出版社，2010.

[9] 张骏. 药物分析. 北京：高等教育出版社，2006.

[10] 由京周，李桂银. 药物分析与检验技术. 武汉：华中科技大学出版社，2011.

[11] 朱德艳，陈立波. 生物药物分析与检验. 北京：化学工业出版社，2008.

[12] 张佳佳. 药物质量检测技术. 杭州：浙江大学出版社，2012.

[13] 凌沛学. 药品检验技术. 北京：中国轻工业出版社，2011.

[14] 梁颖. 药物检验技术. 北京：化学工业出版社，2008.

[15] 徐亚杰. 药物分析与检验. 北京：化学工业出版社，2012.

[16] 傅强. 药物分析实验方法学. 北京：人民卫生出版社，2008.

[17] 毕开顺. 实用药物分析. 北京：人民卫生出版社，2011.